쉽고 빠른

근골격계 & 말초신경 검진법

The 3-Minute Musculoskeletal & Peripheral Nerve Exam

쉽고 빠른

근골격계 & 말초신경 검진법

The 3-Minute Musculoskeletal & Peripheral Nerve Exam

저 자 : Alan Miller
Kimberly DiCuccio Heckert
Brian A. Davis

역 자 : 이 평 복
(분당서울대병원 마취통증의학과 교수)

demosMEDICAL
New York

도서출판 메디안북
Medianbooks Publication

쉽고 빠른

근골격계 & 말초신경 검진법

The 3-Minute Musculoskeletal & Peripheral Nerve Exam

인쇄 : 2011년 11월 10일
발행 : 2011년 11월 19일

저 자 : Alan Miller, Kimberly DiCuccio Heckert, Brian A. Davis
역 자 : 이 평 복(분당서울대병원 마취통증의학과 교수)
발행인 : 김 선 악
발행처 : 메디안 북
편 집 : 최 수 정
등 록 : 제 313-2010-51호
주 소 : 서울시 마포구 도화동 삼창B/D 1101호
전 화 : 02-732-4981
팩 스 : 02-711-4981

ISBN : 978-89-93340-12-9 93510

정 가 : 38,000원

나의 아름다운 아내 Carly, 멋진 아들 Alex, 그리고 부모님께 감사 드립니다. 나는 당신들을 사랑하고 당신들의 사랑과 도움에 감사 드리고 싶습니다. 나의 소중한 친구이자 정신적 스승인 Guy에게도 고맙다는 말을 전하고 싶습니다.

— *Alen*

Alen, 나에게 이 책을 함께 집필하자고 제의해 주어서 고마 와요. 저를 드넓은 의학 분야로 인도하시고 환자들을 돌볼 수 있는 은총을 주신 하느님께 감사 드립니다. 나의 일이 의미있도록 해 준 환자들과, 나의 스승님과, 나의 열정을 불지펴주신 스승님과 멘토들, 나에게 끝없는 도움을 주었던 나의 가족들, 나에게 변함없는 사랑과 용기를 준 남편 Chris에게 감사의 인사를 드립니다.

— *Kimgerly*

이번 프로젝트 동안 나에게 많은 도움을 주었던 훌륭한 나의 아내 Edith Bautista 박사, 나의 멋진 아이들 Gabrielle과 Nathaniel에게 감사 드립니다. 이 책에 기술되어 있는 특히, 여러 가지 기법들을 저에게 가르쳐 주신 故 Scott Nadler 박사님께 감사 하고 싶습니다.

— *Brian*

저자들은 이 책에 대한 영감을 불어넣어주셨던 분이 스승이자 현명하고 성실한 조언자였던 Gerald J. Herbison 박사님 이라는 것을 밝히고 싶습니다. 그 분께서 환자를 진찰하시고 진단을 내리시던 접근 방법이 Jefferson 대학 출신들의 일생을 통해 밑거름이 되었습니다. 이 책은 그 분의 방법이 널리 유용하고 미래의 의사들에게도 사용될 수 있다는 것을 확인시키고자 하는 저자들의 커다란 바램을 반영하고 있습니다. 저희들은 의학 교육에 전념하시며 저희를 이끌어주시고, 지도해주신 Herbison 박사님께 감사를 표합니다.

Alan Miller, MD
Kimberly DiCuccio Heckert, MD

감사의 글 (Acknowledgments)

저희들은 다음 분들에게 감사의 인사를 전합니다. 그분들이 아니었더라면 이 작업은 불가능하였을 것입니다.

Nethra Ankam, MD ; Anna M. Barrett, MD ; Steve Dana ; Mehul Desai, MD ; Carolyn Forsman, MD ; Jeff Gehret, DO ; Stanley Jacobs, MD ; Brian Kucer, MD ; Ralph Marino, MD ; Andrew McArdle ; John L. Melvin, MD ; Carly Miller, MD ; Craig Percy ; C.R. Sridhara, MD.

- Steve Dana, University of California at Davis, Mediaworks는 제 1장 – 제 8장 일러스트레이션 작업을 해 주셨습니다.
- Alan Miller, MD는 모든 사진을 찍어주셨습니다.
- 제 1장과 제 2장에서 소개된 고관절 검사는 Gerald J. Herbison, MD, Thomas Jefferson University Hospital 박사에 의해 고안된 내용으로부터 발전되었습니다.
- 상완신경총 그림(148쪽)와 요천신경총 그림(155쪽)는 Andrew McArdle (posters@ajmcardle.me.uk)의 양해를 얻어 싣게 되었습니다.
- 제 5장은 Carson Schneck, MD, Temple University Hospital 박사께서 제공해 주신 내용을 바탕으로 하였습니다.
- 제 6장은 American Spinal Injury Association : International Standard for neurological Classification of Spinal Cord의 허락을 얻어 Ralph Mario 박사와 Lesley Hudson 박사의 도움으로 집필되었습니다.
- 저자들은 근골격계 영상을 이용할 수 있도록 허락해 주신 University of Washington과 Carol Teitz 박사 Dan Graney 박사에게 감사 드립니다. 226 – 237쪽에 있는 그림들은 University of Washington Musculoskeletal Atlas : A *Musculoskeletal Atlas of the Human Body*, Carol Teitz, MD, Dan Graney, PhD에 있는 그림들 입니다.

- Department of Rehabilitation Medicine at Thomas Jefferson University Hospital에서는 이 책이 나오도록 도움을 주셨습니다.
- 저자들은 일러스트레이션과 미술 작업을 위한 재정 지원을 해 주신 Department of Physical Medicine and Rehabilitation at the University of California at Davis에 감사드립니다.

역자의 글 (Translator Foreword)

최근에 계속해서 임상의를 위한 해부학 및 신경학적 검사를 위한 책들을 번역하게 된다. 역시 모자른 공부를 채워내야 하는 총량불변의 법칙과도 같은 것일까?

항상 느끼지만 모든 일이 기본을 잘 다져 놓지 않으면 어느 지점에서 스스로의 한계에 부딪치게 되는 경험을 가지게 된다. 서당개 3년으로 대충, 어깨너머 보고 쉽게 전문가의 반열에 오를 수만 있다면 얼마나 세상살기가 쉽겠는가? 반대로 생각하면 꼼수만으로 살 수 있는 세상이라면 반띵인생이 넘쳐나고 정직한 삶이 왜곡당하고 말 것이다.

최근 사망한 스티브 잡스는 그토록 수많은 시간을 컴퓨터라는 세상에 빠져 그토록 부러울 만한 성과를 올렸음에도 불구하고 여전히 배고프다고 표현할 정도로 새로운 것과 지식에 대한 열망을 강조하고 있다. 변화와 발전, 도약을 위한 튼튼한 받침대로서 기초적 지식과 이해가 반드시 필요할 것이다.

본 책자는 전반적으로 양이 많지 않으면서도 우리가 환자를 보고 이학적 검사를 시행하는 데 있어 모자름이 없을 정도로 충분한 지식의 양을 제공하고 있다.

근육과 신경 그리고 그 신경의 분포에 따른 역할과 기능을 큰 나무를 그리고 가지와 열매를 일목요연하게 그려내는 방법으로 설명하고 있다.

우리 앞으로 걸어 들어오는 환자는 옷소매를 걷어올려 피부를 살짝 벗겨내고 손목터널의 손목지지대가 두꺼워진 것을 실제 보여주면서 그 사이에 정중신경이 포착되어 있는 양상을 보여주지 않는다. 그저 손가락에 이상스러운 느낌을 호소할 뿐이다. 과학의 발전이 투시의 능력을 우리에게 가져다 줄 수 있을 지 모르지만 현재로는 아니 미래에도 이상감각을 호소하는 손가락의 부분을 확인하고 finkelstein 검사를 통해 손목터널 증후군을 떠올려야 한다. 그리고 증상의 심한 정도와 환자의 여건을 고려하고 약을 먹을만 한지 운동할 여건인지, 수술을 받을 수 있는지, 직업이 무언지 등 환자를 둘러싼 다양한 변수를 짧은 시간안에 종합시켜 추천사항을 웃으며 권해야 한다. 때론 이런 변수들이 의학적 지식에 기반한 결론보다 우선하기도 하지만 환자의 증상에 대한 정확한 해부학적인 지식과 세

밀한 신경학적인 이해야 말로 환자의 변수를 받아줄 여유를 만들어 낼 수 있는 초석이 될 것이다.

이 책이 그런 여유를 줄 수 있는 기초가 되길 기대한다.

물들어가는 단풍을 바라보며…

2011. 11.
이 평 복

목차 (Contents)

서론 (Introduction)

수 많은 의사, 의과대학생, 치료사들은 그들의 트레이닝 기간 동안 한번 혹은 수 차례 비슷한 경험에 대해 묘사할 수 있다. 환자는 검사실 문 뒤에 있고 오늘의 일정에는 환자의 주 증상이 "어깨통증"이라고 적혀 있다. 그 환자에 대해 어떻게 접근할 것인가에 대해서 의사 개개인의 경험 혹은 몸 상태에 따라 많은 질문들이 머리 속에 떠오르게 된다.

어깨 통증의 다양한 원인이 뭘까? 통증이 정말로 어깨로부터 기인한 것일까? 어깨에서 무슨 구조물이 중요하지? 어깨 문제를 구분하는데 어떤 신체 검사가 도움이 될까?

환자는 기다리고 있지만 이 환자가 이두근 건염(bicipital tendinitis)인지, 아니면 회전근개 병변(rotator cuff pathology)인지 구별하기가 쉽지 않다. 의사가 자신만의 접근 방법을 확립하기 전까지는 두 가지를 동시에 고려하기란 쉽지 않다.

환자들을 살펴보기 전에 마음대로 사용할 수 있는 피교육자용 사무실이나 의학 전문가들이 사용할 수 있는 도서관이 없는 경우가 많이 있다. 이 때문에 의사 가운에 달려 있는 주머니에는 종이 조각, 공책, 그리고 개인용 디지털 기계들로 가득 차 있게 된다. 시간이 흘러 점차로 노련해지면 우리는 이런 것들에 점점 덜 의존하게 된다(비록 많은 의사들이 중요한 차트와 도표들을 벽에 붙여 놓으면서 20년간 공부해 왔다 할지라도), 하지만 여전히 우리는 환자 진료에 있어 중요한 정보를 쉽고 빠르게 찾아볼 필요가 있다.

이러한 이유로 저자들은 수많은 고귀한 임상 지식을 쉽게 찾아볼 수 있도록 포켓북 형식으로 압축하기로 결심했다. 우리는 위에서 언급한 어깨 통증의 예와 같이 환자 평가에 대한 내용을 3분 안에 찾아볼 수 있도록 문답 형식으로 정리하였다(결국 환자는 아직도 기다리고 있다).

아무쪼록 이 책이 여러분들의 수련 과정과 진료에서 최선의 진료를 할 수 있도록 이 책이 유용하게 사용되기를 바란다.

Alan Miller
Kimberly Dicuccio Heckert
Brian A. Davis

진단별로 빨리 찾아보기 (Quick Reference Guide by Diagnosis)

목과 어깨 (Neck and Shoulder)

만일 다음이 의심 된다면…

주관절 (Elbow)

만일 다음이 의심 된다면…

수근관절/수부/수지 (Wrist/Hand/Fingers)

만일 다음이 의심 된다면…

요천추와 고관절 (Low Back and Hip)

만일 다음이 의심 된다면…

무릎 (Knee)

만일 다음이 의심 된다면…

발과 발목 (Foot and Ankle)

만일 다음이 의심 된다면…

제 1 장

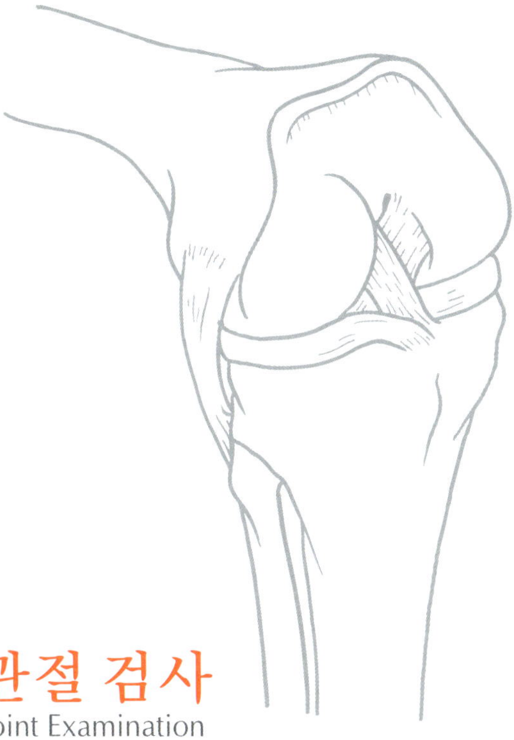

관절 검사
Joint Examination

목차 (Contents)

서론 (Introduction)

견관절 검사 (Shoulder Exam)

주관절 검사 (Elbow Exam)

수근관절/수부/수지 검사 (Wrist/Hand/Digit Exam)

요천추 척추 및 고관절 검사 (Lumbosacrral Spin And Hip Exam)

Herbison의 3분 등검사 (The Herbis 3-Minute Back Exam)

무릎검사 (Knee Exam)

발과 발목의 검사 (Foot And Ankle Exam)

서론 (Introduction)

근골격계 질환의 원인을 밝히고 치료하는데 있어 정확한 관절 검사는 매우 중요하다. 검사를 시행할 때 좌 우측 차이와 환자 별 차이를 임상적으로 잘 발견할 수 있도록 우리는 우리의 눈과 손을 잘 단련시켜야 한다. 또한 우리는 관절의 '느낌' 상 차이를 발견할 수 있어야만 한다. 예를 들어, 유착성 관절낭염에서 어깨 움직임의 마지막에 나타나는 느낌은 어깨 관절염에서 느낄 수 있는 느낌과는 사뭇 다르다. 우리는 평균적인 관절 운동 범위가 성별을 비롯한 여러 요인에 의해서 달라질 수 있다는 사실도 알고 있어야 한다. 예를 들어 노인에서는 전굴 혹은 후굴로 인하여 흉-요추의 운동 범위가 제한될 수 있다. 젊은 의사들은 이러한 분야에 많은 시간을 할애해야 한다.

이 책에 나와 있는 관절 검사 방법은 근골격계 의사들이 많이 사용하고 있는 순서에 따라 기술되었다. 시진, 촉진, 운동 범위, 마지막으로 특이 검사법과 유발 동작들이다. 이러한 것들을 잘 통합하면 허리와 고관절 검사를 유기적으로 시행할 수 있게 된다.

이 책에서는 검사 방법을 쉽게 이해하기 위해 사진에 화살표를 표시하였다. 화살표는 검은색 또는 흰색으로 표시되어 있다.

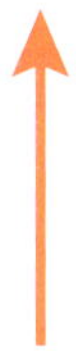

검사자의 움직임

실선 화살표는 검사자가 움직이는 방향을 나타낸다.

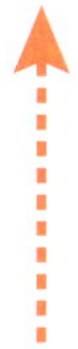

환자의 움직임

점선 화살표는 환자가 움직이는 방향을 나타낸다.

견관절 검사 (Shoulder Exam)

서문 (Introduction)

견관절의 검사에는 시진(inspection), 능동 관절가동범위(ative range of motion, active ROM), 수동 관절가동범위(passive range of motion, passive ROM), 근력 검사(muscle strength test), 촉진(palpation), 증상을 재현시키는 유발 수기(provocative maneuvers) 등이 있다. 경부가 원인인 견관절이나 상지의 통증을 감별하기 위해 경부 검사도 시행해야 한다. 주관절도 같은 이유로 검사해야 한다.

시진(Inspection) : 견관절의 시진은 가능하다면 환자가 편한 자세나 서있는 자세로 시행한다. 반대쪽 견관절과 비교하여 모양, 크기, 색, 자세를 살펴본다. 반대편과 비교하여 안정시의 견갑골(scapula)의 위치를 관찰하고 반대편과 비교하여 본다. 특히 내/외(medial/lateral) 또는 상/하(superior/inferior) 위치가 다른지 살펴본다. 우세측(dominant side) 견관절은 일반적으로 비우세측(non-dominant side) 보다 높이가 낮다.

관절가동범위(ROM) : 환자가 상지를 능동적으로 움직이면서 견관절에서의 굴곡(flexion), 신전(extension), 외전(abduction), 내회전(internal rotation), 외회전(external rotation)의 최대 가동범위를 관찰한다. 각 운동면에서 수동적으로 가동범위를 증가시킬 수 있는지 확인한다. 수동 관절가동범위와 능동 관절가동범위의 차이는 근육 약화와 관절구축을 구분하는데 도움을 준다. 관절가동범위가 강직에 의해 제한된다고 생각되면, 가능한 천천히 수동적으로 움직인다.

환자가 안정된 자세에서 "엉덩이에 손을 올리는(hands-on-hip)" 자세로 움직이는 것을 평가한다. 좌우의 편차를 확인한다. 굴곡, 외전, 내전(adduction)시의 견갑골의 움직임을 평가한다. 수동적인 검사는 검사자가 견갑골을 안정시키면서 시행해야 한다. 내회전과 외회전은 견관절과 주관절을 90°로 굽힌 상태에서 검사하도록 하며, 이것은 직접적으로 관절와상완관절(glenohumeral joint)를 검사할 수 있게 한다.

촉진(Palpation) : 견관절은 관절와상완관절(glenohumeral joint), 견갑골(scapula),

회전근개(rotator cuff) 건의 닿는 부위를 따라 압통점을 촉진한다. 견쇄관절(acromioclavicular joint, AC joint), 흉쇄관절(sternoclavicular joint, SC joint), 상완이두근 건(biceps tendon)도 촉진한다. 견관절은 전체 가동범위를 수동적으로 움직이거나 촉진하면서 염발음(crepitus), 딸깍소리(clicks), 둔탁한 소리(clunks)가 나는지 느끼도록 한다.

경추와 견관절의 관절가동범위
(Range of Motion of the Cervical Spine and Shoulder)

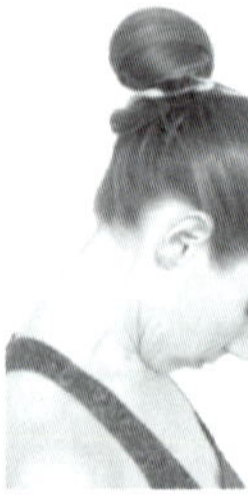

Flexion
0 – 45°

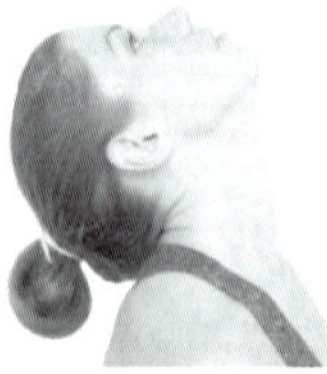

Extension
0 – 45°

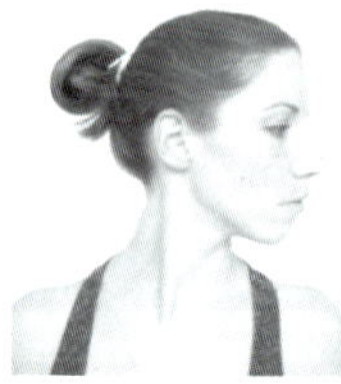

Rotation
0 – 70°

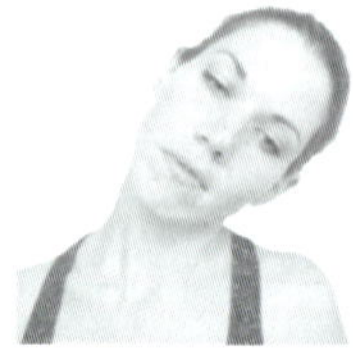

Lateral bending
0 – 40°

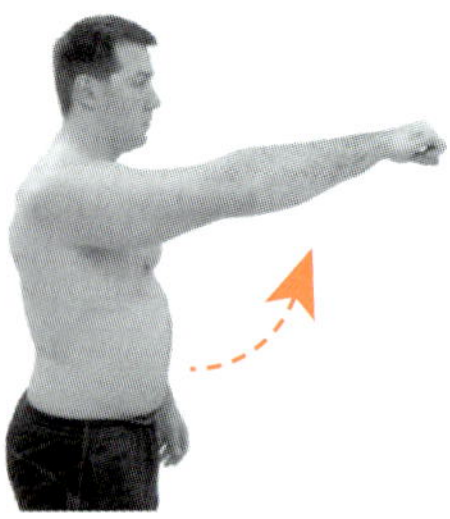

Flexion
0 – 180°

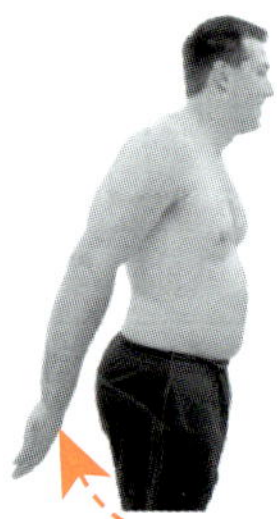

Extension
0 – 45°

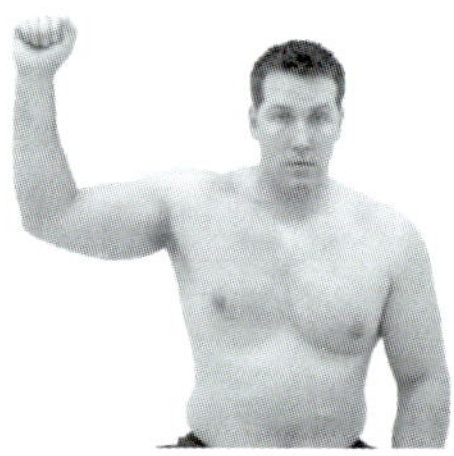

External rotation
0 – 90°

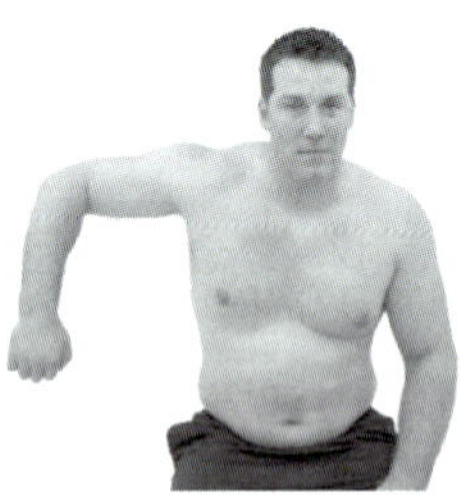

Internal rotation
0 – 90°

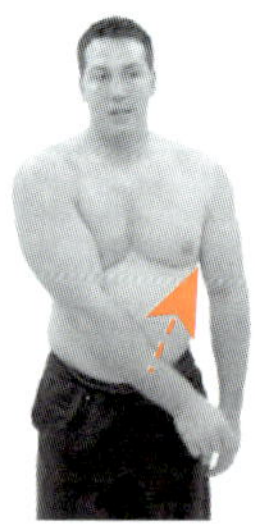

Adduction
0 – 45°

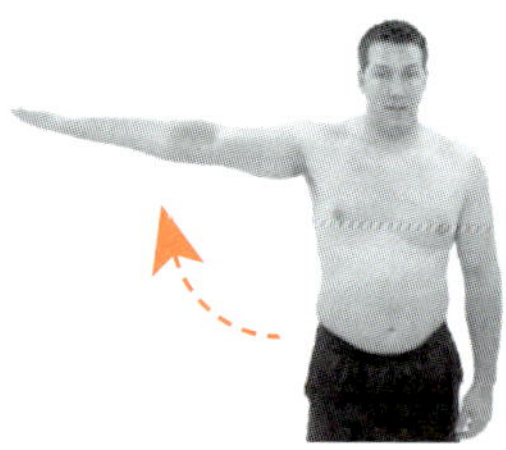

Abduction
0 – 170°

견관절의 촉진 (Palpation of the Shoulder)

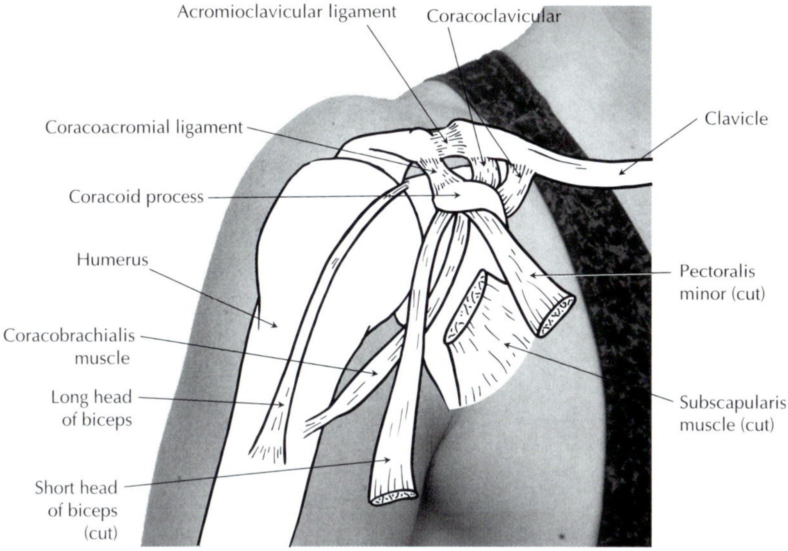

Shoulder Anterior View

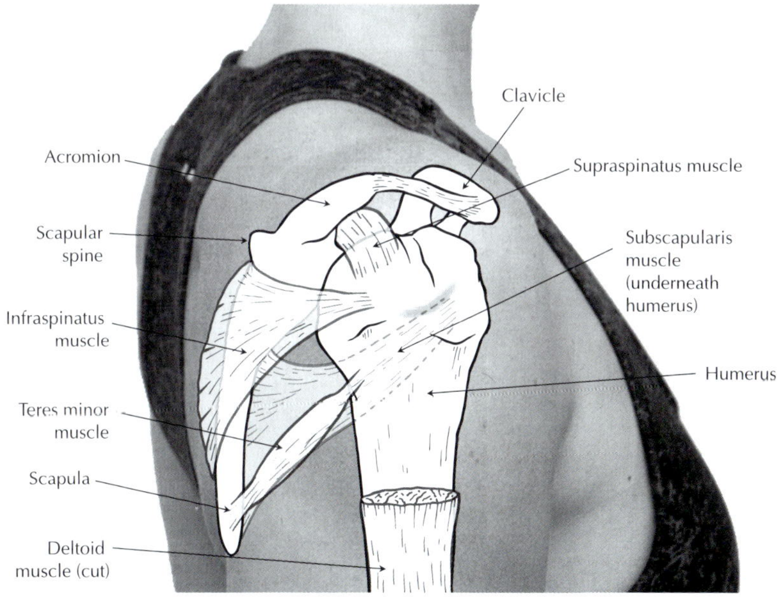

Shoulder Lateral View

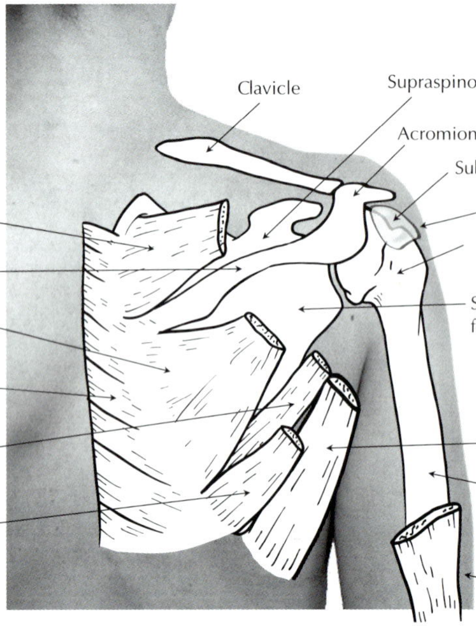

Shoulder Posterior View

경추 극돌기 검사 (Cervical Spinous Process Exam)

환자 : 앉거나 선다. 목을 최대한 굴곡한다.

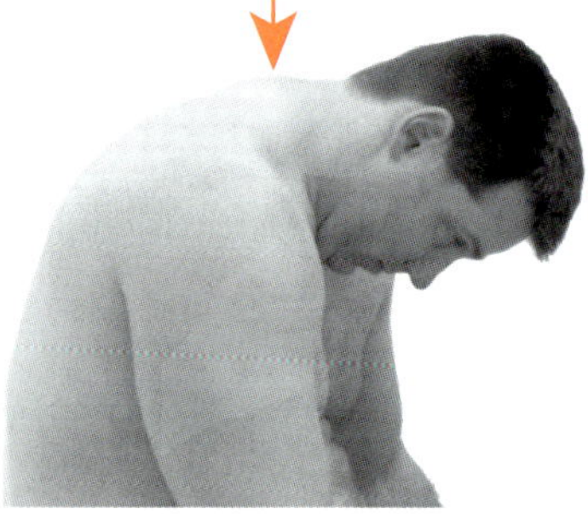

검사자 : 최대한 굴곡하거나 신전하는 동안 외측면에서 경추를 관찰한다.

연관성 : 경부 굽힘 시 상부에서 가장 두드러지게 촉진되는 것은 T1의 극돌기(spinous process)이다. C7 극돌기와 다른 점은 C7은 일반적으로 더 유동적이고 신전 시에 전방으로 이동한다.

참조 : 경추와 흉추의 높이는 극돌기를 위아래로 세어서 확인할 수 있다.

스퍼링 검사 (Spurling's Test)

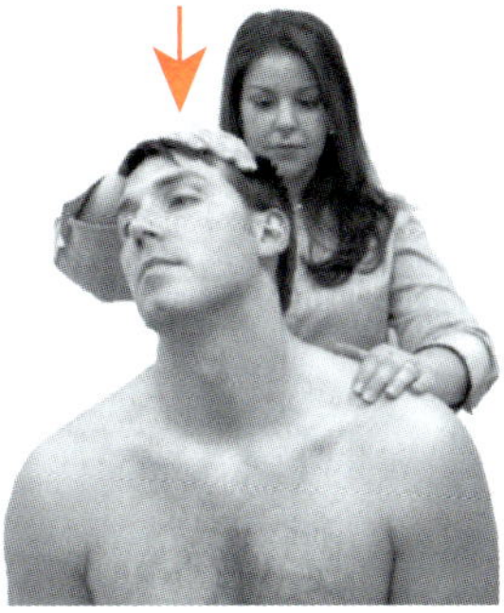

환자 : 똑바로 앉아서 목을 30° 신전시켜 한쪽을 바라본다.

검사자 : 환자의 머리 정점에서 아래쪽 축방향으로 약하거나 중간정도의 세기로 누른다.

양성반응 : 한쪽 또는 양쪽 상지로 통증/저림(pain/numbness)이 재현된다.

연관성 : 어깨나 상지로 방사되는 통증 또는 이상감각(paresthesias)은 경추가 신경근을 자극하는 것을 나타낸다. 경부로 국한되는 통증은 후관절(facet)이나 후방 요소의 질환을 나타낸다.

참조 : 협착, 관절염, 압박 골절이 있는 환자에게는 주의해야한다.

상완 낙하 검사 (Drop Arm Test)

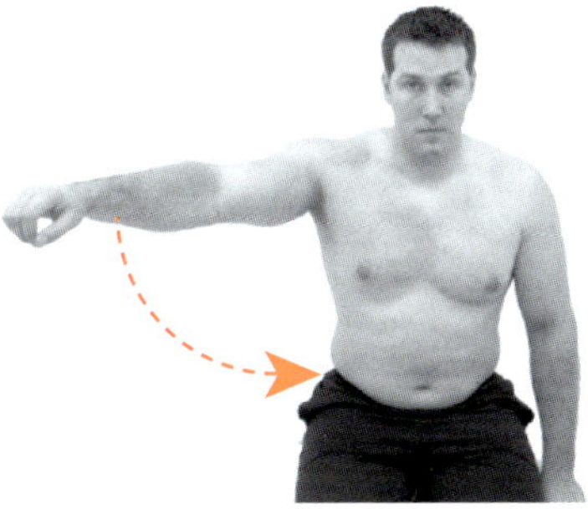

환자 : 앉거나 선다.

검사자 : 관상면(coronal plane)으로 팔을 90° 외전시킨다. 그 후 수평(horizontally)으로 45° 내전 하고 환자에게 팔을 천천히 내리게 한다.

양성반응 : 심한 통증이 발생하거나 환자가 천천히 팔을 내리지 못한다.

연관성 : 회전근개 찢어짐 또는 건병증(tendinopathy)

외회전 저항 (Resisted External Rotation)

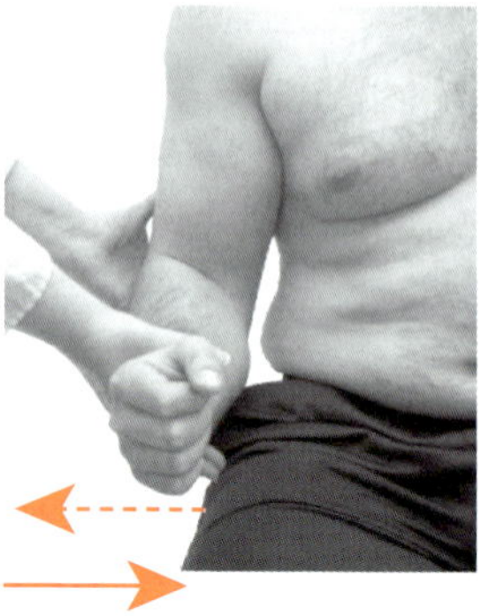

환자 : 주관절을 90° 굴곡하고 몸옆에 붙인 상태로 시작한다. 환자는 능동적으로 견관절을 외회전한다.

검사자 : 옆에 서서 능동적으로 외회전에 저항한다.

양성반응 : 힘이 약하거나 통증이 발생한다.

연관성 : 회전근개 또는 후방 삼각근(posterior deltoid)의 기능 이상

내회전 저항 (Resisted Internal Rotation)

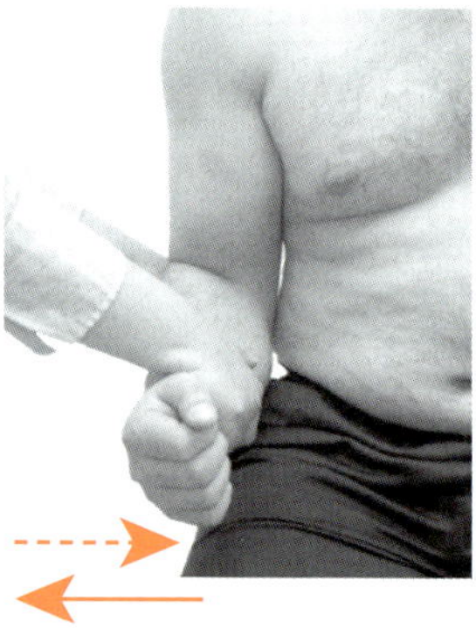

환자 : 앉아서 주관절을 굴곡하여 몸옆에 붙이고 능동적으로 견관절을 내회전한다.
검사자 : 옆에 서서 능동적으로 내회전에 저항한다.

양성반응 : 힘이 약하거나 통증이 발생한다.

연관성 : 회전근개 건병증, 견갑하근(subscapularis)의 기능이상

참조 : 1. 대흉근(pectoralis major), 대원근(teres major) 등의 다른 근육들도 내회전에 기여하기 때문에 이들 근육들이 기능이상이 생기면 검사에 영향을 받는다. 2. 승모근(trapezius)의 약화는 견갑골의 불안정성을 유발하므로 위양성반응이 생길 수 있다.

Patte's Test

환자 : 앉아서 주관절을 90° 굴곡하고 견관절을 90° 외전하고 주먹이 위로 오도록 외회전한다. 환자는 외회전을 더 시도한다.

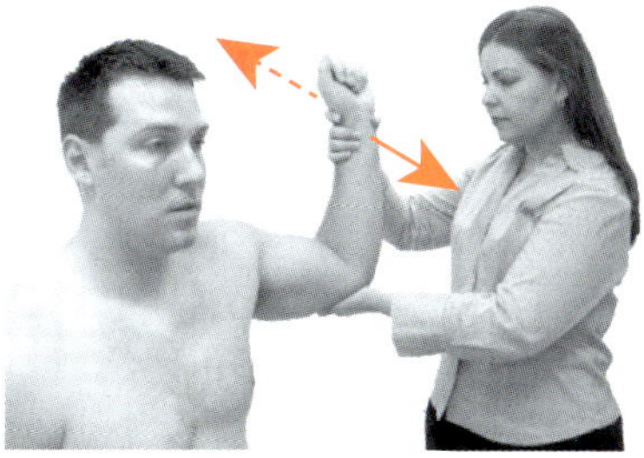

검사자 : 한 손으로 환자의 주관절을 받치면서 다른 손으로 외회전에 저항한다.

양성반응 : 외회전을 유지하지만 어깨 또는 견갑골 부위의 통증이 발생하거나, 외회전을 유지하지 못한다.

연관성 : 극하근(infraspinatus) 또는 소원근(teres minor)의 건염(외회전 유지와 통증) 이나 파열(팔이 내려감.)

빈 깡통 검사 (Empty Can Test)

환자 : 견관절을 90° 외전하고 전방으로 30° 각을 준다. 주관절은 완전히 신전하고 전완은 완전히 회내(pronated)한다(엄지손가락이 아래로 가도록 돌린다).

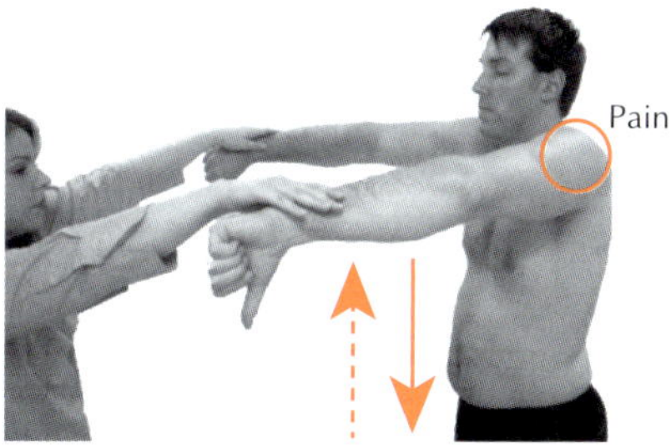

검사자 : 환자 전완의 원위부에 하방으로 힘을 가하고 환자는 이에 저항한다.

양성반응 : 환자의 어깨에 통증이 재현된다.

연관성 : 극상근(supraspinatus) 건병증

이륙 검사 (Lift-off Test)

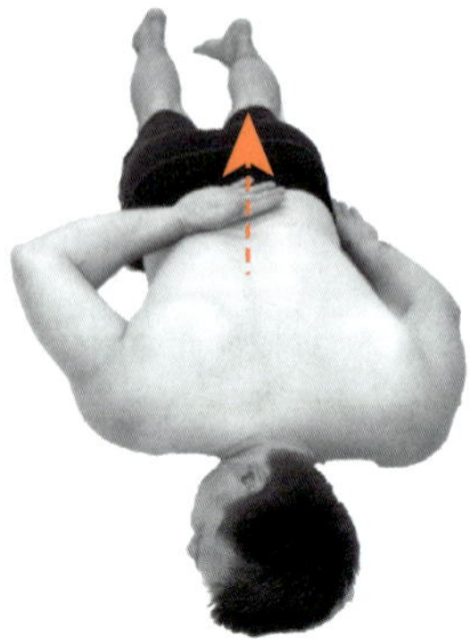

환자 : 서거나 엎드린다. 팔은 내회전하고 주관절은 적당히 굴곡한다. 손등은 요추의 중간 정도에 올린다.

검사자 : 손을 등에서 떼도록 환자에게 지시한다.

양성반응 : 검사자의 최소한의 저항이나 중력에 대항하여 손등을 등에서 떼지 못하거나, 반대쪽과 비교하여 제한이 있다.

연관성 : 견갑하근(subscapularis), 광배근(latissimus dorsi), 능형근(rhomboid)의 약화

참조 : 1. 검사는 선자세로 시행할 수 있다. 2. 견갑하근, 광배근, 능형근이 약하다면 환자는 상완삼두근(triceps)/주관절을 신전할 수도 있다.

호킨스 검사 (Hawkins' Test)

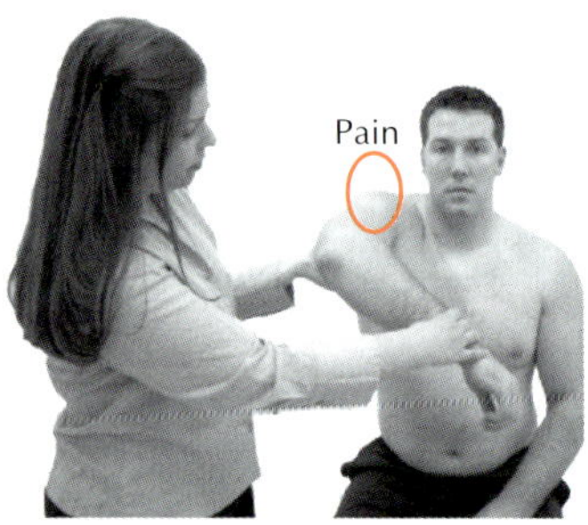

환자 : 주관절과 견관절을 90° 굴곡하고 주먹이 아래로 향하게 내회전한다.

검사자 : 주관절의 근위부를 고정하여 환자의 팔을 안정시키고 견관절이 최대로 내회전되도록 전완 원위부에 힘을 가한다.

양성반응 : 견봉(acromion) 부위에 통증이 재현된다.

연관성 : 충돌 증후군(impingement syndrome)

니어 검사 (Neer's Test)

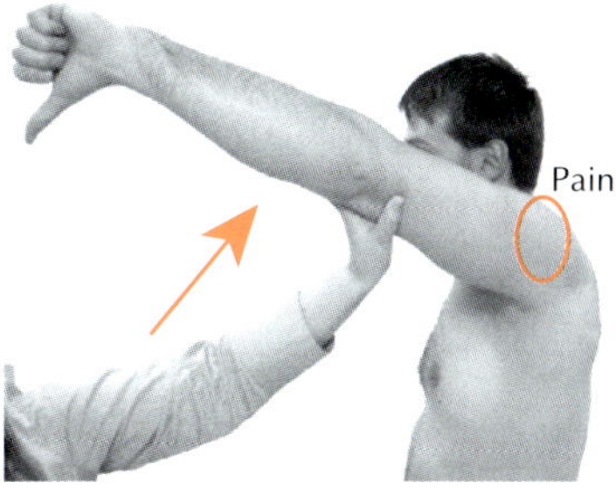

환자 : 주관절을 신전하고 전환을 회내(엄지손가락이 아래로)한다.

검사자 : 환자의 팔을 들어 관상면에서 30° 로 각을 주고 수동적으로 관절가동범위 끝까지 굴곡시킨다.

양성반응 : 어깨 통증이 재현된다.

연관성 : 충돌 증후군

참조 : 극상근의 충돌을 더 심화시키기위해 검사자는 다른 손으로 견갑골을 안정시킬 수도 있다.

Scouring Maneuver

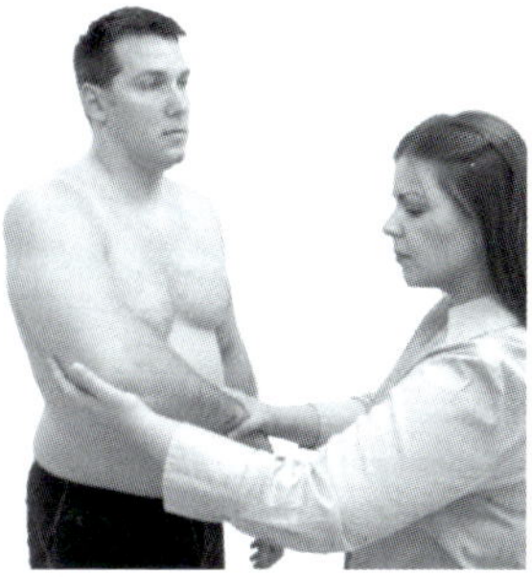
Starting position

환자 : 주관절과 견관절을 90° 굴곡한다. 견관절을 외전하고 주먹이 아래로 향하게 내회전한다(호킨스 검사와 동일하다).

검사자 : 견갑골을 안정시킨 상태로, 굴곡된 견관절을 신전시키는 동안 팔을 수동적으로 내회전한다.

양성반응 : 견관절의 통증이 재현된다.

연관성 : 충돌 증후군

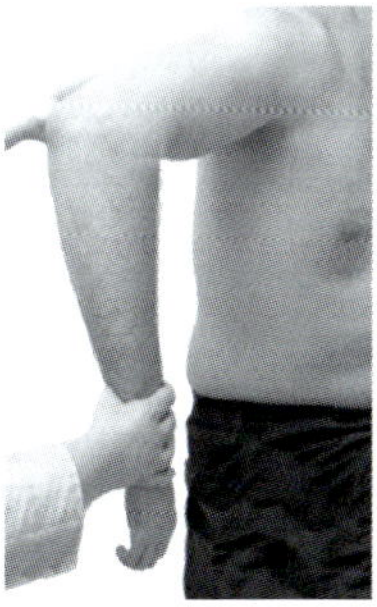
Final position

Crossed Arm/Adduction/Apley's Scarf Test

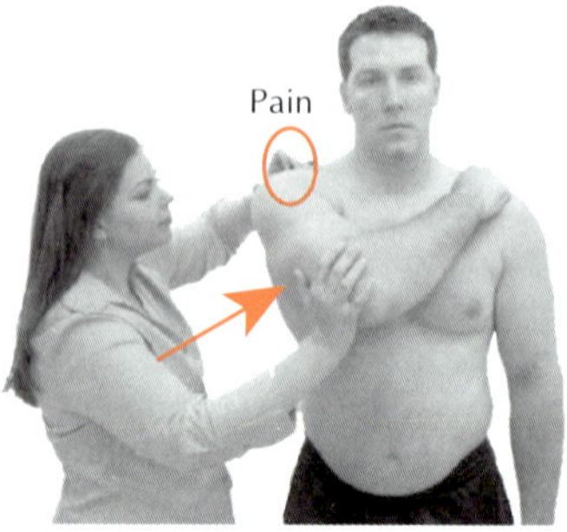

환자 : 앉거나 선다.

검사자 : 견관절을 90° 굴곡하고 팔을 수평으로 가슴을 지나 반대편 견관절까지 움직인다. 검사자가 동측 견쇄관절을 느낀다.

양성반응 : 통증, 변위(shifting), 견쇄관절에서의 딸깍소리

연관성 : 견쇄관절의 기능이상

요르가손 검사 (Yergason's Test)

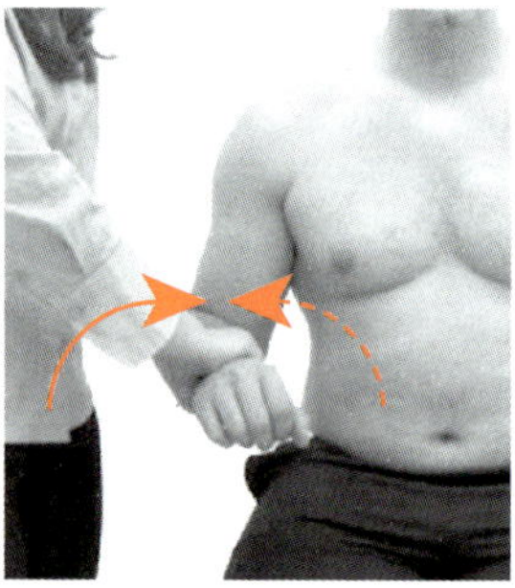

환자 : 앉아서 팔을 편하게 안정시킨다. 주관절을 90° 굴곡하고 전완을 회내한다.

검사자 : 손목 직전의 전완을 잡고 환자에게 능동적으로 회외(supination)시킨 후 이에 저항한다.

양성반응 : 상완이두근 구(bicipital groove) 부위의 통증

연관성 : 상완이두근 건염/건병증

참조 : 수정 요르가손 검사를 시행하면 상완이두근 건의 아탈구(subluxation)와 견갑하근을 평가할 수 있다.

수정 요르가손 검사 (Modified Yergason's Test)

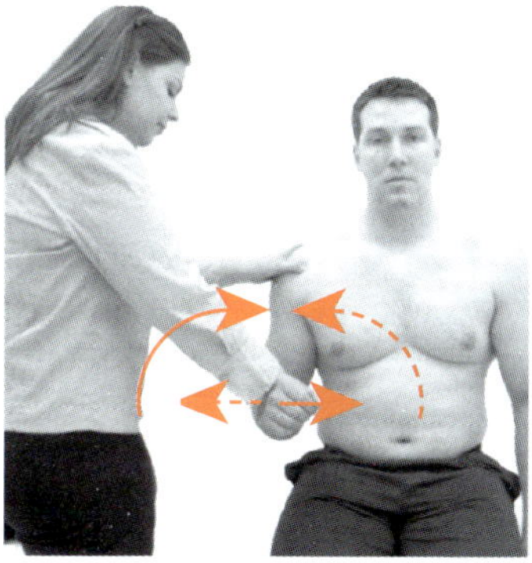

환자 : 앉아서 주관절을 90° 굴곡하고 전완을 회내한다.

검사자 : 손목 직전의 전완을 잡고 환자에게 능동적으로 외회전과 회외를 시킨 후 이에 저항한다. 동시에 다른 손으로 상완이두근 건을 촉진한다.

양성반응 : 상완이두근 구 부위의 통증이 발생하거나 또는 상완이두근 아탈구(bicipital subluxation)가 만져진다.

연관성 : 상완이두근 건병증, 건 아탈구, 견갑하근 손상

스피드 검사 (Speed's Test)

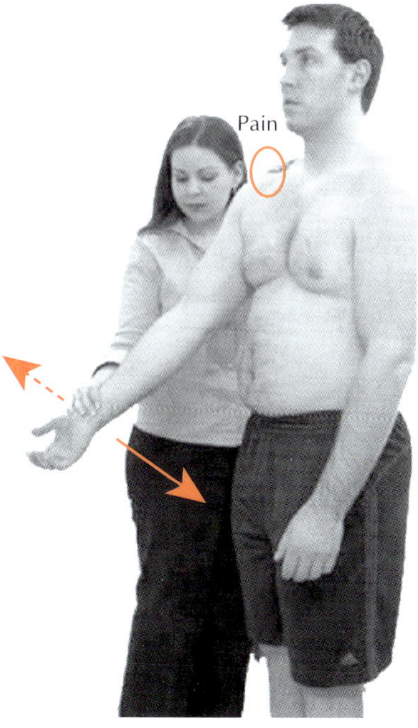

환자 : 견관절을 50° 굴곡하고 주관절을 신전하고 손목을 회외한다.

검사자 : 견관절이 신전되는 방향으로 환자의 팔에 아래쪽으로 힘을 가하고 환자는 이에 저항한다.

양성반응 : 상완이두근 건 부위의 통증

연관성 : 상완이두근 건염

능동 압박(오브라이언) 검사
(Active Compression [O' Briens' s] Test)

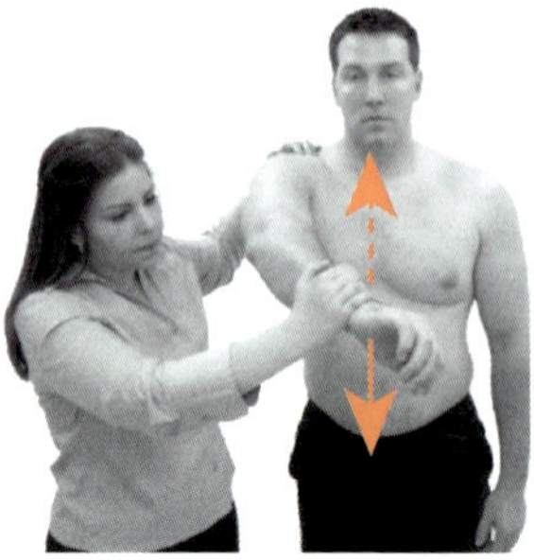

환자 : 견관절을 90° 굴곡하고 수평으로 15° 내전하고 최대한 내회전하고 주관절을 완전히 신전한다.

검사자 : 1. 환자의 최대한의 저항에 대항하여 전완의 원위부에 아래쪽으로 힘을 가한다. 2. 견관절을 외회전하고 이 과정을 다시 시행한다.

양성반응 : 견쇄관절 또는 관절와상완관절에서 통증이 느껴지거나 딸깍소리가 잘 들린다.

연관성 : 견쇄관절에 통증이 있다면 견쇄관절의 기능이상, 관절와상완관절에서 통증이 있다면 상부 관절와순 전후방 병변(superior labral anterior posterior pathology, SLAP pathology)

불안 검사 (Apprehension Test)

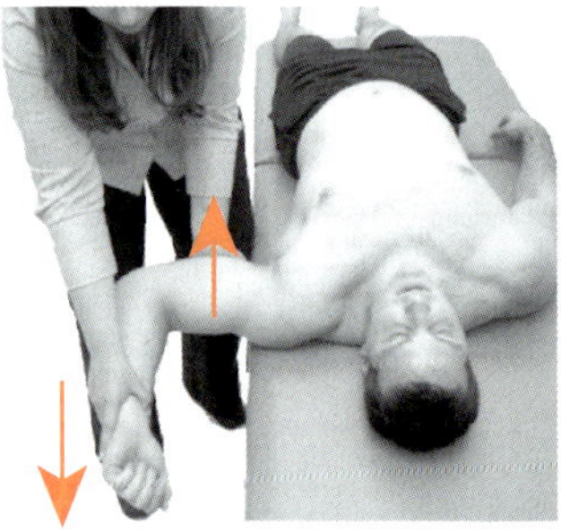

환자 : 1. 누워서 팔을 침대 가장자리 밖으로 둔다. 2. 견관절을 90° 외전하고 주관절을 90° 굴곡하고 견관절을 최대한 외회전한다.

검사자 : 한손으로 전완의 원위부에 후방으로 힘을 가하고 다른 손으로 상완에 전방으로 힘을 가해 견관절을 더 외회전한다. 환자의 통증 역치를 넘어서까지 시행하지는 않는다.

양성반응 : 통증이 재현되거나, 통증이 발생할 것이라는 불안이 생기거나, 견관절의 탈구나 관절와에서 튀어나올 것에(pop out of the socket) 대한 불안이 생긴다.

연관성 : 전방 견관절의 이완(laxity) 또는 불안정(instability)

재위치 검사 (Relocation Test)

환자 : 1. 누워서 팔을 침대 가장자리 밖으로 둔다. 2. 견관절을 90° 외전하고 주관절을 90° 굴곡하고 견관절을 최대한 외회전한다 (Surprise test와 같은 방법).

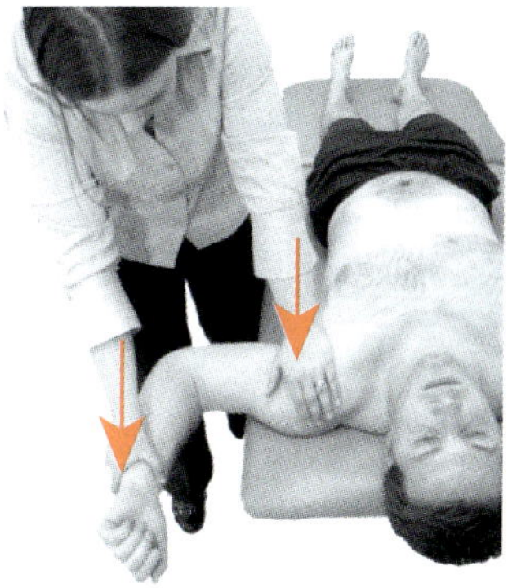

검사자 : 1. 손목을 붙잡아서 환자의 팔을 안정시킨다. 2. 손바닥으로 관절와상완관절을 후방으로 힘을 가한다.

양성반응 : 통증이 줄어들고, 견관절의 불안정한 느낌이 줄어든다. 관절가동범위가 증가한다.

연관성 : 전방 견관절의 이완 또는 불안정

돌발(전방 이완) 검사 (Surprise [Anterior Release] Test)

환자 : 1. 누워서 팔을 침대 가장자리 밖으로 둔다. 2. 견관절을 90° 외전하고 주관절을 90° 굴곡하고 견관절을 최대한 외회전한다 (Relocation Test와 같은 방법).

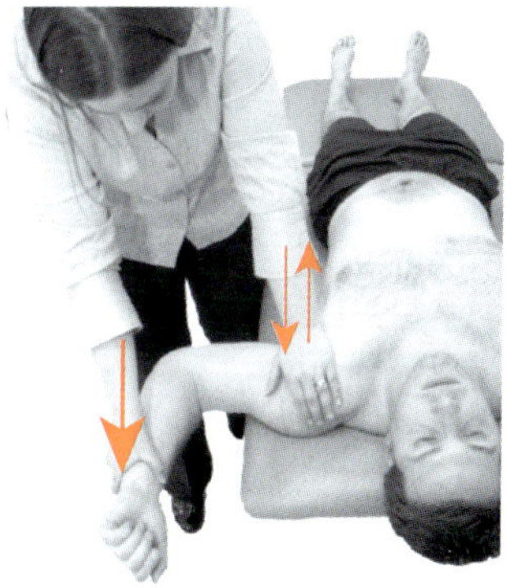

검사자 : Relocation Test를 시행한 후 관절와상완관절에 가하는 힘을 갑자기 뺀다.

양성반응 : 통증이나 불안정 증상이 다시 나타난다.

연관성 : 전방 견관절의 이완 또는 불안정

애드슨 수기 (Adson's Maneuver)

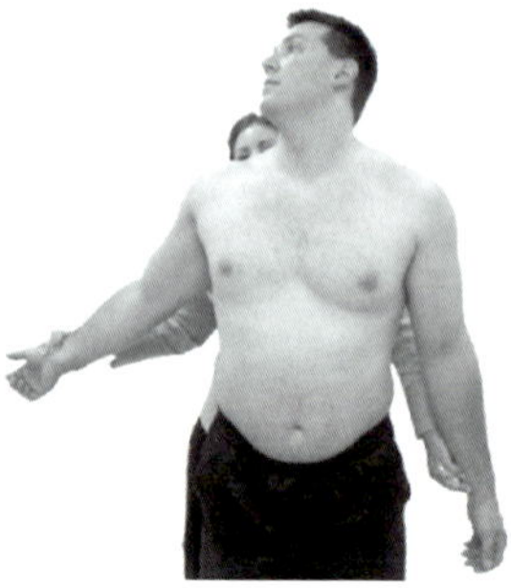

환자 : 머리를 환측으로 돌리고 목을 신전한다. 견관절을 45° 외전하고 주관절을 자유롭게 신전한다. 최대한 숨을 들이마시고 참는다.

검사자 : 양쪽 요골동맥의 맥박(radial pulse)을 촉진한다.

양성반응 : 맥박이 없어지거나 팔에 무감각(numbness), 저림(tingling) 증상이 나타난다.

연관성 : 상완신경총(brachial plexus) 또는 대혈관(great vessels)이 사각근(scalene)에서 눌림.

알렌 검사 (Allen's Test)

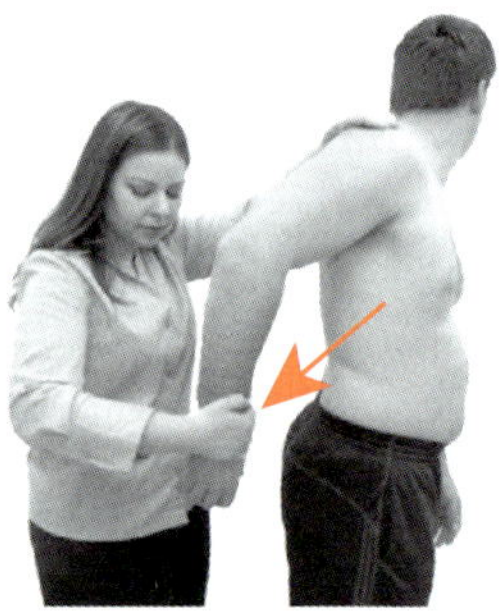

환자 : 견관절을 ~90° 외전하고 주관절을 ~60° 굴곡한다

검사자 : 요골동맥을 촉진하면서 환자의 원위부 전완을 잡고 수동적으로 내회전하고 견관절을 신전한다.

양성반응 : 환자의 머리를 건측으로 돌릴 때 맥박이 약해지거나 없어진다.

연관성 : 맥박이 없어진다면 혈관성(vasogenic) 흉곽출구증후군(thoracic outlet syndrome), 무감각/저림이 있으면 신경성(neurogenic) 흉곽출구증후군

늑쇄골 검사 (Costoclavicular Test)

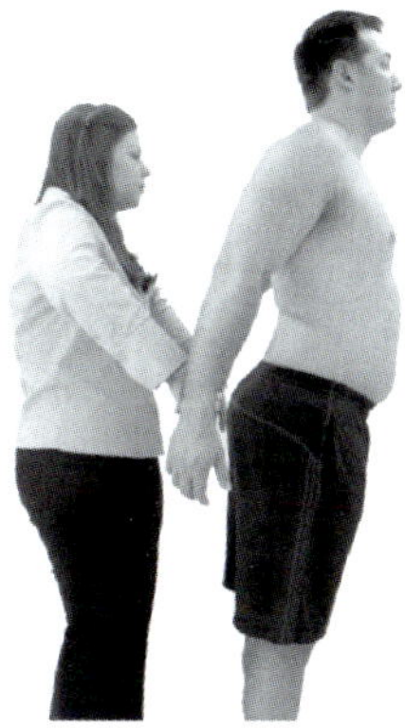

환자 : 서거나 앉는다.

검사자 : 1. 환자의 뒤에 서서 견관절을 10° ~20° 신전시키면서 양쪽 요골동맥을 촉진한다. 2. 환자는 가슴을 내민다.

양성반응 : 맥박이 없어지거나 상완/전완에서의 무감각

연관성 : 늑골(ribs)과 쇄골(clavicle) 사이에서 상완신경총이나 대혈관의 눌림.

루스 검사 (Roos' Test)

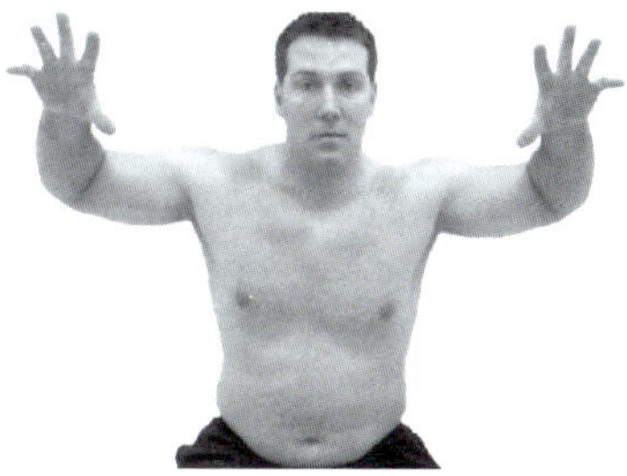

환자 : 1. 양쪽 팔을 90° 외전하고 주관절을 90° 굴곡한다. 2. 30~180초 정도 주먹을 빠르게 쥐었다 폈다 반복한다.

검사자 : 환자의 손을 관찰한다.

양성반응 : 환측 손의 창백함이 동반되는 증상이 재현된다. 검사를 멈췄을 때 증상이 감소하고 손의 색이 정상으로 돌아온다.

연관성 : 흉곽출구증후군

Wright's Hyperabduction Test

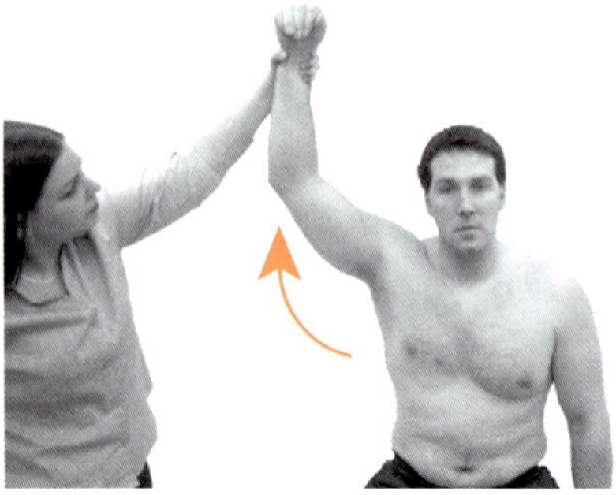

환자 : 서서 주관절을 90° 굴곡한다.

검사자 : 1. 요골동맥을 촉진하면서 팔을 130° 이상 천천히 외전하고 굴곡한다. 검사자는 청진기로 요골동맥의 맥박을 청진할 수도 있다.

양성반응 : 맥박이 없어지거나 상완/전완이 무감각해지거나 청진 시 잡음(bruit)이 들린다.

연관성 : 맥박의 변화나 청진 시 잡음이 들리면 늑골과 쇄골 사이에 대혈관이 눌린다. 무감각이 생기면 상완신경총이 눌린다

주관절 검사 (Elbow Exam)

서문 (Introduction)

주관절 검사에는 시진(inspection), 촉진(palpation), 관절가동범위(range of motion, ROM), 근력 검사(muscle strength test) 등이 있다.

시진(Inspection) : 종창(swelling), 삼출(effusion), 홍반(erythema), 변형(deformity) 등을 좌에서 우로 비교하면서 관찰한다.

촉진(Palpation) : 손을 주관절 위에 부드럽게 올려 놓고 반대쪽과 비교하여 온기를 비교한다. 내측상과(medial epicondyle), 외측상과(lateral epicondyle), 주두 돌기(olecranon process), 주두 점액낭(olecranon bursa), 전완 굴근 건(flexor tendon), 전완 신근 건(extensor tendon), 상완삼두근 건(triceps tendon)을 촉진하여 통증이 없는지 알아본다. 삼두근 건 주변의 충만감(fullness)를 촉진하여 주관절의 삼출을 평가할 수 있다. 주관절을 움직일 때 요골두(radial head)/요골소두관절(radiocapitellar joint)에서 딸깍소리(clicking)/삐걱거리는 소리(grinding)/아탈구(subluxation) 등이 있는지 평가한다. 관절을 움직이는 동안 염발음(crepitus), 딸깍소리(clicks), 둔탁한 소리(clunks)가 있는지 느끼도록 한다. 원위부(distal) 상완이두근 건(biceps tendon), 척측 측부인대(ulnar collateral ligament), 요측 측부인대(radial collateral ligament) 등을 촉진한다.

모든 주관절 수기와 관절가동범위 평가는 주관절과 견관절을 안정시킨 상태에서 시행해야한다. 능동적(active) 굴곡(flexion)은 전완을 완전히 회내(pronate)하고 회외(supinate)하여 평가한다. 과신전(hyperextension)은 종종 인대의 이완(laxity)과 연관이 있기 때문에 관절가동범위의 끝을 알아두어야 한다. 회내와 회외는 전완을 최대로 굴곡하고 신전(extension)하여 평가한다.

주관절의 관절가동범위
(Range of Motion of the Elbow)

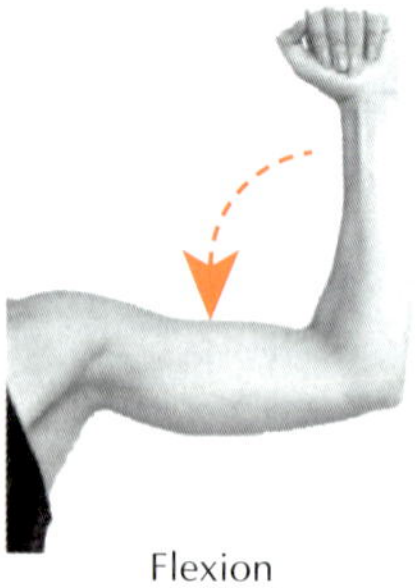

Flexion
0 – 150°

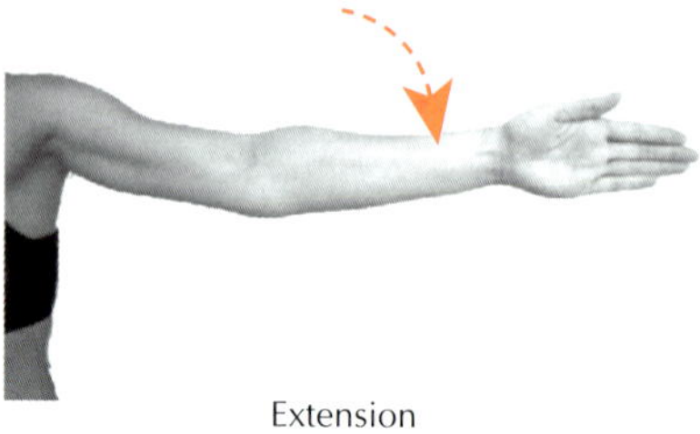

Extension
0 – 10°

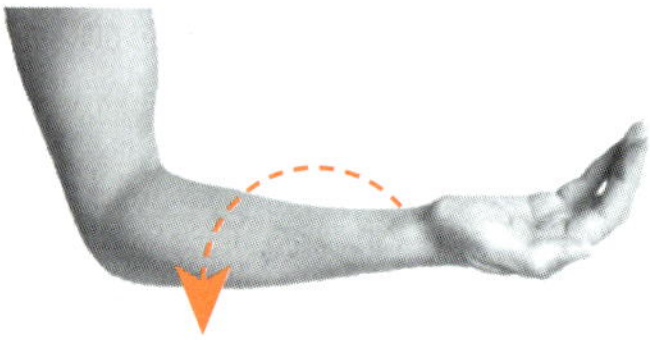

Supination
0 – 180°
(evaluated with the elbow flexed to 90°)

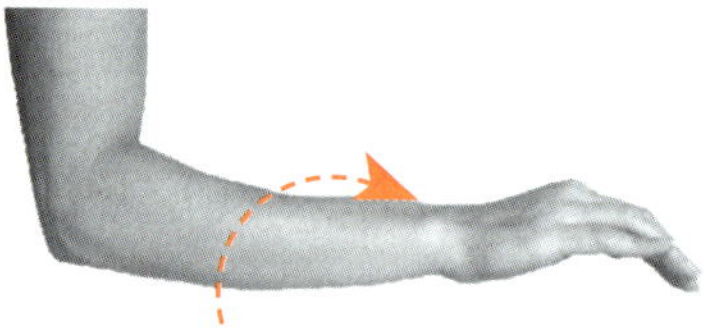

Pronation
0 – 70°
(evaluated with the elbow flexed to 90°)

주관절의 촉진 (Palpation of the Ebow)

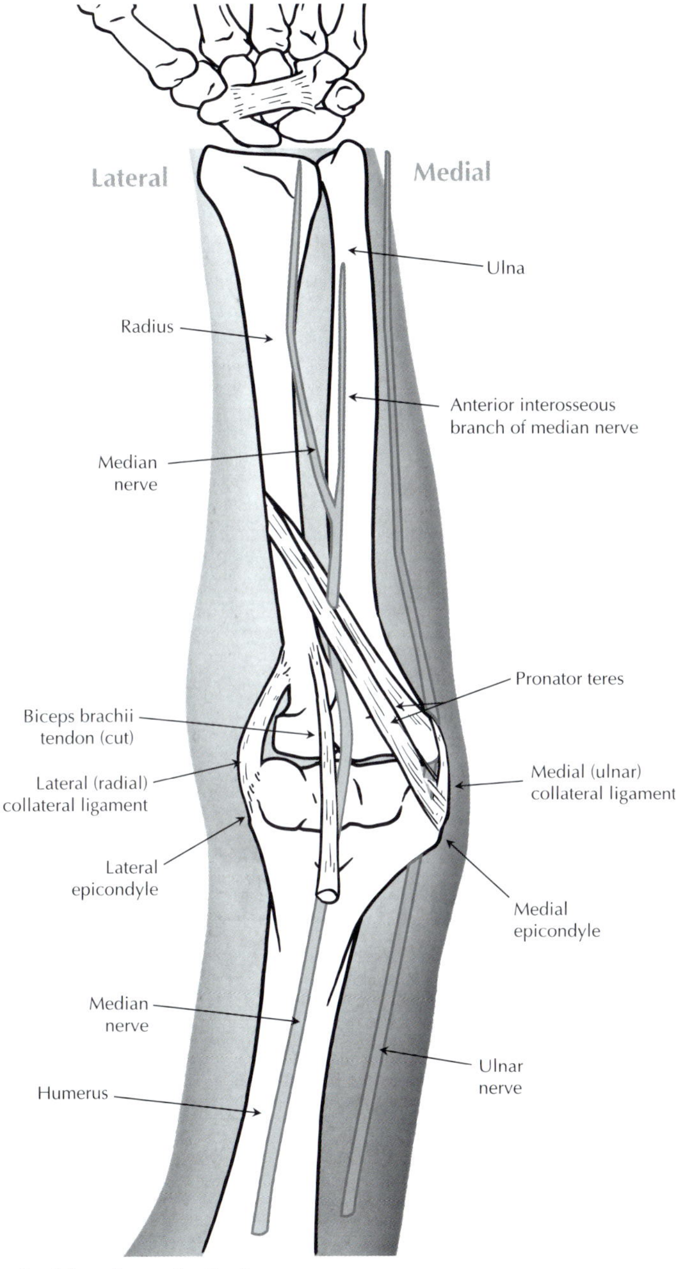

Elbow Anterior View (in supination)

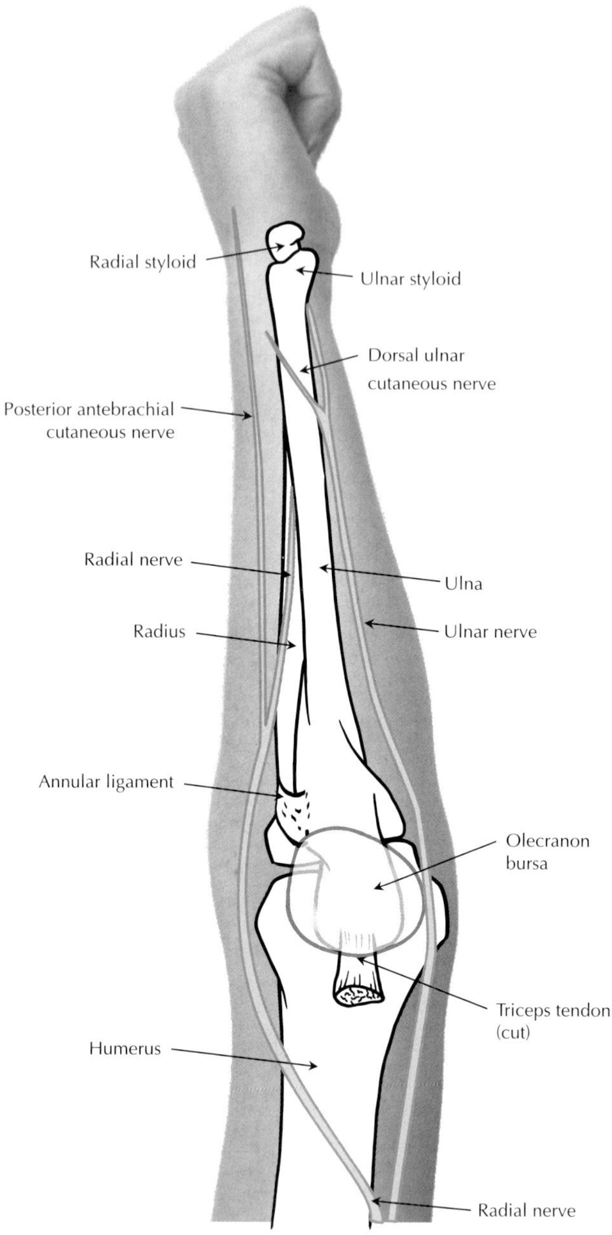

Elbow Posterior View

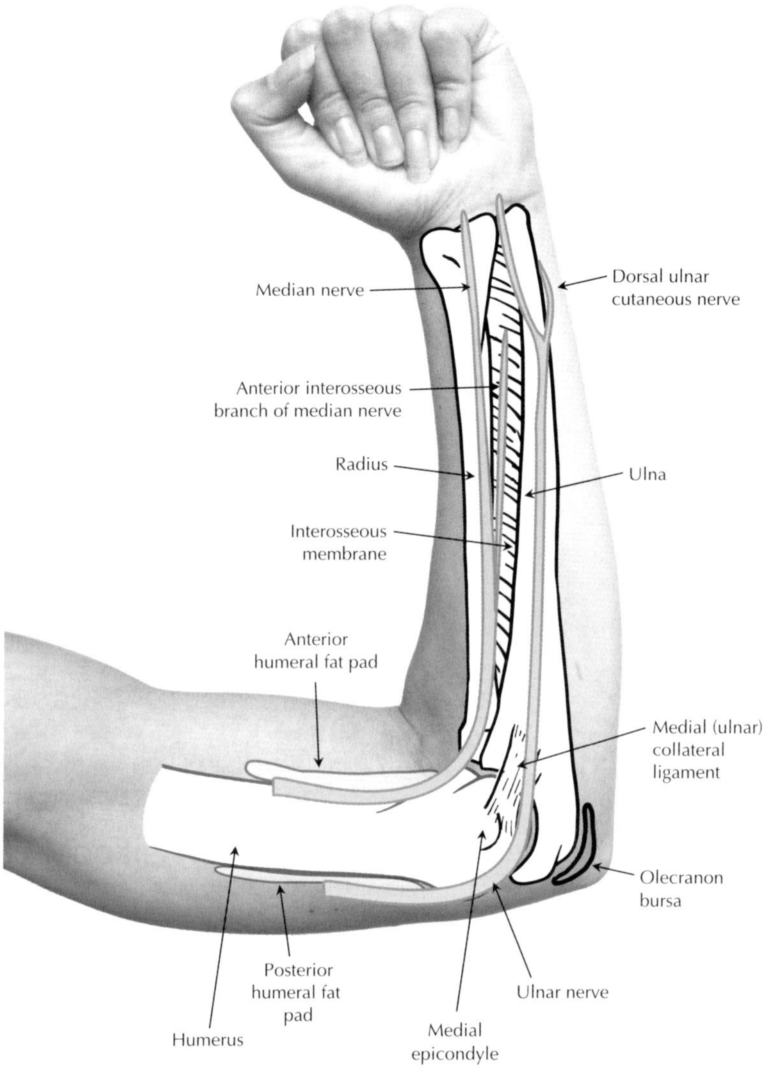

Elbow Medial View

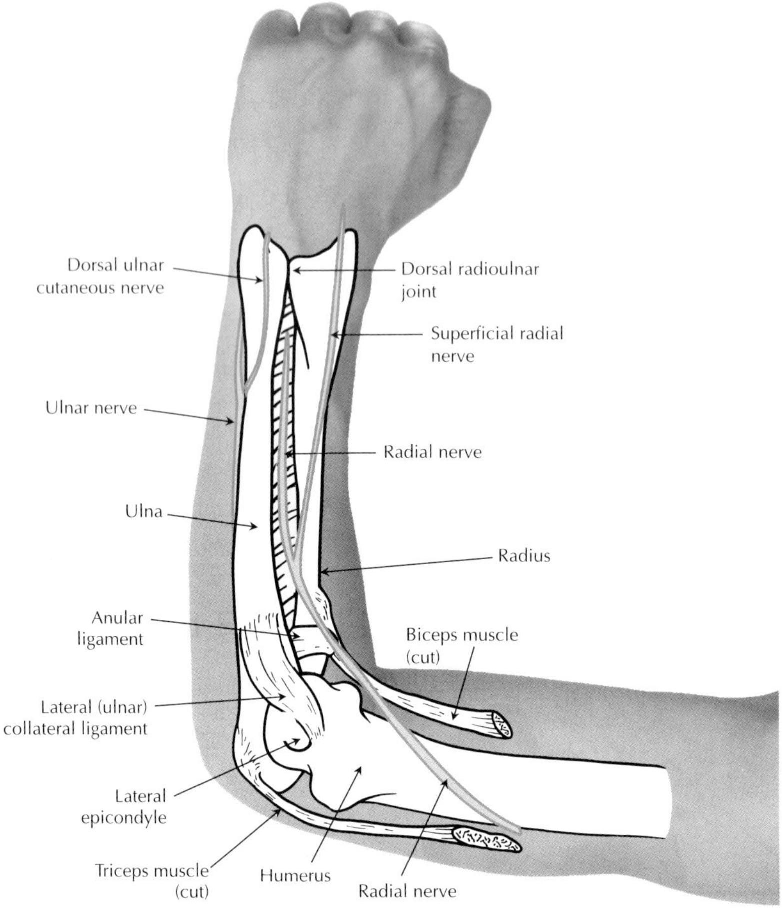

Elbow Lateral View

코젠 검사 (Cozen's Test)

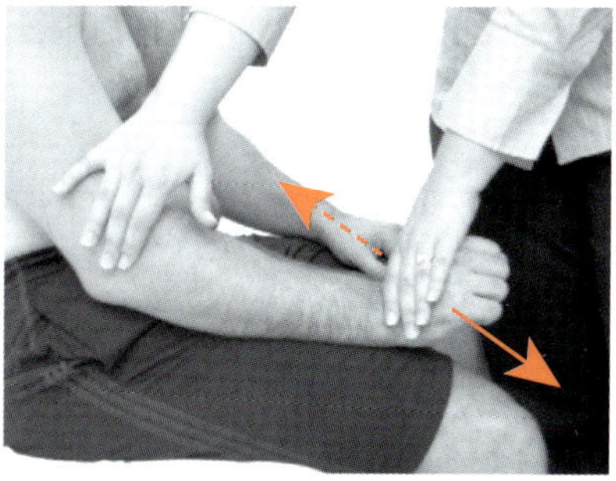

환자 : 주관절을 무릎이나 침대에 올려놓고 ~60° 굴곡하고 수근관절을 완전히 신전한다.

검사자 : 신전된 수근관절을 강제로 굴곡한다.

양성반응 : 외측상과에 통증이 발생한다.

연관성 : 주관절의 외측상과염.

참조 : 저항을 증가시키기 위해 이 책의 43쪽에 있는 Clamshell test를 사용할 수 있다.

내측상과염을 위한 수근관 굴곡 (Wrist Flexion for Medial Epicondylitis)

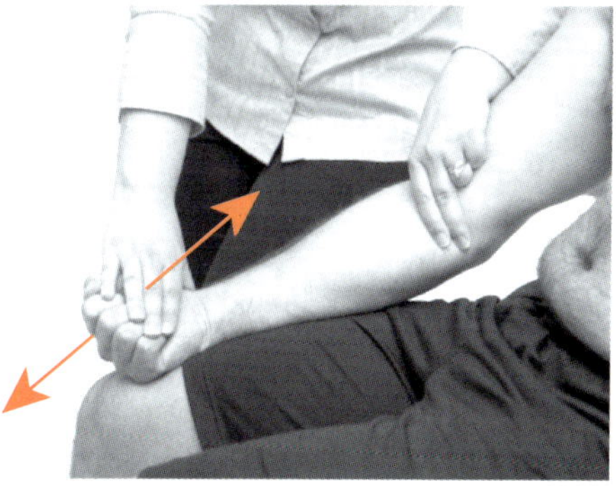

환자 : 전완을 무릎이나 침대에 올려놓고 ~50° 굴곡하고 수근관절을 완전히 굴곡한다.

검사자 : 굴곡된 수근관절을 강제로 신전한다.

양성반응 : 내측상과에 통증이 발생한다.

연관성 : 주관절의 내측상과염

참조 : 저항을 증가시키기 위해 이 책의 43쪽에 있는 Clamshell test를 사용할 수 있다.

주관절에서 척골신경의 티넬 징후 (Tinel's Sign of Ulnar Nerve at Elbow)

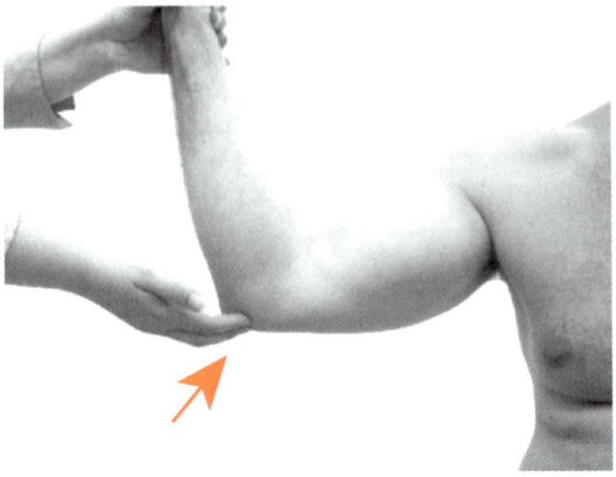

환자 : 전완을 90° 굴곡한다.

검사자 : 내측상과와 주두 사이의 고랑(groove)을 톡톡 두드린다(tap).

양성반응 : 척측 분포(4, 5손가락)에 통증, shock-like sensation, 이상감각(paresthesia), 무감각(numbness)이 재현된다. 전완과 손의 척골신경(ulnar nerve) 분포는 156쪽에 나와있고 신경의 해부학적 위치는 29쪽에 나와 있다.

연관성 : 주관절에서 척골신경의 자극

참조 : 과도하게 힘을 가하면 위양성 결과가 나온다.

내측 인대 이완 (Medial Ligamentous Laxity)

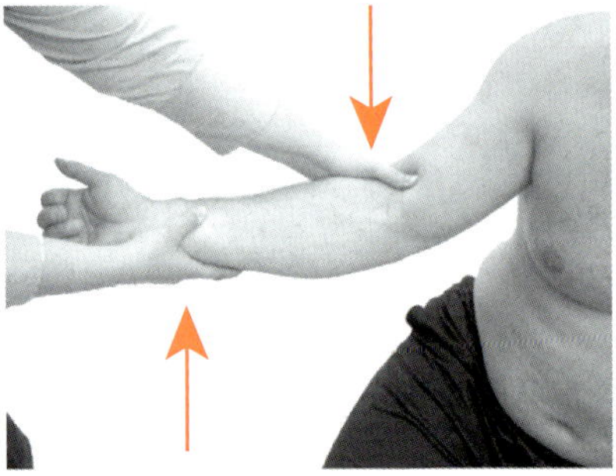

환자 : 견관절을 60° 굴곡하고 주관절을 0° 굴곡하고 완전히 회외한다.

검사자 : 한쪽 손바닥을 주관절 외측에 두고, 다른쪽 손바닥으로 원위부 전완에 외측 방향으로 힘을 가한다. 주관절을 30° 굴곡하고 이 검사를 반복한다.

양성반응 : 통증, 관절의 이완

연관성 : 척측 측부인대 이완

외측 인대 이완 (Lateral Ligamentous Laxity)

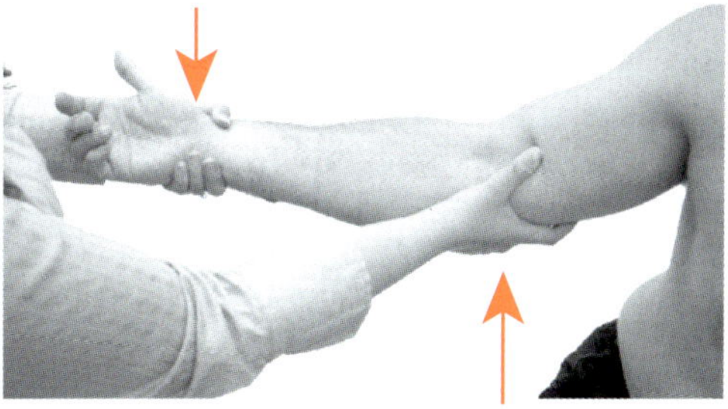

환자 : 견관절을 60° 굴곡하고 주관절을 0° 굴곡하고 완전히 회외한다.

검사자 : 한쪽 손바닥을 주관절 내측에 두고, 다른쪽 손바닥으로 원위부 전완에 내측 방향으로 힘을 가한다.
주관절을 30° 굴곡하고 이 검사를 반복한다.

양성반응 : 통증, 관절의 이완

연관성 : 요측 측부인대 이완

수근관절/수부/수지 검사 (Wrist/Hand/Digit Exam)

서문 (Introduction)

시진(Inspection) : 덩어리(masses), 각도(angulation), 불룩튀어나온 것(bulges), 홍반(erythema), 증가된 온도를 검사한다. 근육의 크기(muscle bulk), 대칭성(symmetry)을 반대측 손과 비교한다. 특히 주관절부터 수근관절 및 손까지 이어지는 건(tendon)의 주행을 따라 검사한다. 특정 근육의 위축(atrophy)이 있는지 알아보기 위해 중수간(intermetacarpal) 부위와, 무지구(thenar eminence), 소지구(hypothenar eminence)의 크기를 평가한다. 이것은 근위부(proximal) 신경의 포착(entrapment)이나 병변(pathology)을 의미한다.

촉진(Palpation) : 손, 수근관절, 손가락은 국소 압통점(focal tenderness)을 촉진(palpate)해야한다. 활액막염(synovitis), 물컹함(bogginess), 염발음(crepitus)을 관절에서 검사한다. 척측편위(ulnar deviation), 요측편위(radial deviation)를 포함한 움직임의 특징을 알아본다. 이 부위에서 흔한 건의 아탈구(subluxation)를 촉진하고 관찰해야한다.

관절가동범위(ROM) : 관절가동범위는 능동적 및 수동적으로 검사해야 한다. 환자가 앉은 상태에서 주관절을 완전히 굴곡(flexion)하고, 90° 굴곡하고, 완전히 신전(extension)하여 측정한다. 수근관절의 회외(supination)와 회내(pronation)는 이 자세에서 각각 시행하고, 수근관절을 굴곡하고 신전하여 시행헤야 수근관절과 주관절의 움직임을 완전히 측정할 수 있다.

손의 도수 근력 검사(manual muscle test)는 적절하지 않게 시행되어지는 검사 중의 하나다. 척골신경의 신경분포를 받는 근육(ulnar innervated muscle), 정중신경의 신경분포를 받는 근육(median innervated muscle) 등과 같이 조직화된 접근법을 사용하고 손상 양식(patterns of injury)을 생각한 근력 검사는 말초(peripheral) 병변과 근위부(proximal) 병변을 진단하는데 도움이 된다. 말초 기능이상과 근위부 기능이상을 적절히 진단하기 위해 검사자는 손상 양식에 대해 생각해야한다.

손과 수근관절의 유발 수기(provocative maneuvers)는 건과 인대(ligament)의 손상을 발견하기 위해 시행하는데, 추가적인 방어자세나 통증을 야기시켜 다른 검사의 정확성을 떨어뜨리므로 가장 마지막으로 시행해야한다.

수근관절과 수지의 관절가동범위
(Range of Motion of the Wrist and Digits)

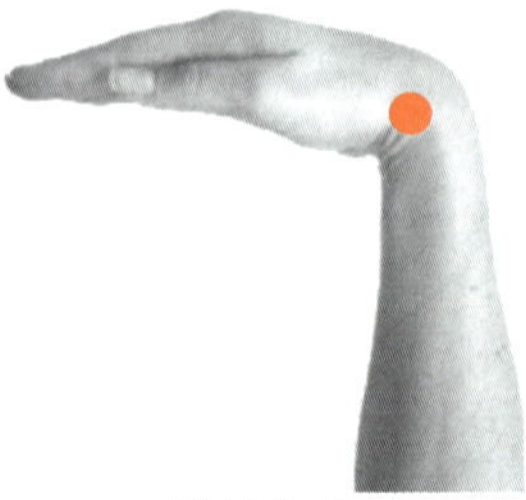

Wrist flexion
0 – 80°

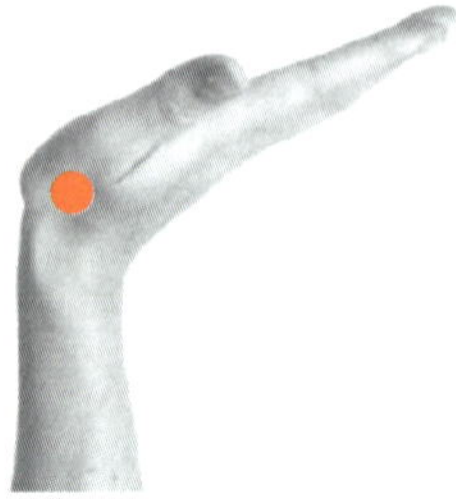

Wrist extension
0 – 70°

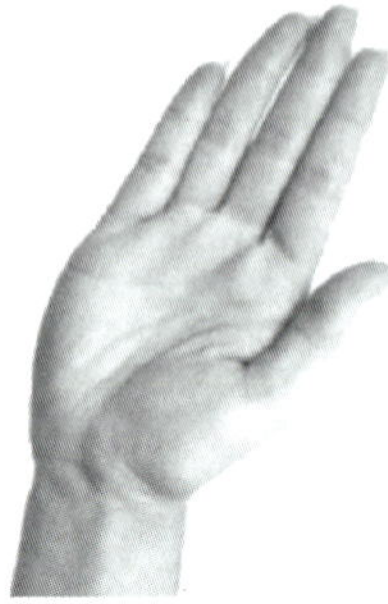

Radial deviation
0 – 20°

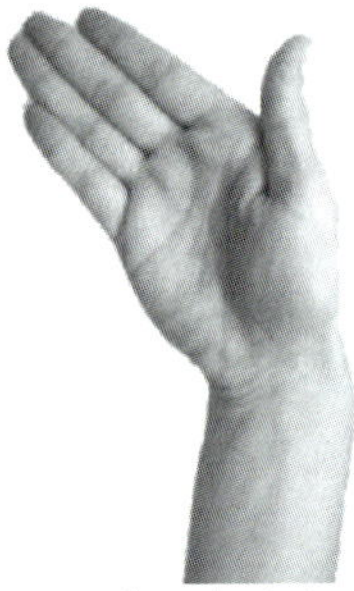

Ulnar deviation
0 – 30°

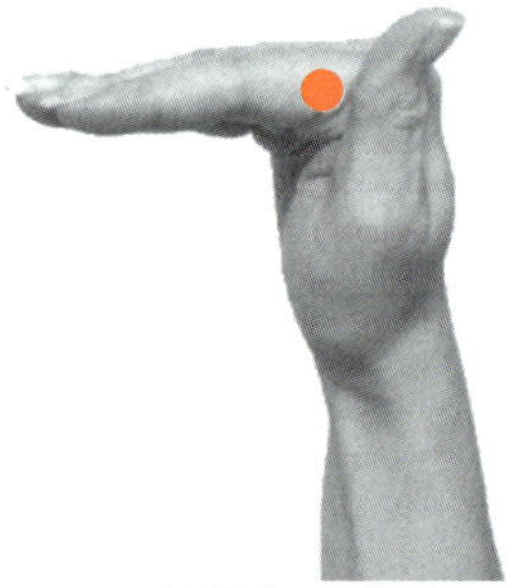

MCP finger flexion
0 – 90°

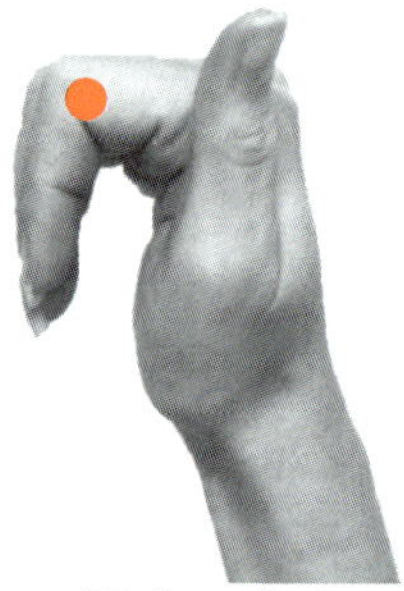

PIP finger flexion
0 – 100°

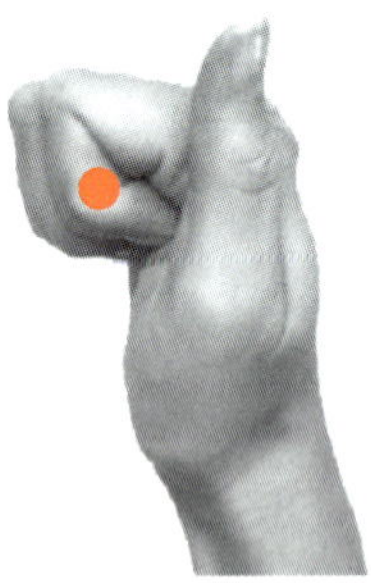

DIP finger flexion
0 – 80°

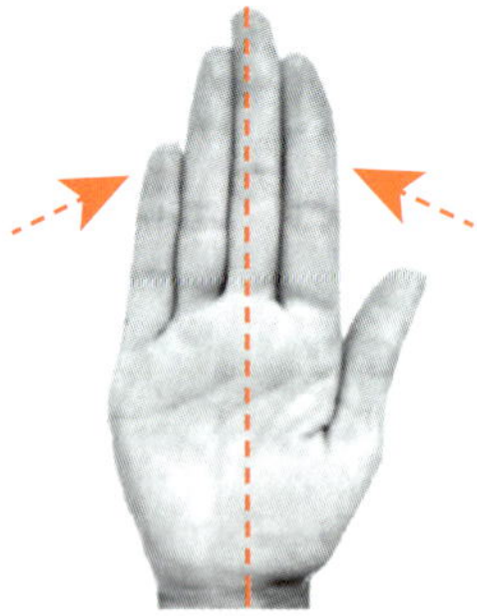

Finger adduction:
Finger should be able to be adducted toward the long finger so they touch while fully extended

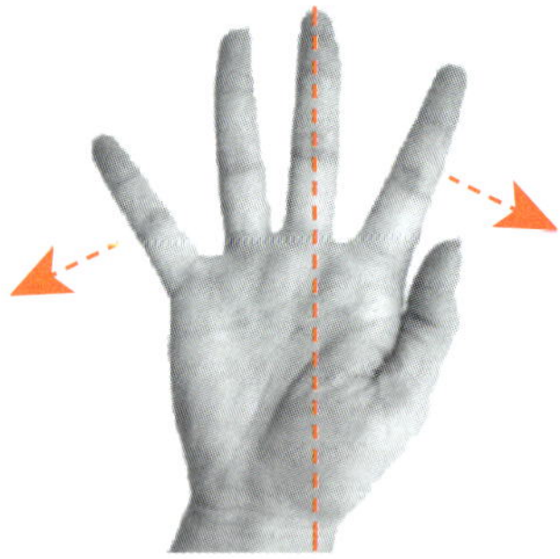

Finger abduction:
Finger should spread evenly away from the long finger

무지의 움직임 (Thumb Motion)

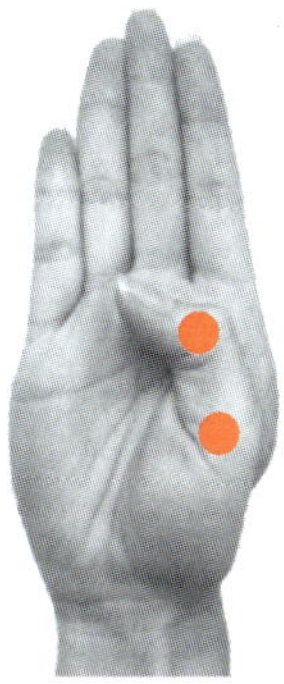

Thumb flexion
0 – 50°
at MCP joint and
0 – 80° at IP joint

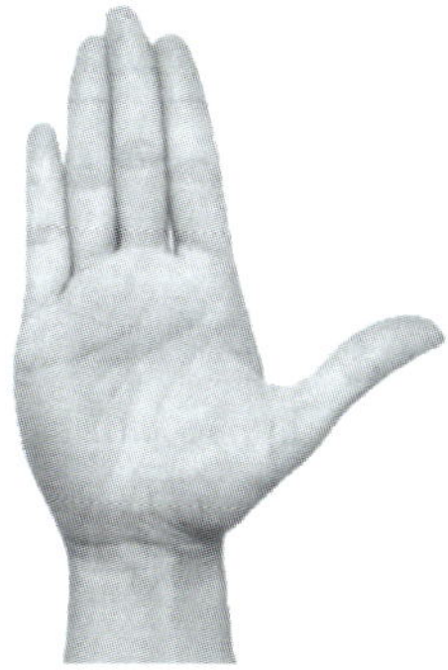

Thumb extension (radial abduction)
0 – 60°
The IP joint can be hyperextended
up to 15° in some people

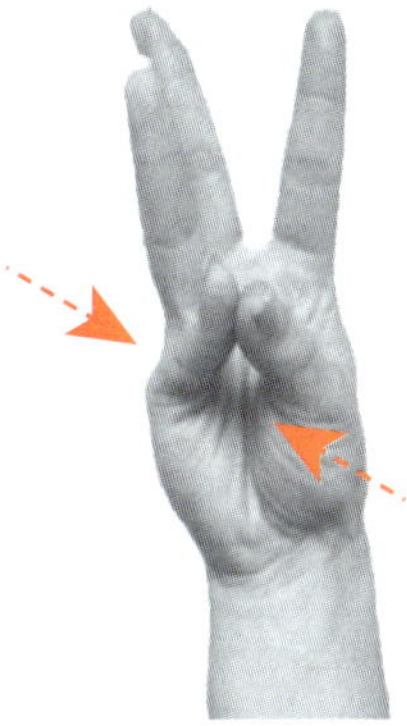

Thumb opposition
Patient should be able to touch
the palmar surface of the little
finger to the palmar surface of
the thumb

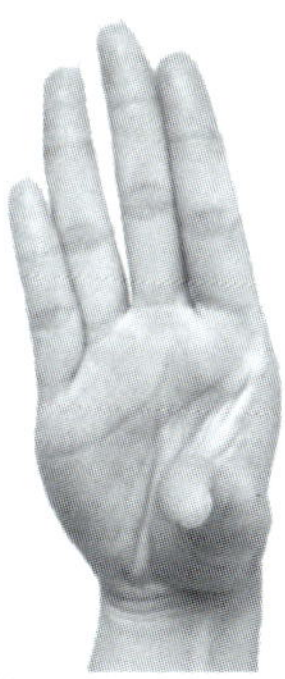

Thumb abduction
(palmar abduction)
0 – 70°

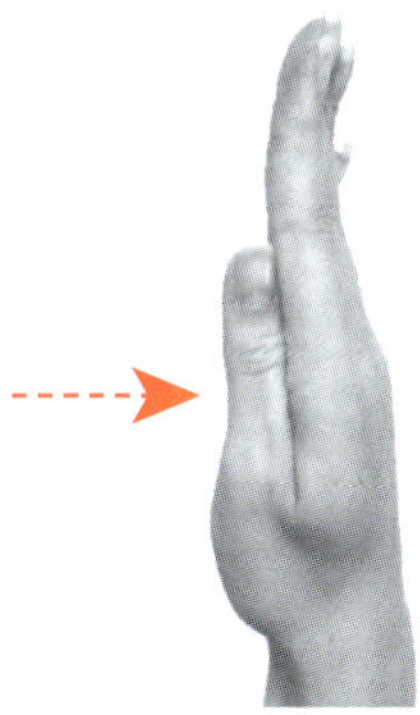

Thumb adduction
0 – 40°
Thumb should be able to touch
the palmar side of the index finger

수근관절/수부/수지의 촉진 (Wrist/Hand/Digit Palpation)

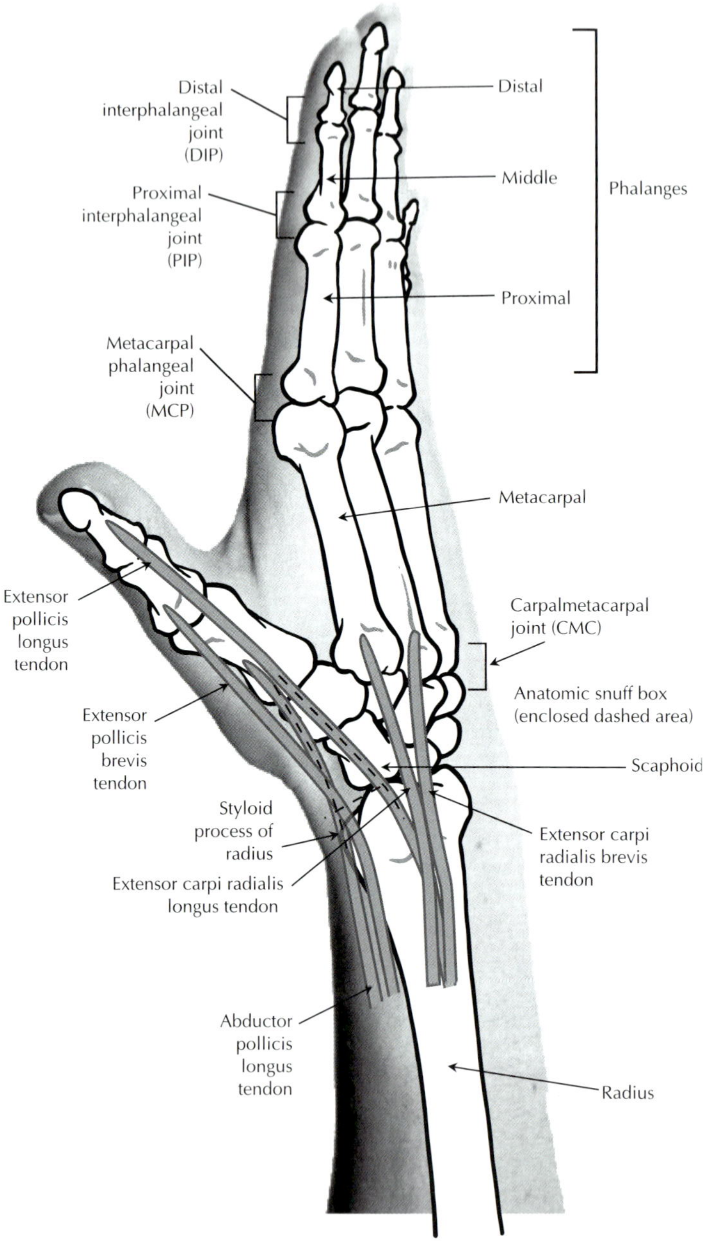

Right-hand Lateral Viewx

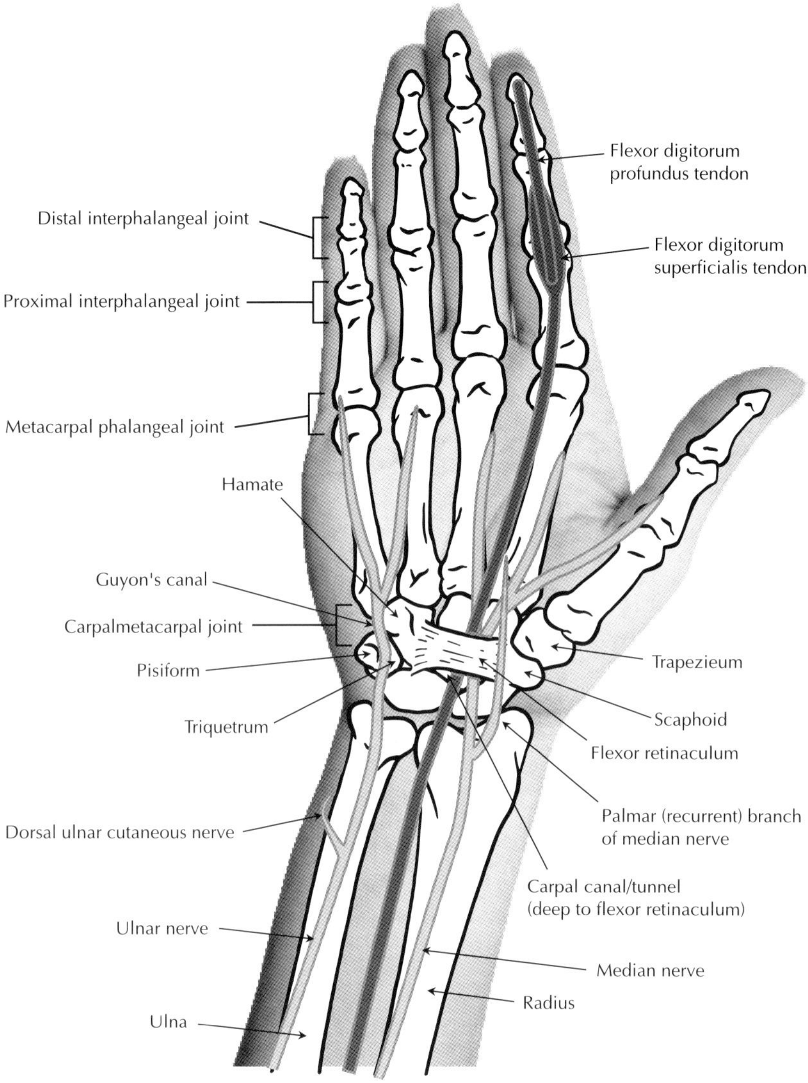

Right-hand Anterior/Palmar/Volar View

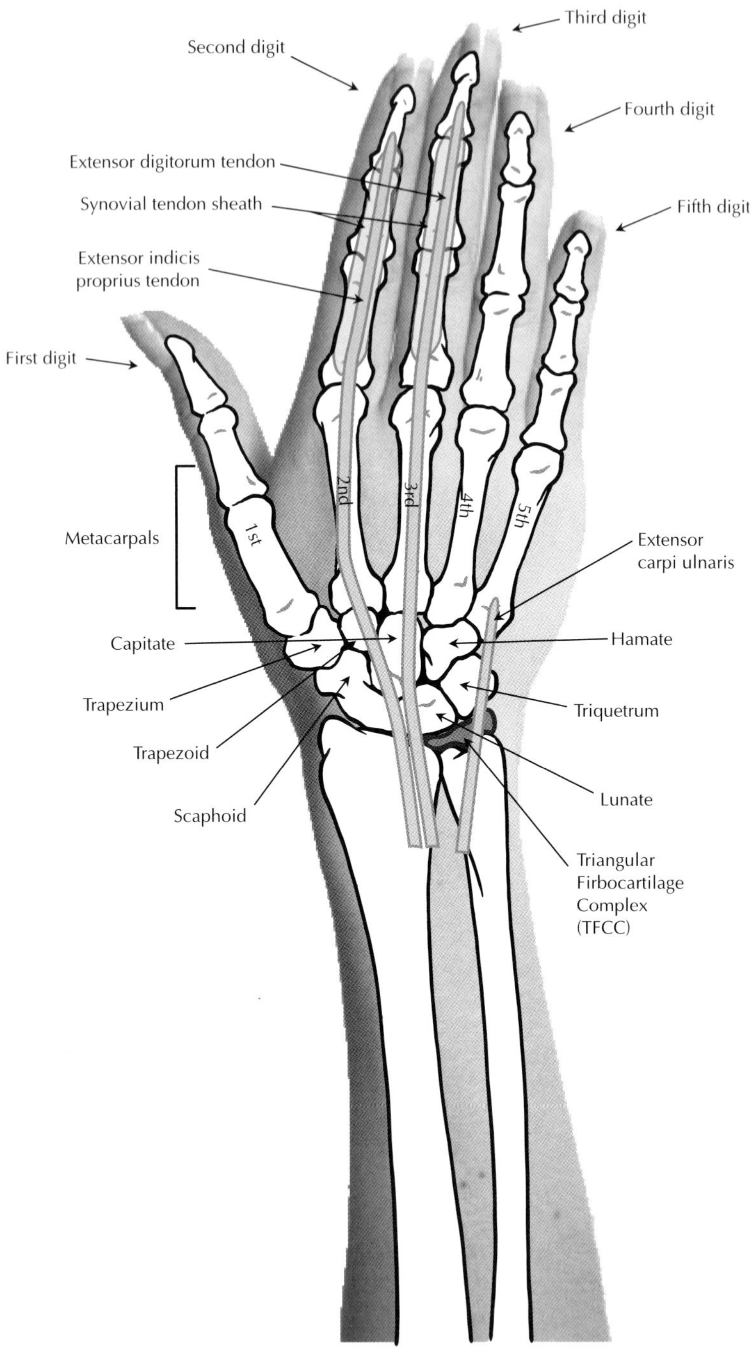

Right-hand Posterior/Dorsal View

수근관절에서 정중신경의 티넬 징후 (Tinel's Sign of Median Nerve at Wrist)

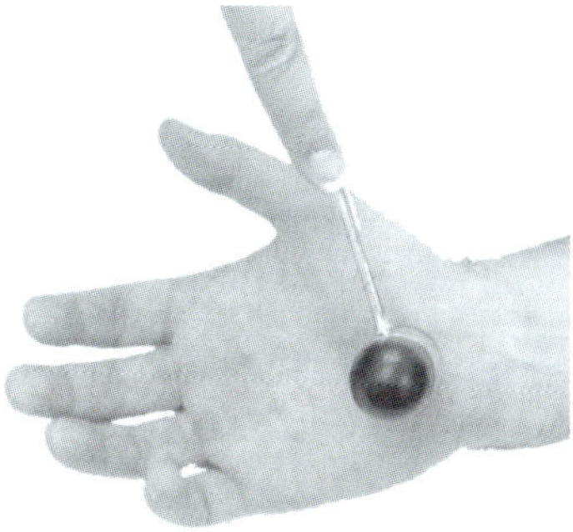

환자 : 전완을 회외한다.

검사자 : 정중신경(median nerve)이 위치한 수근관절 근위부를 톡톡 두드린다(tap).

양성반응 : 톡톡 두드림과 관련된 저림(tingling), 일시적인 무감각(transient numbness), 전기적 쇼크와 같은 강한 통증(electric shock-like sensation), 원위부로 방사되는 콕콕 쑤시는 통증(shooting pain)이 무지(thumb), 검지(index), 중지(middle)의 손바닥 부위, 약지(ring finger)의 외측 반의 손바닥 부위에 특징적으로 나타난다. 정중신경의 분포는 154쪽을 참조하고 해부학적 위치는 38쪽을 참조한다.

수정 팔렌 검사 (Modified Phalen's Test)

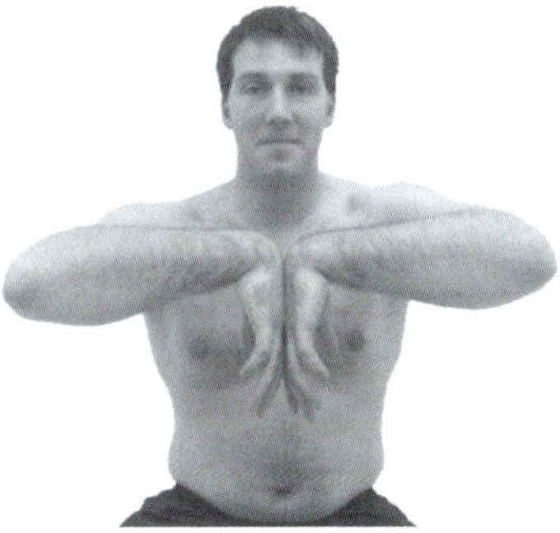

연관성 : 종종 수근관(carpal tunnel)에 의한 압박으로 생기는 정중신경의 자극

환자 : 양쪽 수근관절을 90° 굴곡하여 손등 부위가 마주 닿도록하고 힘을 가한다.

검사자 : 환자에게 30~60초 동안 이 자세를 유지하도록 시킨다.

양성반응 : 무지, 검지, 중지의 손바닥 부위, 약지의 외측 반의 손바닥 부위에 특징적으로 나타나는 무감각, 저림 증상이 재현된다. 정중신경의 분포는 154쪽을 참조한다.

연관성 : 수근관에서 정중신경의 압박

역 팔렌 검사 (Reverse Phalen's Test)

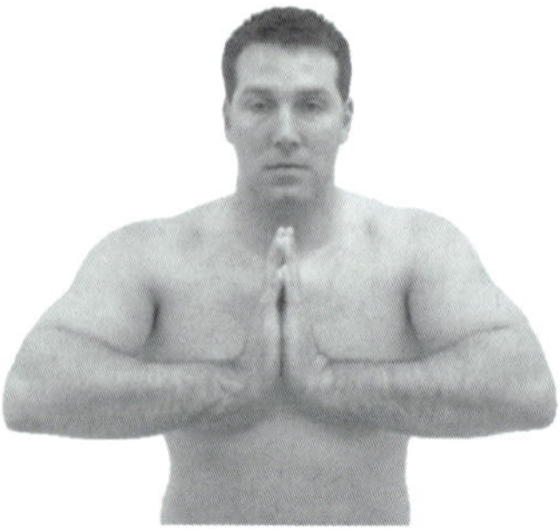

참조 : 60초 이상 이 자세를 유지하면 정상인 경우에도 위양성 결과가 나타날 수 있다.

환자 : 양쪽 수근관절을 90° 신전하여 손바닥 부위가 마주 닿도록하고 힘을 가한다.

검사자 : 환자에게 30~60초 동안 이 자세를 유지하도록 시킨다.

양성반응 : 무지, 검지, 중지의 손바닥 부위, 약지의 외측 반의 손바닥 부위에 특징적으로 나타나는 무감각, 저림 증상이 재현된다. 정중신경의 분포는 154쪽을 참조한다.

수근관 압박 검사 (Carpal Compression Test)

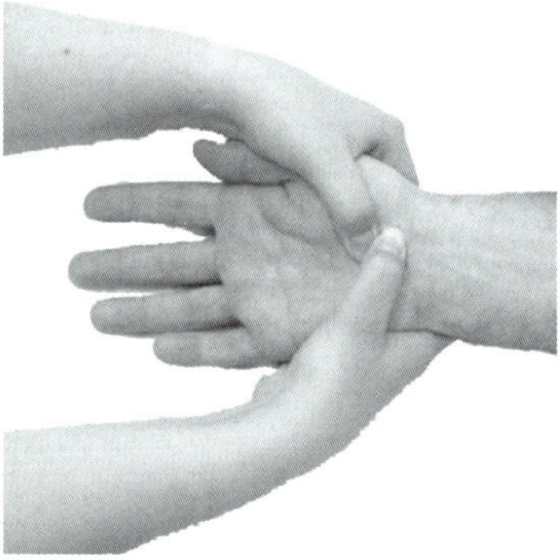

환자 : 손을 펴고 전완을 회외한다.

검사자 : 환자의 손의 내측과 외측으로부터 접근하여 엄지손가락으로 수근관(carpal canal)을 15~120초 동안 강하게 누른다.

양성반응 : 무지, 검지, 중지의 손바닥 부위, 약지의 외측 반의 손바닥 부위에 특징적으로 나타나는 무감가, 저림 증상이 재현된다. 정중신경의 분포는 154쪽을 참조하고 해부학적 위치는 38쪽을 참조한다.

연관성 : 수근관(carpal tunnel)에서 정중신경의 압박

Clamshell (Wrist Extensors)

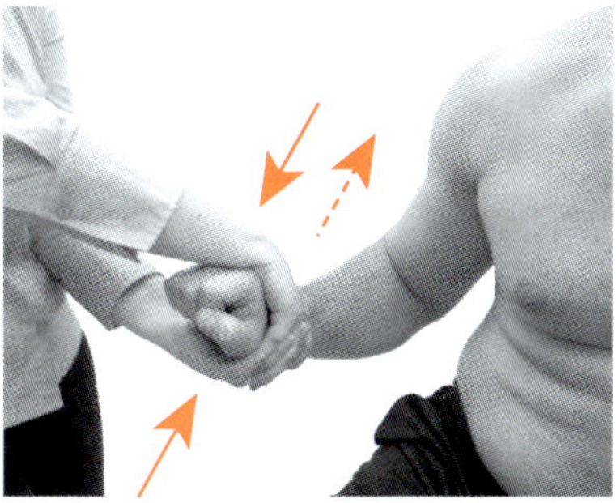

환자 : 수근관절을 포함한 상지(upper limb)는 중립 자세를 취하고 전완은 회내한다.

검사자 : 1. 환자 옆에 서서 두 손으로 손가락을 깍지 껴서 환자의 수근관절을 덮어 쥔다. 환자의 손의 꼭대기에 있는 검사자의 무지구는 환자의 손가락 관절(knuckle)을 덮고, 환자의 손의 바닥에 있는 검사자의 무지구는 환자의 요골 경상 돌기(radial styloid)의 손바닥 쪽을 덮고 있다. 2. 환자는 수근관절을 신전하도록 하고 검사자는 조개처럼 양손을 강하게 닫는다.

참조 : 수근관절 신근(extensor)의 근력을 검사하기 위해 기계적인 이점을 확보하는 방법이다.

Reverse Clamshell (Wrist Flexors)

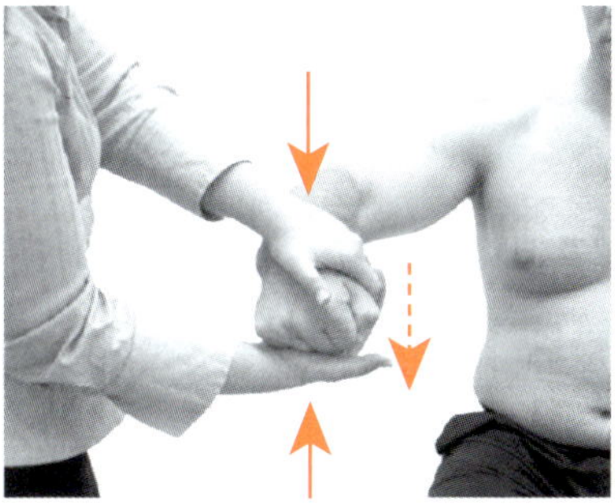

환자 : 수근관절을 포함한 상지(upper limb)는 중립 자세를 취하고 전완은 회내한다.

검사자 : 1. 두 손으로 손가락을 깍지 껴서 환자의 수근관절을 덮어 쥔다. 환자의 손의 꼭대기에 있는 검사자의 무지구는 환자의 요골 경상 돌기의 손등 쪽을 덮고, 환자의 손의 바닥에 있는 검사자의 무지구는 환자의 손가락 관절(knuckle)을 덮고 있다. 2. 환자는 수근관절을 굴곡하도록 하고 검사자는 조개처럼 양손을 강하게 닫는다.

참조 : 수근관절 굴근(flexor)의 근력을 검사하기 위해 기계적인 이점을 확보하는 방법이다.

Tight Hand Intrinsics Test (Bunnel-Littler's Test)

환자 : 손을 이완한다.

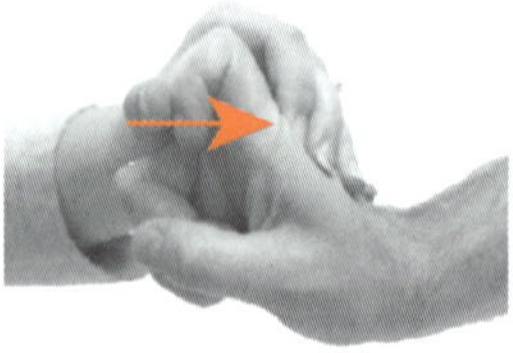
MCP extended

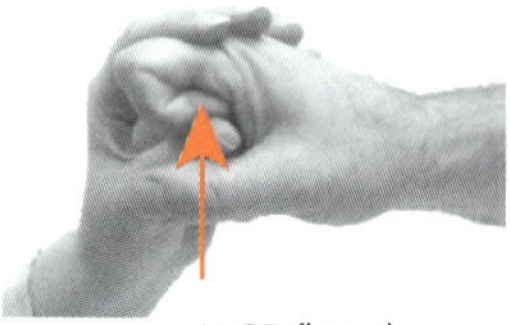
MCP flexed

검사자 : 1. 수동적으로 환자의 중수지골간(metacarpophalangeal, MCP) 관절을 완전히 신전시키고 근위지골간(proximal interphalangeal, PIP) 관절과 원위지골간(distal interphalangeal, DIP) 관절을 굴곡시킨다. 2. 그 후 수동적으로 중수지골간 관절을 굴곡시키고 근위지골간 관절과 원위지골간 관절을 다시 굴곡시킨다.

양성반응 : 중수지골간 관절이 신전되었을 때는 근위지골간 관절과 원위지골간 관절이 완전히 굴곡 되지 않고, 중수지골간 관절이 중립이거나 굴곡되었을 때는 근위지골간 관절과 원위지골간 관절이 완전히 굴곡 된다.

연관성 : 내재근(intrinsic muscle)의 긴장(tightness)

참조 : 중수지골간 관절의 자세에도 불구하고 근위지골간 관절이 굴곡되지 않으면 근위지골간 관절낭(joint capsule)의 긴장을 의미한다.

수정 핀켈스테인 검사 (Modified Finkelstein's Test)

환자 : 무지를 완전히 굴곡하여 손바닥 안으로 집어 넣어 주먹을 쥔다.

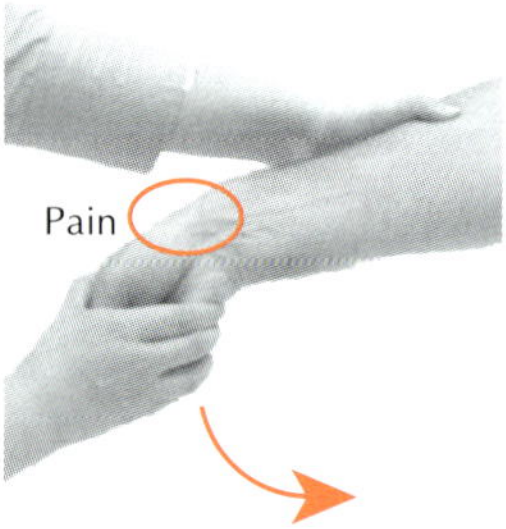

검사자 : 한 손으로 환자의 전완을 안정시키고 다른 손으로 환자의 주먹을 잡고 수근관절을 척측편위 시킨다. 이것은 무지의 바닥부분에서 건에 스트레스를 준다.

양성반응 : 무지의 요측 바닥이나 원위부 요골에서 통증이 재현된다.

연관성 : 드 퀘르뱅 건초염(De Quervain's tenosynovitis) [무지신근 건염(thumb extensor tendonitis)]

프로망 징후 (Froment's Sign)

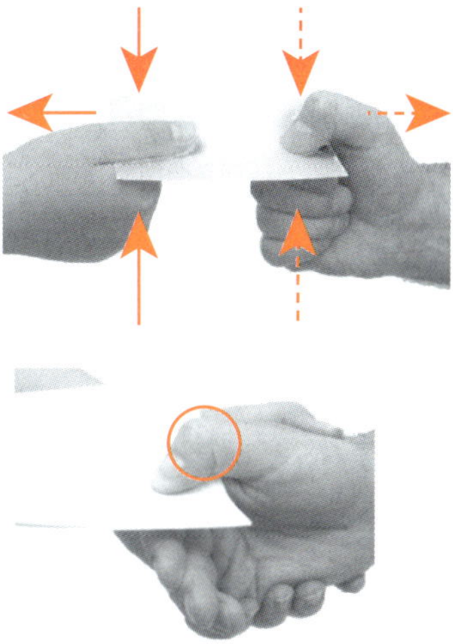

환자 : 종이나 색인 카드를 무지와 검지 사이에 끼워 잡는다.

검사자 : 환자에게 종이가 빠져나가지 않게 꽉 쥐게 하고 반대쪽 끝을 잡는다.

양성반응 : 무지 지골간(interphalangeal) 관절이 굴곡된다.

연관성 : 척골신경분포를 받는 무지내전근(adductor pollicis)의 약화(weakness) [장무지굴근(flexor pollicis longus)에 의한 대체]

참조 : 무지내전근의 약화로 무지굴근이 움켜쥐는 것에 기여를 하므로 무지 지골간 관절이 굴곡한다.

Thumb Axial Grind Test

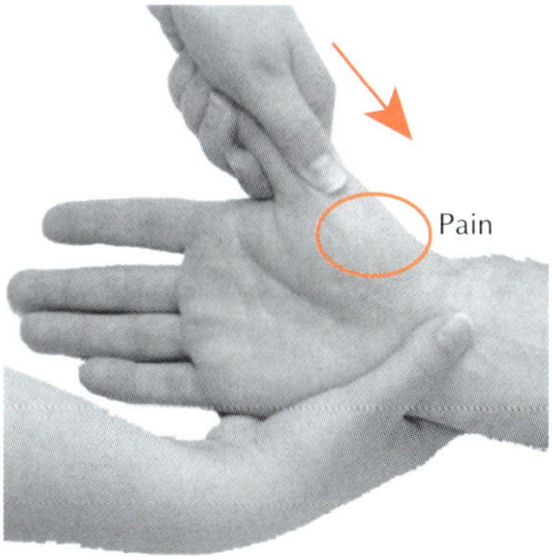

환자 : 손을 이완한다.

검사자 : 1. 수근관절과 무지를 안정시킨다. 2. 첫째 중수골(metacarpal)을 첫째 수근중수골(carpal-metacarpal) 관절 방향으로 강하게 민다.

양성반응 : 무지에서 통증, 염발음(crepitus), 삐걱거리는 소리(grinding), 아탈구(subluxation)이 생긴다.

연관성 : 무지 수근중수골 관절의 관절염(arthritis) 또는 아탈구

요천추 척추 및 고관절 검사 (Lumbosacral Spine And Hip Exam)

서문 (Introduction)

허리와 고관절의 병리는 통증과 자세, 보행 이상으로 나타난다. 허리 부위의 병리를 고려할 때 검사자는 기능 이상(근육, 뼈대, 신경, 디스크, 관절 등)을 초래하는 원인을 확인하기 위해서 부위별로(경추, 흉추, 요추, 천추) 접근할 수 있다. 통증을 유발하는 지점을 국한하는 것은 적절한 치료 계획을 세우는데 필수적이다. 검사자는 어떤 분절의 병리가 그 위나 아래 레벨의 기능 이상을 초래할 수 있음을 항상 염두에 두어야 한다.

시진 : 환자가 서있는 동안 허리를 관찰하는 것으로부터 시작한다. 골반의 기울어짐이나 비대칭성 여부를 확인한다. 척추의 굴곡을 관찰하면서 척추만곡이나, 척추 전만이 심해져 있거나, 척추 후만이 있는지 관찰한다. 환자의 무릎을 신전시킨 채로 서서히 허리를 숙이고 손이 발가락에 닿게하면 굴곡시의 척추나 골반의 움직임을 관찰할 수 있고, 다시 중립자세로 돌아가게 하면서 역시 척추나 골반의 움직임을 관찰할 수 있다. 부드럽게 움직여지지 않고 제한된 부위가 있으면 그 부분의 병리가 존재하는 것을 의미한다. 흉추와 요추, 천추 및 골반의 움직임의 정도를 보면서 갑작스럽게 움직이거나 비슷한 정도로 움직여지지 않는다면 역시 그 부분의 병리를 시사한다. 이전에 수술한 부위나 손상받은 부위의 흉터가 있으면 이 역시 그 부위가 통증이나 움직임 제한에 기여한다고 생각할 수 있을 것이다. 근육과 연조직 좌우측의 비대칭성 및 환자가 이를 보상하는 것(예를 들어 한쪽으로 기대는 자세, 몸체를 돌린 채로 서있는 자세 등)을 확인해 보아야 한다. 서 있는 환자를 검사하는 것은 환자가 기대거나 기울어져 있거나, 뒤틀려 있는지 살펴보는 것을 포함시킨다. 장골능의 높이의 대칭성 여부, 골반의 기울어짐, 전만이나 만곡의 정도를 기록하고(5장에서 더 자세히 기술되어 있음), 양측 둔부 및 하지의 근육양을 비교하고 근위축이 있으면 그 정도를 살펴본다. 이것은 환자의 문제점을 밝히는데 도움이 될 것이다.

촉진 : 검사자는 골격의 주요 지점을 촉진하여 해부학적 구조를 상상해 볼 수 있다. 척추의 극돌기를 만져보면 애매모호한 만곡이 더 명백하게 나타날 수 있을 것이다. 장골능을 촉진하면, 시진에서는 느낄 수 없었던 골반의 기울어짐을 판단할 수 있고, 근육조직에서 통증 유발점(trigger point)과 같은 통증을 유발하는 구조물을 발견할 수 있을 것이다.

요추와 고관절의 관절가동범위
(Range of Motion of Hip and Low Back)

운동 범위 검사는 능동 검사와 수동 검사를 모두 포함시켜야 한다. 검사자는 보고자 하는 부위의 근위부와 원위부에서 움직임을 제한시켜볼 필요가 있다.

흉추-요추-천추 척추의 굴곡 (T-L-S Spine Flexion)

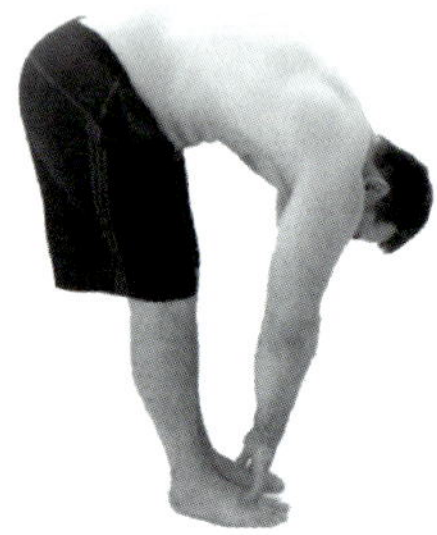

환자 : 무릎을 신전시킨 채로 선 다음 몸체를 요천추와 고관절 쪽으로 최대한 굽힌다.

검사자 : 환자가 허리를 굽힐 때와 다시 펼 때 흉-요-천추의 움직임의 흐름을 관찰한다. 만약 통증이 유발된다면, 통증의 정도와 양상(quality), 위치를 기록한다.

정상 범위 : 0° ~110° 또는 환자가 손을 발가락에 닿을 수 있는 정도

흉-요-천추의 신전 및 회전
(T-L-S Spine Extension and Rotation)

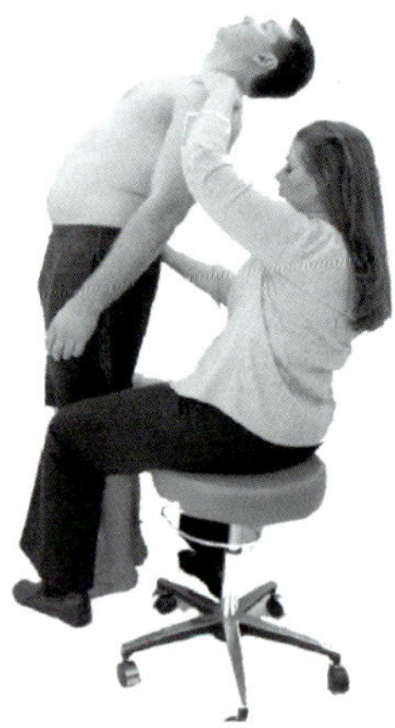

환자 : 똑바로 선 상태에서 검사자의 도움을 받아 무릎을 곧게 뻗고 요천추를 충분히 신전시킨다.

검사자 : 의자에 앉은 채로 환자의 무릎 앞에 한쪽 무릎을 대어 환자의 무릎이 굽혀지지 않도록 한다. 한쪽 손으로 환자의 어깨 잎쪽을 밀어서 환자가 충분히 신전되도록 한다. 다른 쪽 손으로 천추를 앞쪽으로 부드럽게 밀어서 신전이 최대로 이루어지게 한다. 반대쪽 어깨로 손을 옮겨가면서 좌우로 비스듬히 회전시켜 볼 수도 있다. 만약 통증이 유발된다면, 통증의 정도와 양상(quality), 위치를 기록한다.

정상 범위 : 요추의 신전의 경우 0° ~30°, 회전의 경우 0° ~20°

흉-요-천추의 가쪽 굽힘 (T-L-S Lateral Bending)

환자 : 앉아서 무릎을 의자의 모서리에 최대한 뒤로 붙혀서 골반의 움직임을 제한시킨다. 팔은 가슴 앞으로 교차시켜 붙힌다.

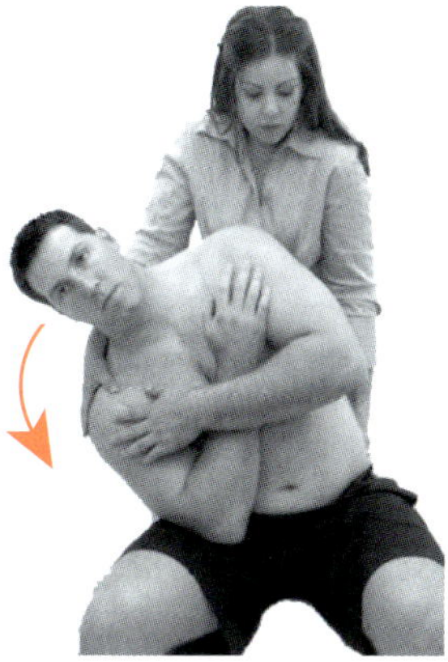

검사자 : 환자의 뒤에 서서 한쪽 손으로 환자의 어깨를 잡고 다른쪽 손으로 환자의 반대쪽 장골능에 위치시켜서 환자가 몸체를 왼쪽, 오른쪽으로 가쪽 굽힘을 할 때 장골능이 안정화되도록 돕는다.

정상 범위 : 양측으로 약 30°

고관절의 내측회전 (Hip Internal Rotation)

환자 : 침대 위에 엉치(buttock)와 엉덩이(hip)를 대고 반듯이 눕는다.

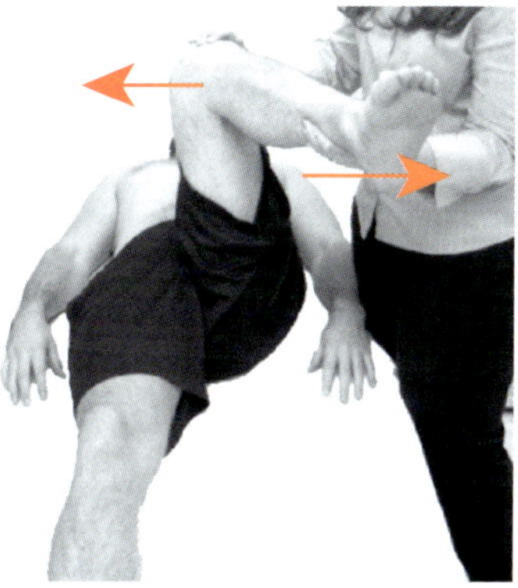

검사자 : 고관절이 90° 굴곡되도록 하고, 무릎 역시 90° 굴곡시켜서 발을 가쪽으로 보내면서 허벅지를 내측으로 회전시킨다.

정상범위 : 0° ~40°

참조 : 1. 고관절의 퇴행성 질환에서는 외측 회전(external rotation)의 제한이 일어나기 전에 내측 제한의 소실이 일어난다. 2. 검사할 때는 반대측의 고관절과 골반의 움직임을 제한시켜야 한다.

고관절의 외측 회전 (Hip External Rotation)

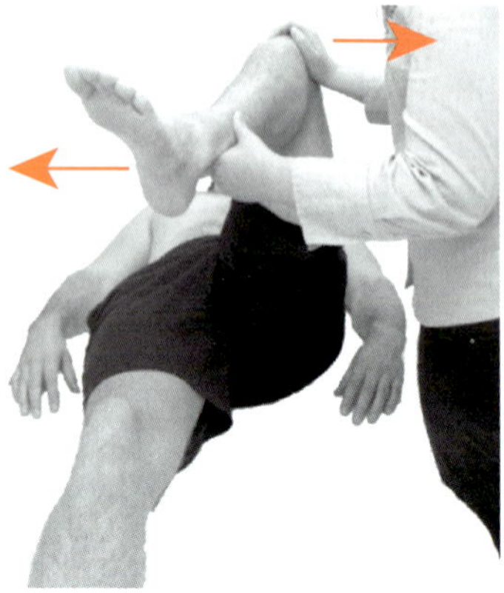

환자 : 침대 위에 엉치와 엉덩이를 대고 반듯이 눕는다.

검사자 : 고관절이 90° 굴곡되도록 하고, 무릎 역시 90° 굴곡시켜서 발을 안쪽으로 보내면서 허벅지를 외측으로 회전시킨다.

정상범위 : 0° ~60°

참조 : 검사할 때는 반대측의 고관절과 골반의 움직임을 제한시켜야 한다.

고관절의 굴곡 (Hip Flexion)

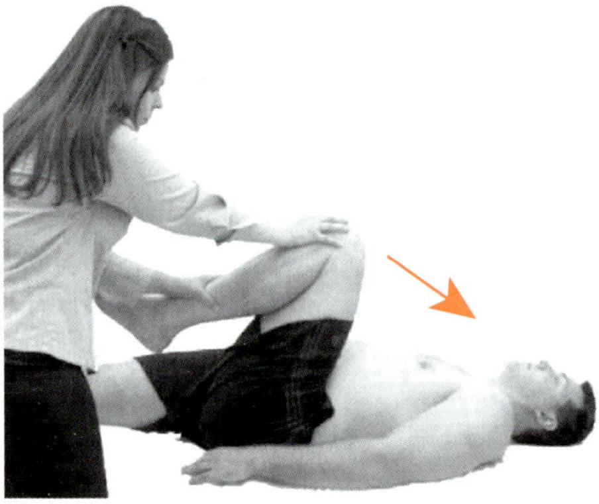

환자 : 침대에 똑바로 눕는다.

검사자 : 무릎을 굽힌채로 환자의 가슴에 최대한 가깝게 되도록 고관절을 굽힌다.

정상범위 : 0° ~125°

참조 : 1. 고관절의 굴곡이 무릎을 신전시킨 상태에서 제한되고, 무릎이 굽힌 상태에서 완화된다면 이는 슬와근(hamstring)의 단축(tight)를 의미한다. 2. 통증을 유발시키거나 극심하게 뒤로 힘을 가하는 것은 환자의 병소를 악화시킬 수 있다.

고관절의 신전 (Hip Extension)

환자 : 침대위에 한쪽으로 눕는다.

검사자 : 한쪽 손을 환자의 앞쪽 허벅지 또는 무릎에 두고 고관절을 수동적으로 신전시키는데, 이때 반대쪽 손을 장골능에 두어 상체를 고정시킨다.

정상범위 : 0° ~30°

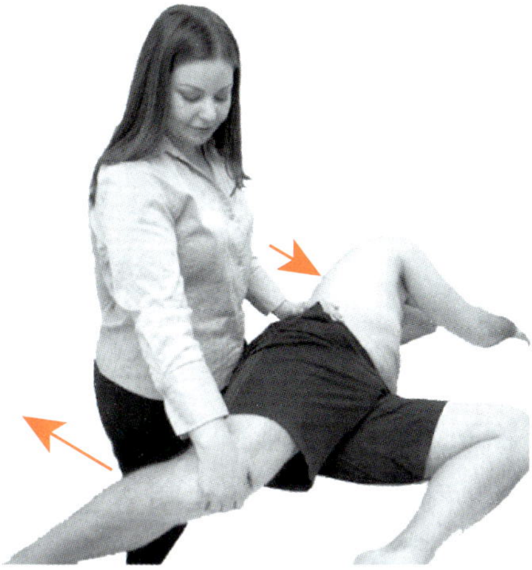

허리 및 고관절 부위의 촉진
(Palpation of the Low Back and Hip)

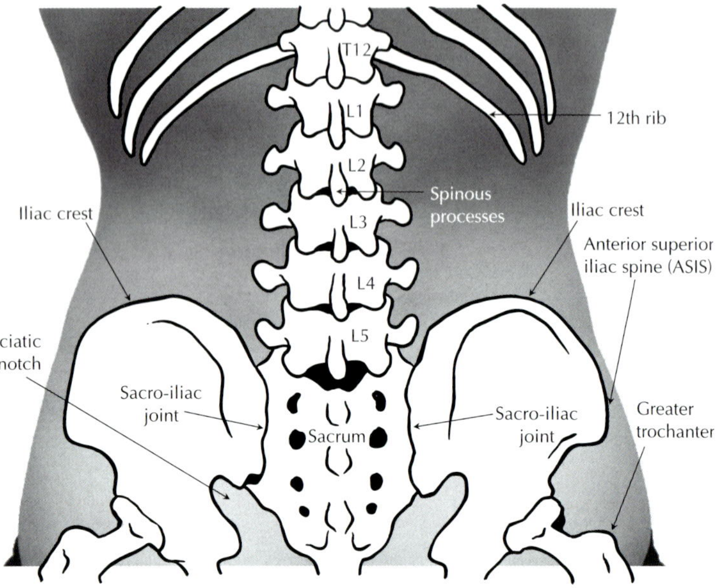

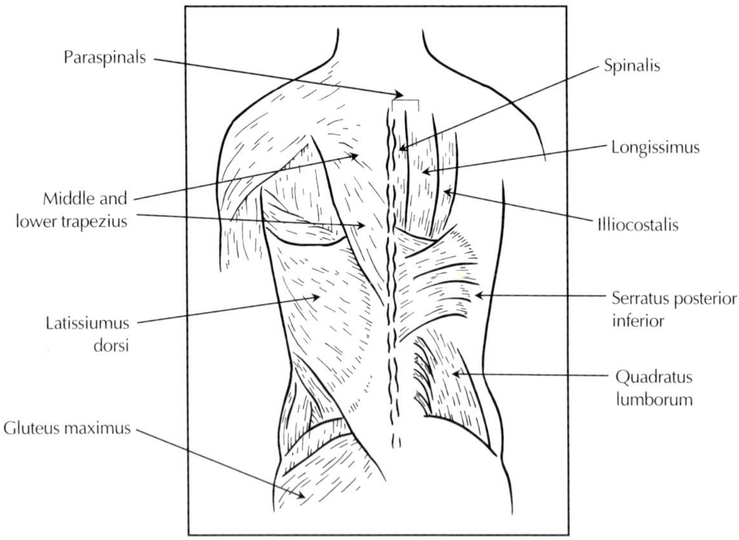

Musculature

요추의 극돌기 검사 (Lumbar Spinous Process Exam)

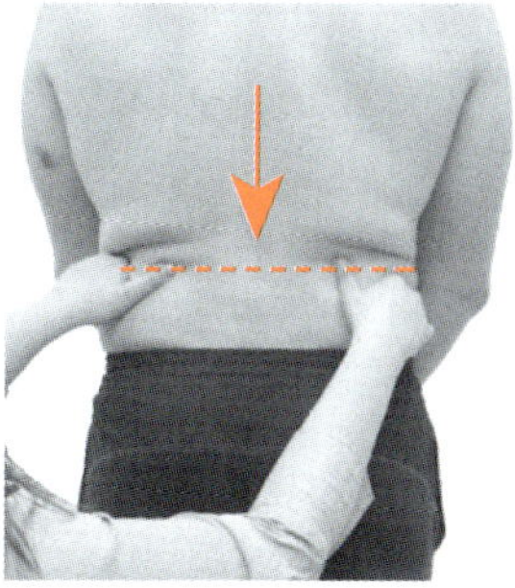

환자 : 바로 선다.

검사자 : 요추를 관찰하고 양측 장골능의 윗부분을 촉진한다.

일치 : 두 장골능의 제일 윗부분 사이를 지나는 가상의 선과 요추가 만나는 부위가 통상적으로 4번과 5번 요추의 극돌기 사이 공간이 되거나 4번 요추의 극돌기가 된다.

참조 : 위에서 촉진한 요추 4번 극돌기를 기준으로 위, 아래로 세어가면서 다른 요추의 수준을 확인할 수 있다.

요추 후관절 회전 검사 (Lumbar Facet Grind Test)

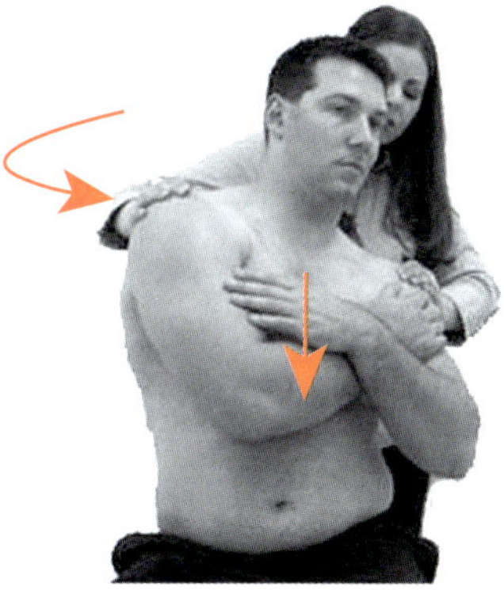

환자 : 양손을 교차시켜 가슴 위에 둔다.

검사자 : 환자 뒤에 서서 양측 손을 환자의 어깨에 둔다. 환자의 요추를 30° 정도 신전시키고 왼쪽으로 그 다음 오른쪽으로 가쪽 회전시키는데, 이때 아래 축방향으로 척추에 힘을 가한다.

양성 반응 : 최대 신전과 회전시에 축성 통증이 일어난다.

연관 : 후관절 질환이 있는 쪽으로 회전시 통증이 일어남.

Yeoman's Test

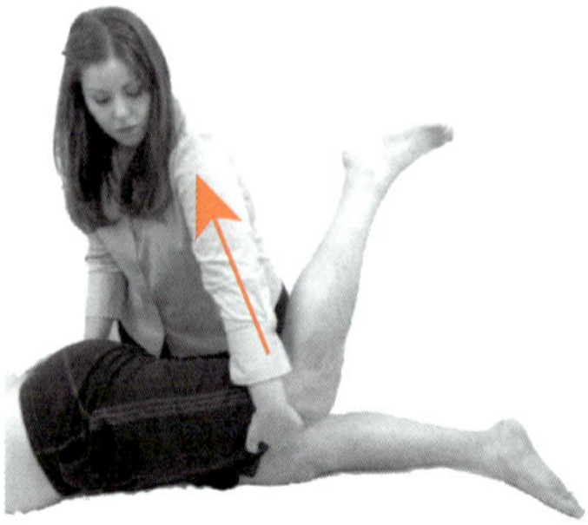

환자 : 검사하고자 하는 쪽의 무릎을 살짝 굽힌 채로 엎드린다.

검사자 : 1. 환자 옆에 서서 환자의 같은쪽 허벅지의 앞쪽 원위부를 한손으로 잡고 반대쪽 손으로 환자의 반대쪽 장골능을 눌러 고정시킨다. 2. 환자의 허벅지를 위로 들어올려 고관절이 신전되도록 한다.

양성 반응 : 천장관절에서 통증이 유발된다.

연관 : 천장 관절 이상

참조 : 검사자의 손을 장골능 대신 천추에 두게 되면 천장관절에, 요천추 부위에 두게 되면 후관절부위에 추가적으로 더 큰 움직임을 일으킬 수 있다.

Gaenslen's Test

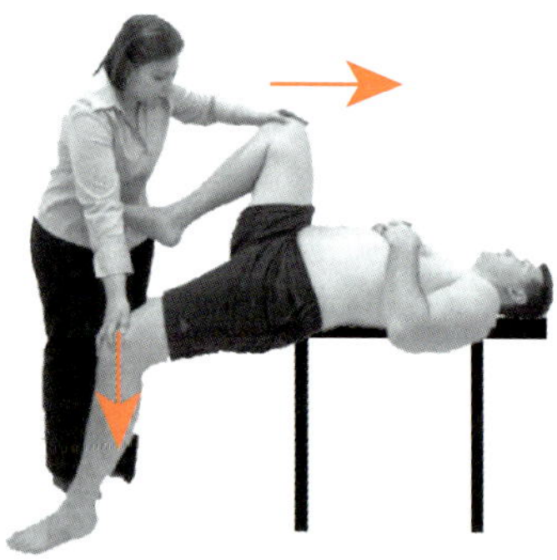

환자 : 침대의 모서리 부분에 가깝게 누워서 반대쪽 고관절과 무릎을 완전히 굴곡시킨다(다리를 몸통 반대쪽으로 들어올린 자세). 검사하고자 하는 쪽의 엉치를 침대 밑으로 부분적으로 떨어뜨려 천장관절이 침대의 모서리에 닿게한다.

검사자 : 환자의 한쪽에 서서 무릎을 침대 밑으로 부드럽게 민다. 이때 골반을 고정시키기 위해 반대쪽 무릎을 동시에 굴곡시킬 필요가 있다.

양성 반응 : 천장 관절 부위의 통증이 유발된다.

연관 : 천장 관절 이상 또는 후관절 이상

Ober's Test

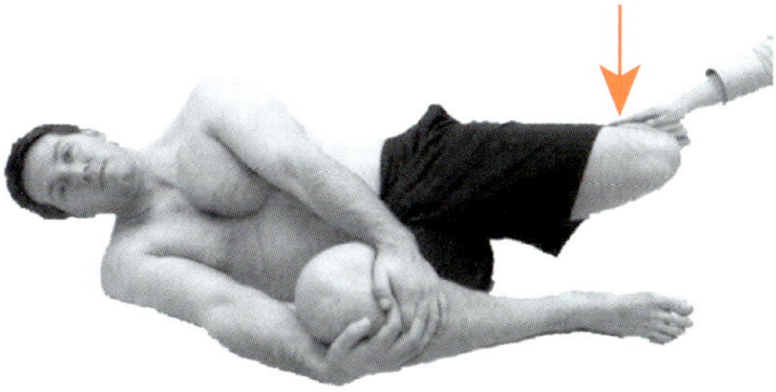

환자 : 한쪽으로 누워서 밑쪽의 허벅지를 최대한 굴곡시킨다. 위쪽의 무릎은 90° 굴곡시킨다.

검사자 : 1. 환자의 발목을 잡고 수동적으로 고관절을 외전 및 신전시켜서 허벅지가 몸통과 일직선을 이루게 한다. 2. 이 상태에서 허벅지가 중앙선과 평행하도록 수동적으로 내전시킨다.

양성 반응 : 허벅지가 중앙선과 평행하게 내려가지 않는다(고관절이 수동적으로 중립방향으로 내전되지 않는다).

연관 : 근막 긴장 근육(tensor fascia lata) 또는 장경인대(iliotibial band)의 긴장

Noble's Compression Test

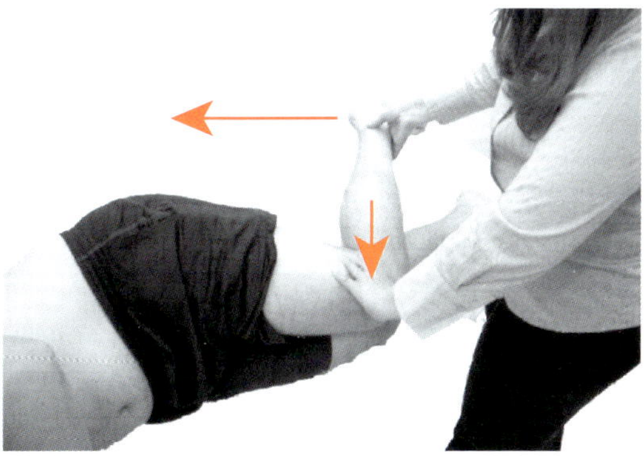

환자 : 검사하고자 하는 쪽의 무릎을 위로 하고 옆으로 누운 뒤 무릎을 90° 굴곡시킨다.

검사자 : 1. 엄지손가락을 lateral femoral condyle 위의 장경인대에 두고 무릎을 수동적으로 굴곡, 신전시킨다. 2. 환자가 능동적으로 굴곡, 신전시키도록 지시한다.

양성 반응 : 무릎이 30° 굴곡되었을 때 통증이 일어난다.

연관 : 장경 인대 증후군(Iliotibial band syndrome)

Straight Leg Raise Test

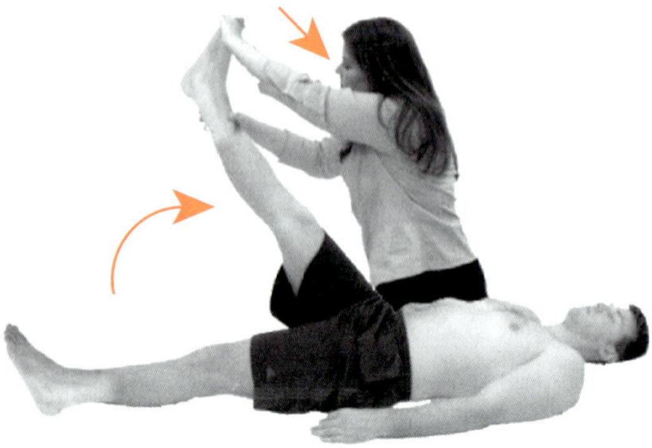

환자 : 반듯이 누워서 양측 다리와 골반을 침대에 평행하게 둔다.

검사자 : 한쪽 다리를 0° ~70° 까지 천천히 들어올린다. 이때, 다른쪽 다리는 침대와 평행하게 두어야 한다.

양성 반응 : 30° ~60° 에서 다리로 방사되는 통증이나 저림이 재현될 수 있다. 방사되지 않는 허리, 엉치, 고관절 통증은 양상 반응으로 볼 수 없다.

연관 : 통증 있는 쪽의 좌골신경(L5 또는 S1 신경근)의 자극(irritation)을 의미함.

참조 : 1. 30° 보다 작은 각에서는 충분히 신경을 자극할 만큼 신장(stretch)되지 않는다(30° 보다 작은 각에서는 고관절을 들어 올리더라도 신경이 느슨하다). 2. 증상이 재현되는 각도에서 무릎을 10° ~20° 정도 굽히게 하면 증상이 감소하게 되고, 발목을 등측굽힘(dorsiflexion)시키면 증상이 증가하게 된다. 3. Straight Leg Raise test에 발목의 등측굽힘을 추가한 검사를 Braggard' s test라고 부른다. 4. 한쪽 다리를 들고 있는 채로 다른쪽 다리를 서서히 내리면서 증상을 유발 시키는 것은 reverse(또는 crossed) Straight Leg Raise Test라고 한다.

Ely's Test

환자 : 침대 위에 엎드린다.

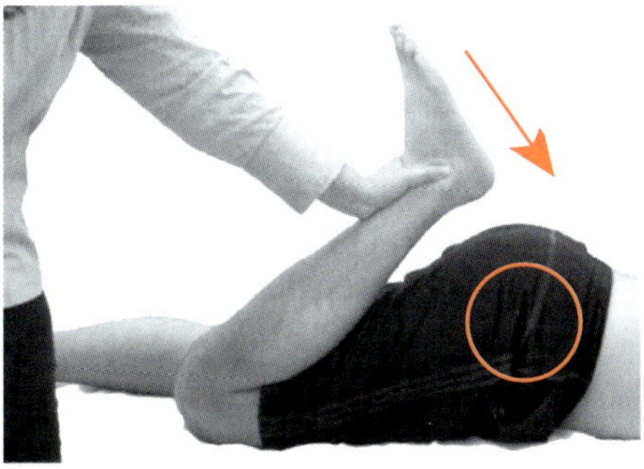
Watch for hip flexion

검사자 : 1. 무릎을 엉치쪽으로 굽힌다. 검사자는 환자의 발뒤꿈치를 여자의 경우 4° ~6° 내에서 남자의 경우 6° ~8° 내에서 엉치와 가깝게 누르도록 한다.

양성 반응 : 검사 중 동측 고관절의 굴곡이 일어난다.

연관 : 대퇴직근(rectus femoris)의 구축 또는 긴장

Slump Test

환자 : 골반을 직각으로 세운 채로 침대 모서리에 앉는다. 상체는 숙이도록 한다.

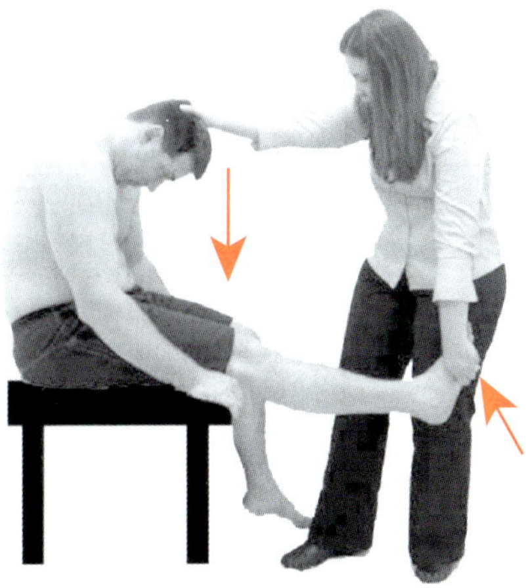

검사자 : 1. 환자의 목에 부드럽게 한쪽 손을 대고 목과 상체가 충분히 굴곡되도록 한다. 부드러운 힘을 가하며 환자가 그 자세를 계속 유지할 수 있도록 한다. 2. 환자의 발목을 집고 고관절이 90° 로 굴곡되고 무릎이 완전히 신전되도록 움직인다. 3. 환자의 발목을 발등굽힘시킨다.

양성 반응 : 허리나 하지로 통증이 재현된다. 목과 상체를 다시 펴면 통증이 사라진다.

연관 : 신경근염 또는 좌골신경 자극

대퇴신경 신장 검사 (Femoral Nerve Stretch Test)

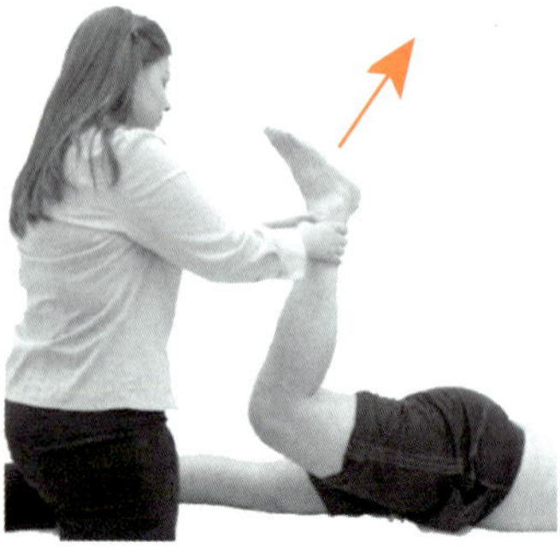

환자 : 침대에 무릎을 굽힌 채로 엎드린다.

검사자 : 환자의 무릎이 굴곡된 상태에서 고관절을 들어올린다(신전시킨다).

양성반응 : 앞 대퇴부위나 허리로 통증이나 저린 감각이 나타난다. 고관절 통증이 나타나는 것은 이 검사 양성 소견이 아니다.

연관 : 대퇴신경 자극 또는 요부 신경근병증

참조 : 이 검사는 원래 고관절 신전 없이 검사자의 한쪽 손바닥을 오금 부위에 대는 것으로 시행하는 것으로 처음 알려졌으나, 위에서 기술된 방법이 더 널리 시행되고 있다.

하지 길이 차이 (Leg Length Discrepancy)

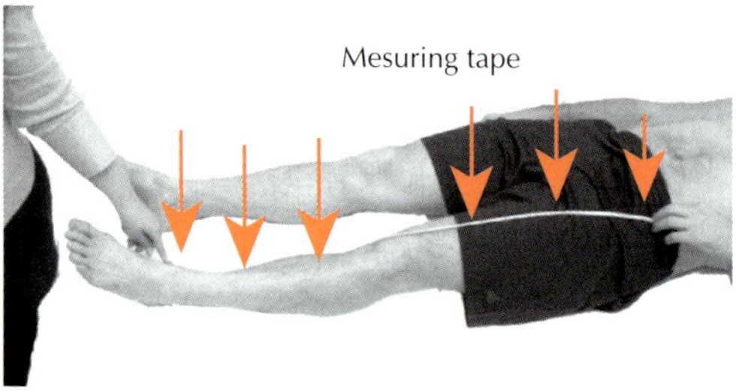

환자 : 침대 위에 바로 눕는다.

검사자 : 측정 테이프를 이용해서 전상장골극(anterior superior iliac spine, ASIS)과 동측 내측복사뼈(medial malleolus)사이의 거리를 측정한다.

양성 반응 : 반대쪽과 비교하여 5 mm 이상의 차이가 있을 경우

참조 : 대전자(greater trochanter)부터 가측/내측 복사뼈까지의 거리로 측정하기도 한다.

Femoral Anteversion

환자 : 무릎을 90° 로 굽히고 엎드린다. 다리는 내/외측 회전되지 않게 중립자세를 유지한다.

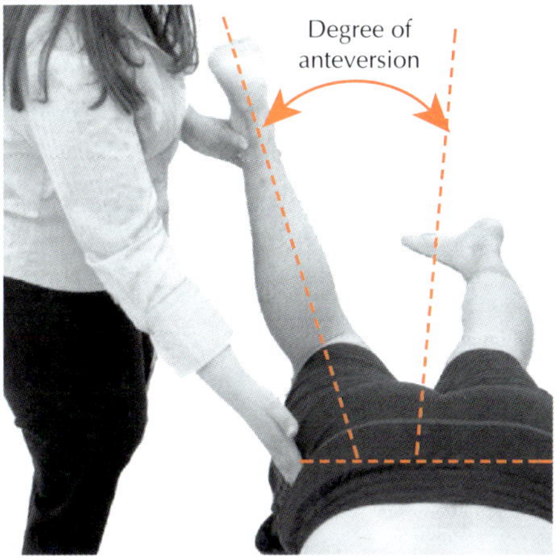

검사자 : 1. 대전자 위 가쪽 허벅지에 손을 얹는다. 2. 검사자는 대전자가 침대에 평행하게 위치하도록 고관절을 회전시키고 이때 수직 선상에서 다리가 이루는 각도를 측정한다. 이 결과는 대퇴골 경부(neck)와 무릎 사이가 이루는 각의 차이의 정도이다.

정상 범위 : 어른의 경우 anteversion이 매우 다양해서 평균적으로 남자의 경우 8°, 여자의 경우 14° 이고 나이가 증가하면서 골격이 성숙되면서 감소하게 된다.

Hoover' s Sign

환자 : 침대에 바로 눕는다.

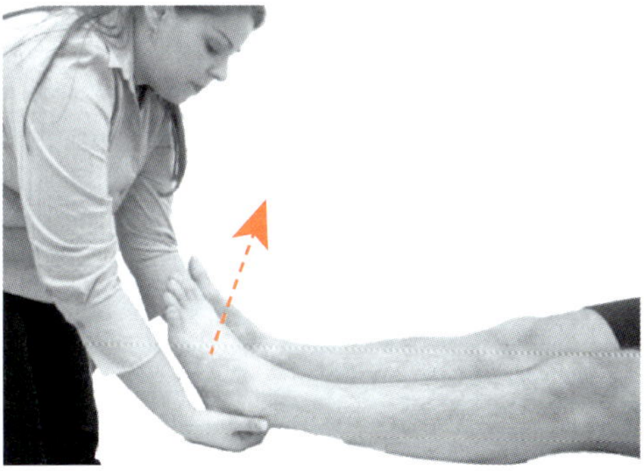

검사자 : 1. 양손으로 환자의 뒤꿈치를 감싼다. 2. 환자에게 한쪽 다리를 올리라고 한다.

양성 반응 : 환자가 맞닿은 다리를 신전시키지 않고 검사자의 반대쪽 손에 압력이 가해지면, 환자는 다리를 들기 위해 충분한 노력을 하지 않고 있음을 의미한다.

연관 : 검사에 대한 환자 협조 불량

HERBISON의 3분 등검사
(The Herbison 3-Minute Back Exam)

전 장에서 허리 통증을 가진 환자를 검진하기 위한 검사들은 최초에 그 검사를 이름붙힌 사람(예를 들면 Thomas)의 이름으로 기술하였다. 이번 장에서는 환자의 자세 변경을 최소화하면서 검사자의 시간도 절약할 수 있도록 앞서 기술된 검사를 변형시키고 논리적인 순서대로 배열하였다. 수련을 통해 숙련된 검사자는 다음의 검사를 몇 분 이내에 다 마칠 수 있을 것이다. 이러한 검사들의 방법과 순서는 Gerald J. Herbison에 의해 고안되었다.

1. 흉부 회전 (Thoracic Rotation)

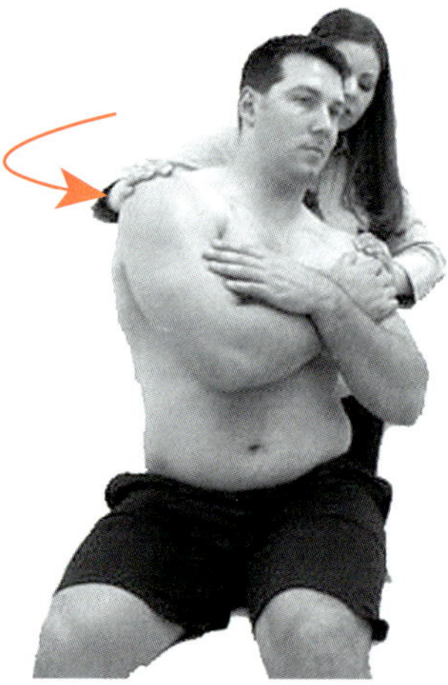

환자 : 침대 위나 의자에 똑바로 앉는다. 팔은 가슴 위에 엇갈리게 두어 고정한다.

검사자 : 환자 뒤에 서서 양쪽 팔을 환자의 어깨에 두고 환자의 상체를 골반으로부터 왼쪽과 오른쪽으로 회전시킨다.

양성반응 : 골반과 상체로부터 45° 미만으로 회전될 경우.

연관 : 늑골, 디스크 및 후관절을 포함한 흉추 및 요추의 관절 제한.

참조 : 환자의 골반을 침대나 의자 위에서 떨어지게 하면 움직임이 커지기 때문에 골반을 잘 고정해야한다.

2. Thomas' Test

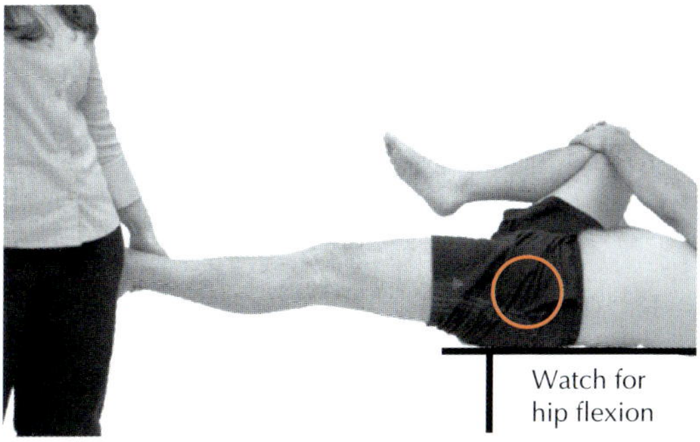

환자 : 엉치부분을 침대 끝에 최대한 가깝게 하여 천장관절이 모서리에 위치하도록 등을 대고 눕는다. 환자가 허벅지를 몸 가깝게 붙이게 해서 반대쪽 고관절과 무릎은 최대한 굴곡시킨다.

검사자 : 고관절을 관찰하고 필요시 다리를 안정화시킨다.

양성 반응 : 환자는 고관절을 중립자세로 유지시키지 못하고 어떤 정도의 굴곡이나 동반된 요천추전굴에도 지속된다.

연관 : iliopsoas 근육의 긴장 및 Bigelow의 단축된 Y-ligament, 또는 고관절 굴곡 구축

3. Modified Gaaenslen's Test

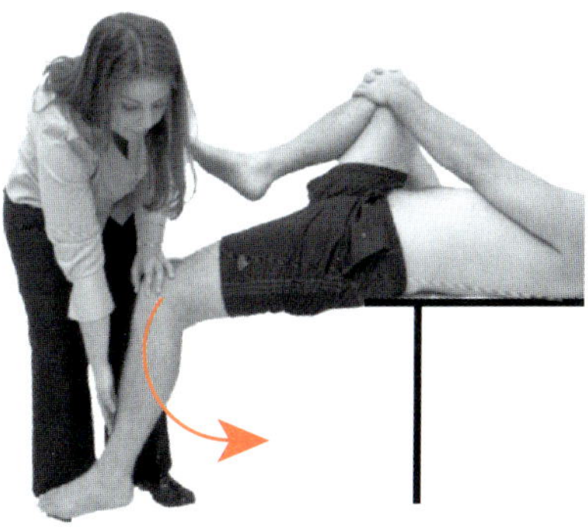

환자 : Thomas' test와 같은 자세

검사자 : 환자쪽에 서서 무릎을 내려서 고관절이 신전되도록 한다. 동시에 반대쪽 무릎을 밀어서 더 고관절이 굴곡되도록 할 수도 있다.

양성 반응 : 다리가 떨어진 쪽과 같은 쪽의 천장 관절의 통증

연관 : 천장 관절 기능 이상

4. Modified Ely's Test

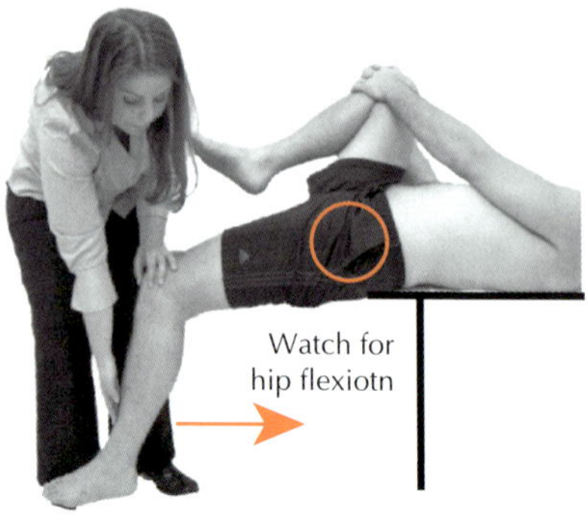

환자 : Modified Gaenslen's test와 같은 자세로 진행한다.

검사자 : 고관절 중립자세에서 무릎을 90° 로 굽힌다.

양성 반응 : 환자의 무릎이 굴곡되는 동안 동측 고관절이 굽혀진다. 검사에 음성인 환자들은 고관절 굴곡 없이 무릎을 굽힐 수 있다.

연관 : 대퇴 직근(rectus femoris)의 단축이나 긴장, 고관절 굴곡 구축.

5. Modified Femoral Nerve Stretch Test

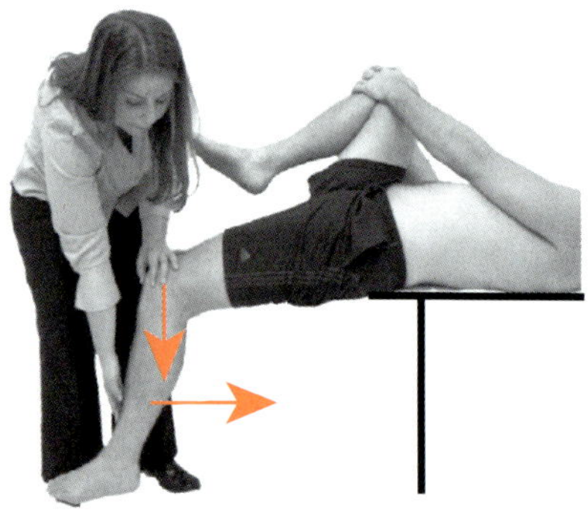

환자 : Modified Ely's test와 같은 자세로 진행한다.

검사자 : 무릎을 90° 로 굽히고 고관절이 신전되도록 허벅지 앞쪽에 힘을 가한다.

양성 반응 : 다리나 허벅지 앞쪽 밑으로 날카롭고 전기 충격같은 통증이 유발된다. 관절 통증은 이 검사 양성이라고 할 수 없다.

연관 : 대퇴 신경 자극

6. Modified Ober's Test

환자 : Thomas' test에서와 동일한 자세로 진행한다.

검사자 : 고관절을 중립으로 가져가서 중심선에 평행하게 고관절을 내전시킨다.

양성 반응 : 환자는 고관절 굴곡 없이는 중심선에 평행하게 내전시킬 수 없다.

연관 : 긴장된 tensor fascia lata 또는 장경 인대

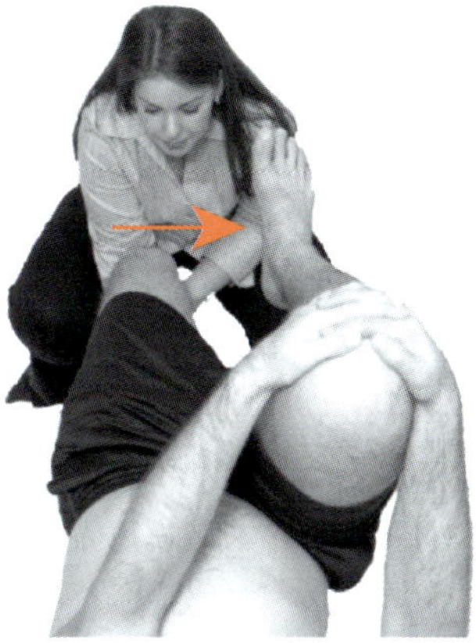

7. 고관절 가동 범위 검사 (Hip Range of Motion Test)

환자 : 침대에 엉치와 고관절을 붙히고 눕는다.

검사자 : 고관절을 90° 굽히고 무릎 역시 90° 굽힌 상태에서 발을 가쪽으로 돌린 채로 허벅지를 내회전시키고, 발을 안쪽으로 돌린 채로 허벅지를 외회전시킨다.

양성 반응 : 20° 미만으로 내회전할 수 없고, 45° 미만으로 외회전할 수 없거나, 반대쪽에 비해 현저한 비대칭성을 보이는 경우

연관 : 고관절 제한

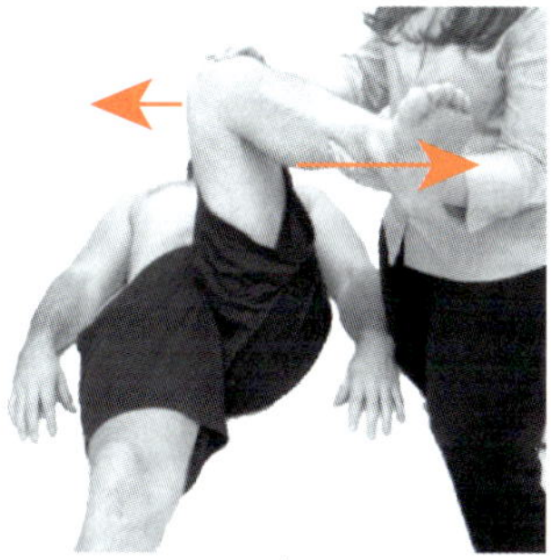

Internal Rotation

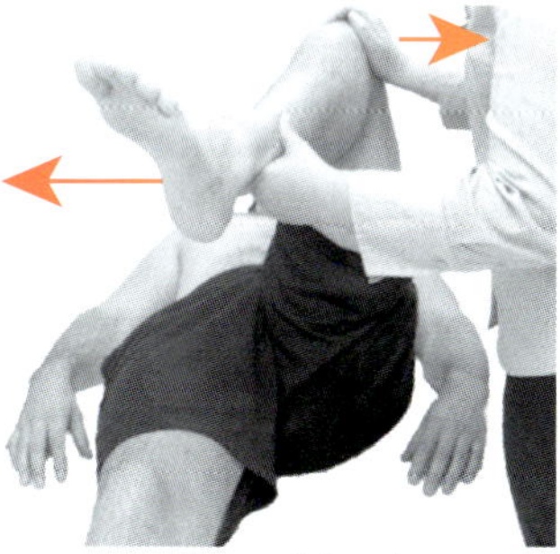

External Rotation

8. 하지 직거상 검사 (Straight Leg Raise Test)

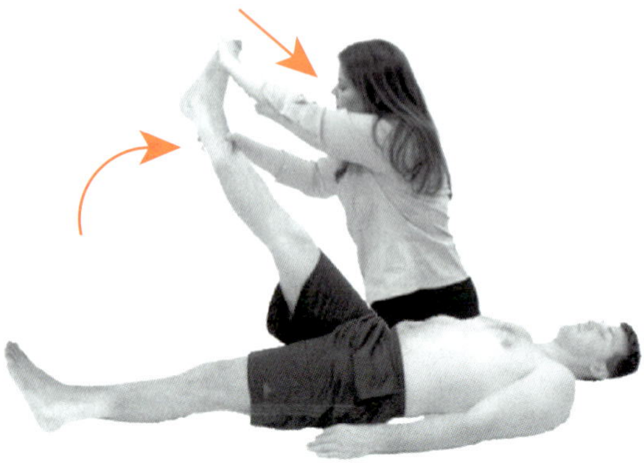

환자 : 반듯이 누워서 양측 다리와 골반을 침대에 평행하게 둔다.

검사자 : 한쪽 다리를 0°~70° 까지 천천히 들어올린다. 이때, 다른쪽 다리는 침대와 평행하게 두어야 한다.

양성 반응 : 30°~60° 에서 다리로 방사되는 통증이나 저림이 재현될 수 있다. 방사되지 않는 허리, 엉치, 고관절 통증은 양성 반응으로 볼 수 없다.

연관 : 통증 있는 쪽의 좌골신경(L5 또는 S1 신경근)의 자극(irritation)을 의미함.

참조 : 1. 30° 보다 작은 각에서는 충분히 신경을 자극할 만큼 신장(stretch)되지 않는다(30° 보다 작은 각에서는 고관절을 들어올리더라도 신경이 느슨하다). 2. 증상이 재현되는 각도에서 무릎을 10°~20° 정도 굽히게 하면 증상이 감소하게 되고, 발목을 등측굽힘(dorsiflexion) 시키면 증상이 증가하게 된다. 3. Straight Leg Raise test에 발목의 등측굽힘을 추가한 검사를 Braggard' s test라고 부른다. 4. 한쪽 다리를 들고 있는 채로 다른쪽 다리를 서서히 내리면서 증상을 유발 시키는 것은 reverse(또는 crossed) Straight Leg Raise Test라고 한다.

9. FABERE/Patrick's Test

환자 : 바로 누워서 뒤꿈치를 반대쪽 무릎에 둔다(한쪽 다리를 숫자 "4"의 모양으로 만든다). 시작 자세에서 검사하고자 하는 고관절은 굴곡, 외전, 외회전되게 된다.

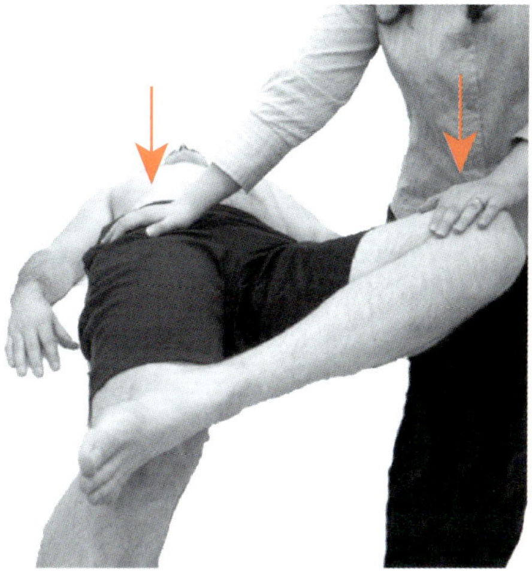

검사자 : 내측 무릎에 아래 방향으로 힘을 가하여 고관절이 신전되도록 하고, 반대쪽 골반은 고정되도록 한다.

양성 반응 : 반대쪽 천장관절의 통증 재현 또는 같은쪽 사타구니 및 고관절 통증.

연관 : 천장 관절 부위의 통증이 있다면 천장 관절 기능 이상을 의미하며, 사타구니 부분이 아프다면 고관절 문제를 시사한다.

참조 : FABERE는 Flexion, Abduction, External Rotation, Extension의 줄임말이다.

무릎검사 (Knee Exam)

서문 (Introduction)

무릎 검사는 시진, 촉진, 운동범위 검사, 무릎에 작용하는 근육의 강도, 통증을 유발시킬 있는 유발 검사나 인대 및 지지하고 있는 구조물에 대한 검사로 구성된다. 운동 범위 검사와 유발 검사들은 다음 장에서 기술될 것이다. 근육 검사에 대해서는 도수 근력 검사 파트에서 다룰 것이다.

시진 : 홍반(erythema)이나 좌우 대칭성을 확인한다. 체중을 지지하고 있을 때와 지지하지 않을 때 모두 검사되어야 하고, 걸을 때도 관찰해보아야 한다.

촉진 : 온감, 때때로 삼출을 시사하는 소견인 부풀어짐(bulges), 그리고 다음과 같은 곳의 통증에 대해 촉진한다 : 전슬개골 점액낭(prepatella bursa), 하슬개골 점액낭(infrapatellar bursa), 거위발 점액낭(pesanserinus bursa), 무릎 뒷부분을 포함한 사두근(quadriceps)의 부착부, 슬개대퇴 관절(patellofemoral joint), 경골대퇴관절(tibiofemoral joint), 슬개건(patellar tendon). 무릎과 슬개골을 수동적으로나 능동적으로 움직여 가면서 촉진한다.

무릎의 가동 범위 (Range of Motion of the Knee)

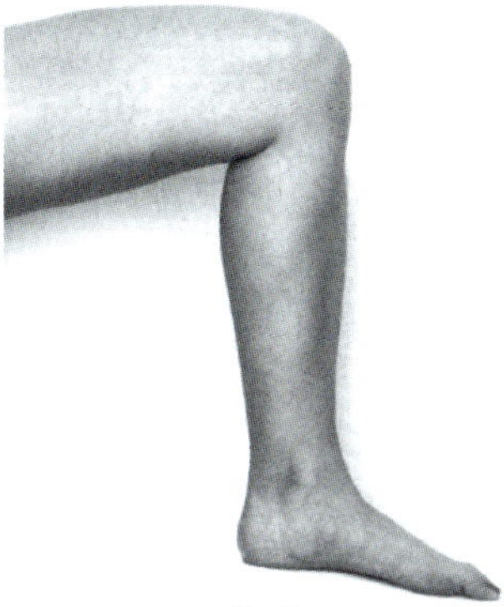

Flexion
0 – 140°

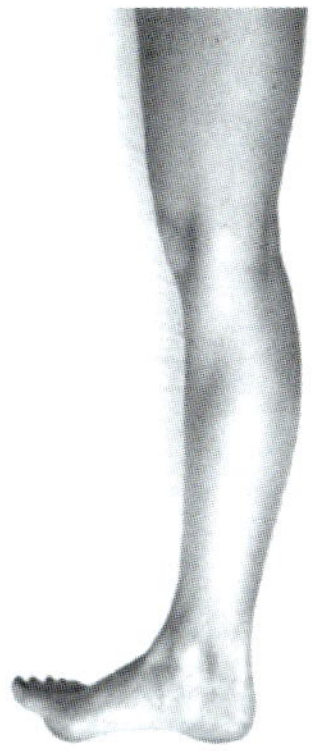

Extension
0 – 10°

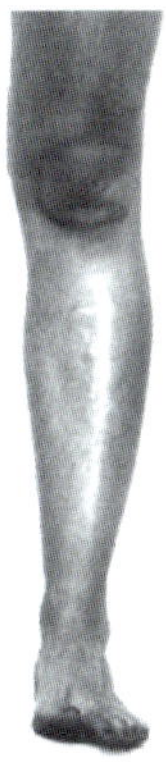

Rotation
0 – 0°

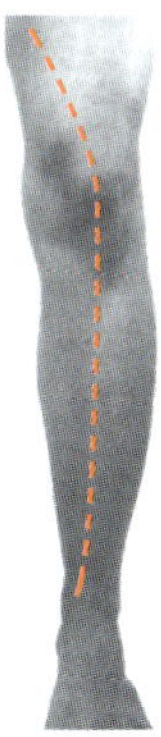

Varus : Normally 0° The angle at which the leg is not in alignment with the thigh with the knee moved *away* from the midline of the body.

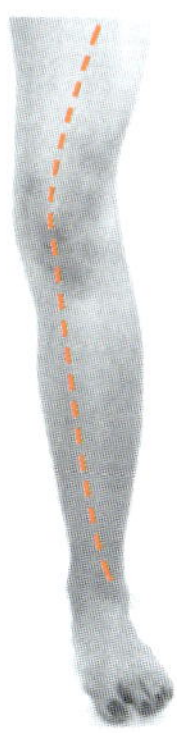

Varus : Normally 0° The angle at which the leg is not in alignment with the thigh with the knee moved *toward* the midline of the body.

무릎의 촉진 (Palpation of the Knee)

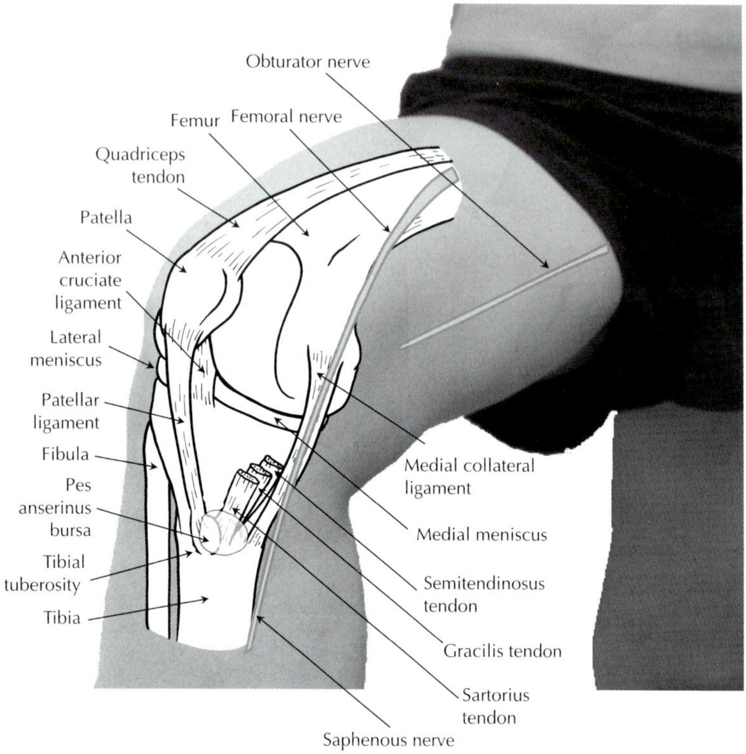

Knee Anteromedial View (Right Limb)

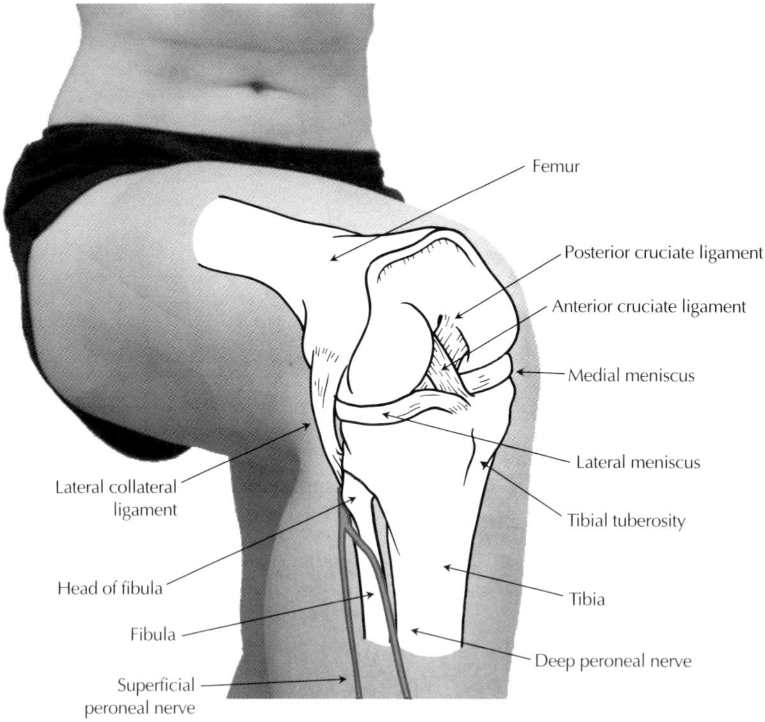

Knee Anteromedial View (Right Limb)

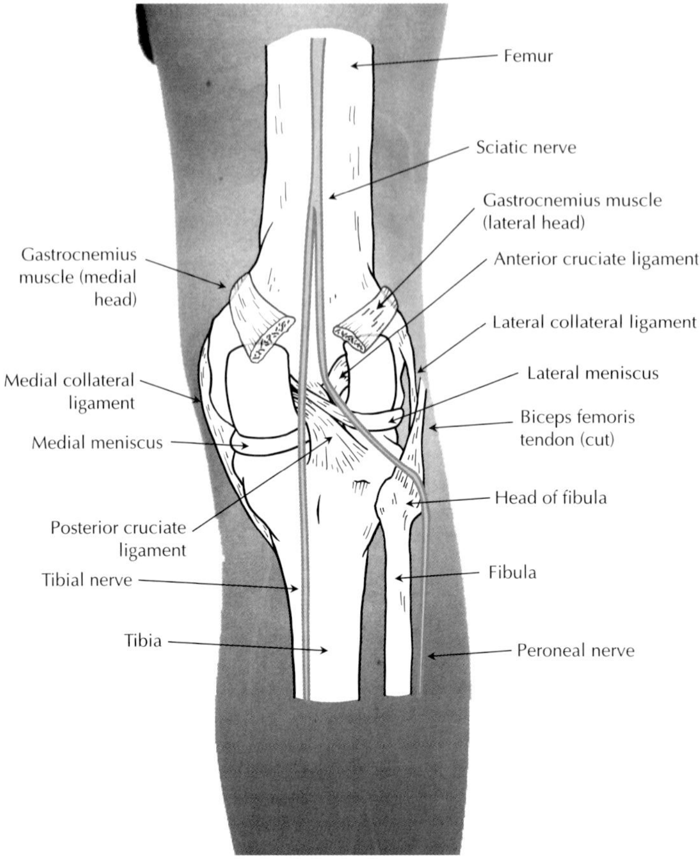

Knee Posterior View(Right Limb)

Suprapatellar Compression Test

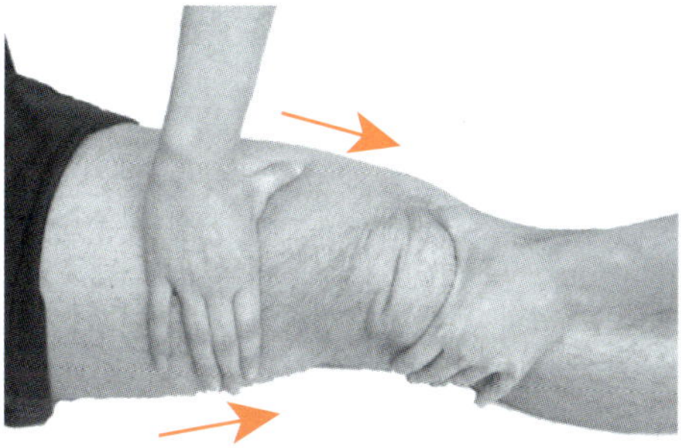

환자 : 똑바로 눕는다. 무릎은 수동적으로 신전된다.

검사자 : 1. 슬개골의 하극(inferior pole)에 한쪽 손의 손가락을 위치하게 한다. 2. 허벅지 앞쪽 둘레로 부터 무릎까지 압력을 가한다. 3. 근위부에서 원위부로 이동하면서 슬개골 아래 부위에 위치한 반대쪽 손쪽으로 삼출액을 밀어낸다.

양성 반응 : 근위부 압박으로 인해 슬개골 근처의 손가락이 올라가면 삼출을 의미한다.

Grade Ⅰ	확실치 않음.
Grade Ⅱ	촉진으로만 느껴질 때
Grade Ⅲ	눈으로 보일 때

연관 : 무릎 삼출

Patellar Ballotment

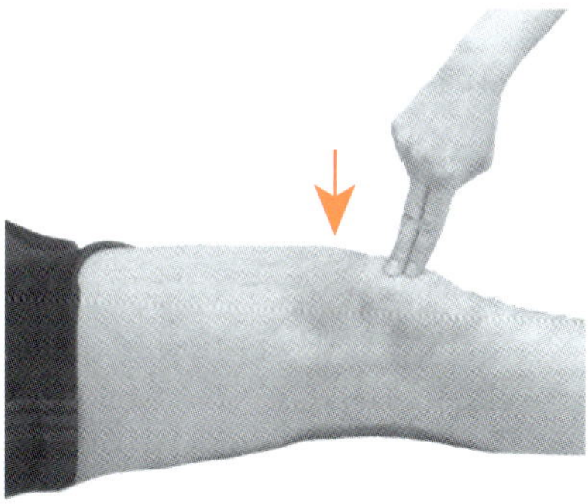

환자 : 바로 눕는다. 무릎은 수동적으로 신전된다.

검사자 : 슬개골을 대퇴골 방향으로 누른다.

양성 반응 : 다른쪽과 비교하였을 때 슬개골이 대퇴골로부터 튕겨나온다.

연관 : 무릎 삼출

Anterior Drawer Test

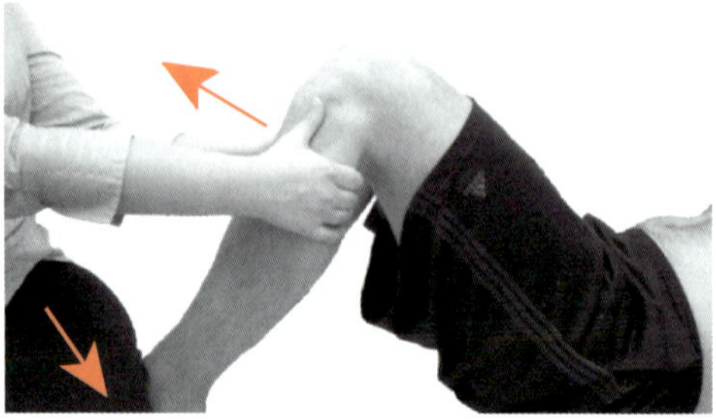

환자 : 한쪽 무릎을 굽히고 바로 눕는다.

검사자 : 1. 침대 모서리에 앉아서 환자의 발을 고정시키기 위해 기댄다. 2. 한 손을 환자의 다리 근위부에 위치시켜서 엄지가 경골의 앞부분의 원위부에 위치하고 나머지 손가락은 다리의 뒤 부분에 감싸게 한다. 3. 경골이 대퇴골로부터 앞쪽으로 향하도록 힘을 가한다.

양성 반응 : 다른쪽 무릎에 비해 대퇴골에서 경골이 5 mm 이상 전방 전위가 되면 검사 양성이다. 양측의 대칭성을 비교해 보아야 한다.

연관 : 전방십자인대(Anterior cruciate ligament, ACL) 불안정성 또는 파열

참조 : 1. 1cm이하의 전방 전위는 정상 소견일 수 있다. 2. 환자가 충분히 이완되지 않았거나 반월상 연골 파열(meniscal tear)같은 방해하는 구조물이 있는 경우 거짓 음성으로 나올 수도 있다.

Grade Ⅰ	0 5mm 이하의 차이
Grade Ⅱ	1 5 mm~10 mm 차이
Grade Ⅲ	10 mm 이상의 차이

Pivot Shift Test

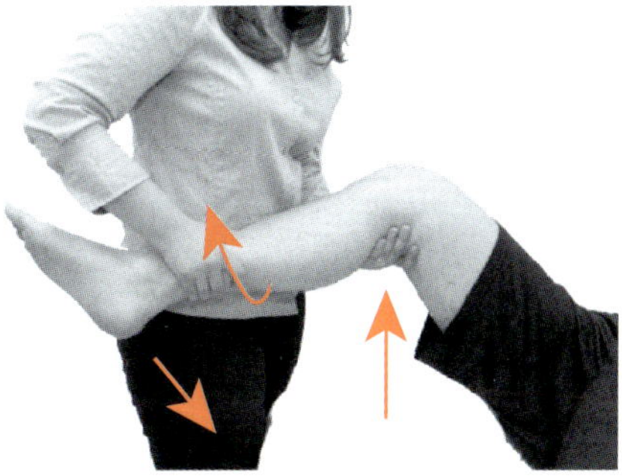

환자 : 침대에 바로 눕는다.

검사자 : 1. 환자의 바깥쪽에 서서 환자의 발뒤꿈치 또는 발목을 잡고 다른쪽 손의 엄지로 무릎의 가쪽 관절 면에 둔다. 2. 근위부 손으로 무릎 관절에 대해 외반슬이 되도록 힘을 가하고 무릎이 완전히 신전된 자세에서 시작하여 원위부 손으로 경골을 대퇴골에 대해 내회전시킨다. 3. 그다음 외반슬이 되도록 힘을 가한 상태와 내회전 상태를 유지하면서 무릎을 굽힌다.

양성 반응 : 무릎 굴곡시 대퇴골에서 경골이 전방 탈출되다가, 무릎이 신전되면 원위치 된다.

연관 : 전방십자인대의 불안정성.

Posterior Drawer Sign

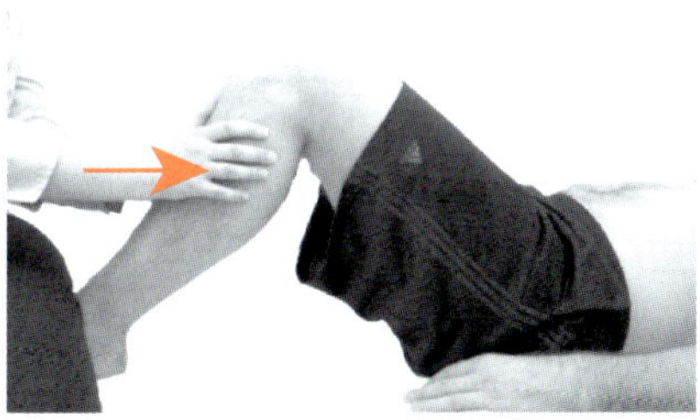

환자 : 무릎을 굽히고 발을 침대 위에 편평하게 둔 채로 바로 눕는다.

검사자 : 1. 침대 모서리에 앉아서 환자의 발 고정을 위해 기댄다. 2. 엄지를 슬개골의 원위부에 두고 다리의 근위부를 감싼다. 그다음 대퇴골에 대해 경골을 뒤로 민다.

검사 양성 : 다른 쪽에 비해 후방 전위가 증가되어 있다.

연관 : 후방십자인대 불안정성

Lachman's Test

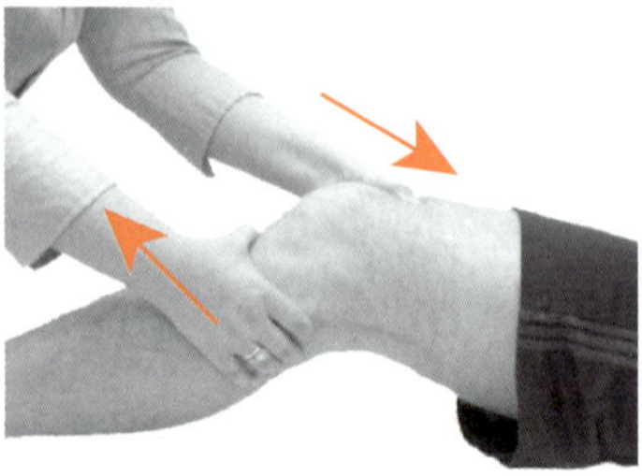

환자 : 무릎을 10° ~20° 굽히고 약간 외회전된 상태가 되도록 하여 바로 눕는다.

검사자 : 1. 침대 옆에 서서 환자의 다리 근위부를 감싸고 엄지를 경골 조면에 위치시킨다. 2. 다른 손으로 대퇴골의 원위부를 잡아 확실히 고정시킨다. 3. 경골을 앞쪽으로 대퇴골을 뒤쪽으로 힘을 주어 민다.

양성 반응 : 전방 전위와 함께 확실한 종말점의 소실이 느껴진다.

연관 : 전방십자인대의 불안정성 및 파열

참조 : 전방십자인대만을 구별해 내기 위해서 추가적으로 내회전 및 외회전을 시행해 볼 수 있다.

Grade 0	불안정및 확실한 종말점(< 3 mm)
Grade Ⅰ	종말점 존재하나 느슨하다(3 mm~5 mm).
Grade Ⅱ	종말점이 없다(> 5 mm).

McMurry's Test

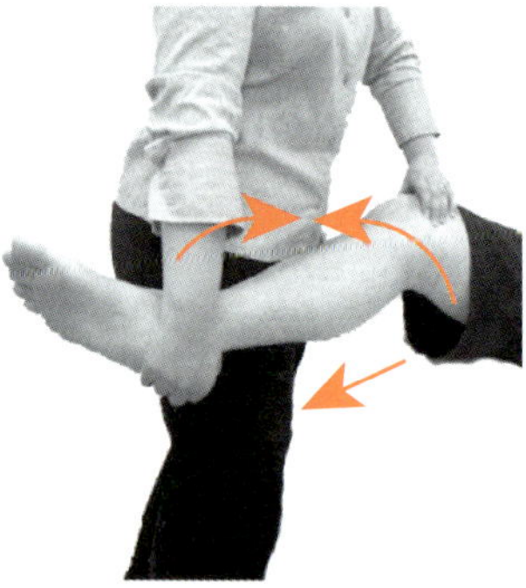

환자 : 침대에 바로 눕는다.

검사자 : 1. 환자의 발 뒤꿈치를 손으로 받친다. 2. 환자의 다리가 완전히 굴곡되도록 한다. 발을 외회전시키면서 다리를 완전히 신전되도록 한다. 3. 다시 발을 내회전시킨다.

양성 반응 : 마찰음, 통증 또는 무릎을 신전시킬 때 관절면의 내측이나 외측에서 움직임이 중단되는 느낌이 든다.

연관 : 내측 또는 외측 반월상 연골의 병변

외측 안정성을 위한 검사 (Test for Lateral Stability)

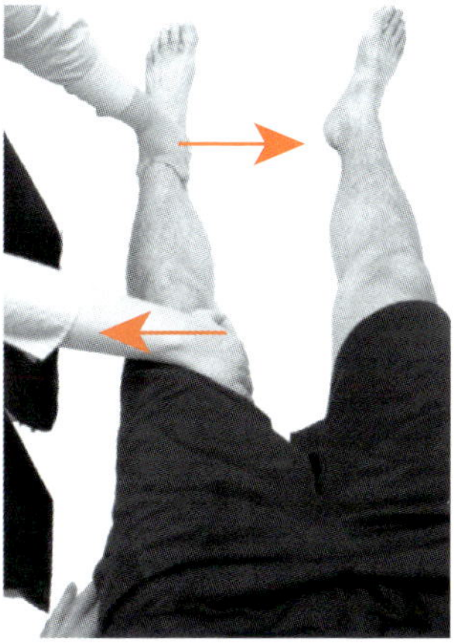

환자 : 무릎을 완전히 신전된 상태에서 바로 눕는다.

검사자 : 한쪽 손을 환자의 무릎의 후외측에 두어 하지를 지지하고 다리의 원위부에서 외측으로 힘을 가하면서 외측부인대(lateral collateral ligament)에는 내반슬이 되도록 힘을 가한다. 검사는 무릎이 0° 와 30° 굴곡된 자세에서 검사한다.

양성 반응 : 통증 또는 외측 관절 면의 분리 증가

연관 : 내측부인대의 불안정성, 후외측 관절낭(posterior lateral capsule), 전방 또는 후방 십자인대의 손상. 만약 30° 에서 양성이라면 외측부인대, 후외측 관절낭, 활꼴-슬와(arcuate-popliteus) 손상을 시사한다.

Grade Ⅰ	5 mm 미만의 차이
Grade Ⅱ	5~8 mm의 차이
Grade Ⅲ	8 mm 이상의 차이

관절선 압통 검사 (Joint Line Tenderness Test)

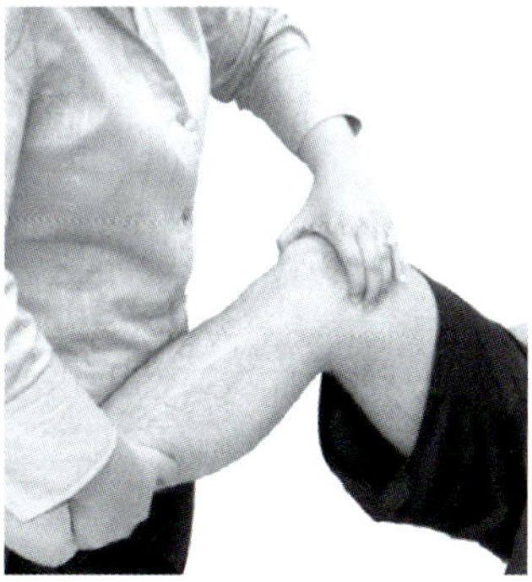

환자 : 무릎을 90° 까지 굽힌다.

검사자 : 1. 발과 다리를 고정한다. 2. 앞쪽부터 가쪽으로 진행하면서 관절면을 따라 압박하면서 촉진한다.

연관 : 반월상 연골 파열, 골좌상, 관절 병변.

참조 : 항상 반대쪽과 비교해야 한다.

내측 안정성을 위한 검사 (Test for Medial Stability)

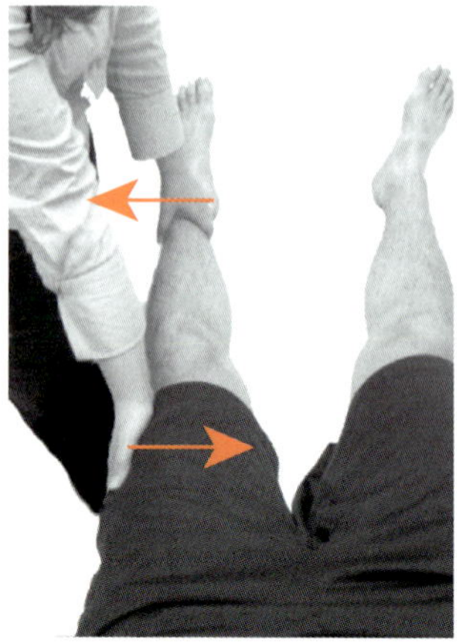

환자 : 무릎을 완전히 신전된 상태에서 바로 눕는다.

검사자 : 한쪽 손을 환자의 무릎의 후외측에 두어 하지를 지지하고 다리의 원위부에서 외측으로 힘을 가하면서 내측부인대(medial collateral ligament)에는 외반슬이 되도록 힘을 가한다. 검사는 무릎이 0° 와 30° 굴곡된 자세에서 검사한다.

양성 반응 : 통증 또는 내측 관절 면의 분리 증가

연관 : 외측부인대의 불안정, 전방 십자인대 또는 후방십자인대의 손상. 만약 0° 에서 양성이라면 내측부인대 파열, 전방 또는 후방 십자인대 파열 또는 후방 관절낭을 의미한다. 만약 30° 에서 양성이고 0° 에서 음성이라면 내측부인대 손상만으로 국한시킬 수 있다.

Grade Ⅰ	5 mm 미만의 차이
Grade Ⅱ	5~8 mm의 차이
Grade Ⅲ	8 mm 이상의 차이

Apley's Grinding Test

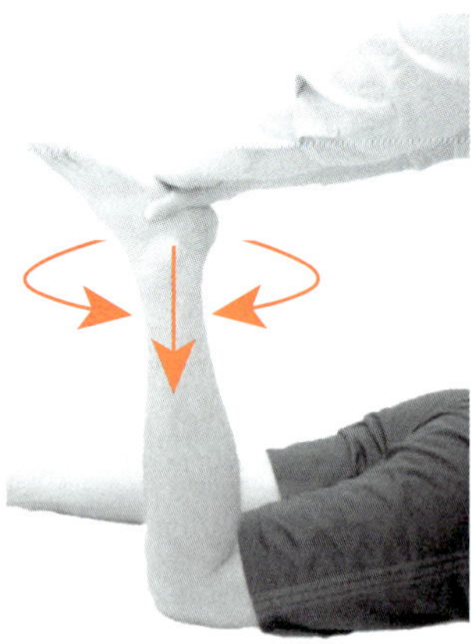

환자 : 무릎을 90° 로 굽히고 엎드린다.

검사자 : 환자의 발뒤꿈치 아래로 향하는 힘을 가하면서 발을 돌려 경골을 내회전/외회전시킨다.

양성 반응 : 경골대퇴 관절면에서 통증이 발생한다.

연관 : 반월연상 연골 병변.

Apley's Distraction Test

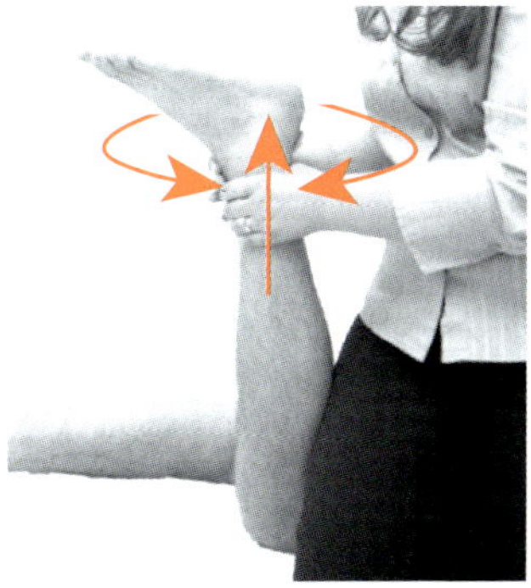

환자 : 무릎을 90° 로 굽히고 엎드린다

검사자 : 1. 본인의 허벅지로 환자의 허벅지를 검사하는 침대에 고정되도록 한다. 2. 환자의 발목을 위로 잡아당기고 발을 돌려 경골을 내회전/외회전시킨다.

양성 반응 : 무릎의 통증

연관 : 인대 또는 근육 손상

참조 : 반월상 연골의 압력을 줄이거나 외/내측부인대에 긴장을 주면 반월상 연골과 인대/근육 손상을 구별해 낼 수 있다.

Tinel's Sign of Peroneal Nerve at Fibular Head

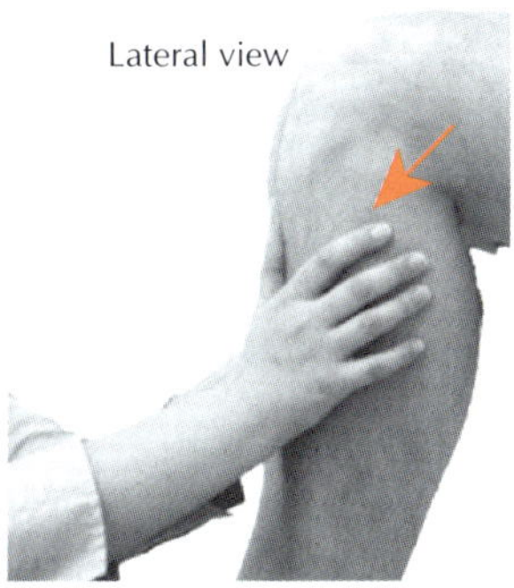

환자 : 앉거나 선다.

검사자 : 비골의 머리에 반사 검사용 망치나 손으로 두드리거나 손으로 만져본다.(이 위치는 슬개골 하부 경계에서 1 cm 아래와 2~3 cm 외측에 존재한다.)

양성 반응 : 하지에서 비골 신경 지배 구역의 통증이나 저림이 재현되거나 악화된다.(비골 신경에서 다룬 162쪽을 보시오.) 69쪽을 참조하여 해부학적 위치를 알아보자.

연관 : 비골 머리 부분에서 비골신경 자극

발과 발목의 검사 (Foot and Ankle Exam)

서문 (Introduction)

발과 발목에 대한 기본적인 검사는 시진, 촉진, 운동범위, 지지하는 구조물들의 안정성, 발과 발목에 작용하는 근력, 감각에 대한 검사가 포함된다. 앞으로 기술될 검사들은 운동 범위와 발목 및 발의 안정성에 대한 내용이다. 근력 및 감각에 대한 검사는 도수 근력 검사와 말초 신경을 다루는 장에서 설명될 것이다.

시진과 운동 범위 : 외래 기반으로 환자를 검사할 때 기억해야 할 것은 환자가 외래로 걸어 들어올 때 보행을 관찰하는 것이다. 환자가 신발을 벗을 때, 신발에 이상은 없는지 보아야 하며, 발목 및 발의 창백, 홍반, 부종, 굳은살, 변형 등이 있는지 살펴본다. 가능하다면 체중을 지지하지 않을 때나 서있을 때, 걸을 때 모두 살펴보고 이러한 자세에서 발의 궁(arch)를 관찰한다. 또한 무릎이 굽혀질 때와 펼 때의 발의 운동 범위를 보고 비복근(gastrocnemius)처럼 무릎과 발목에 걸쳐져 있어 역동적으로 발목 관절에 영향을 줄 수 있는 인자 등을 고려한다.

촉진 : 외측 복사뼈, 내측 복사뼈, 주상골 조면(navicular tuberosity), 중족골 머리(metatarsal heads), 종자뼈(sesamoid bones), 다섯번째 중족골의 붓돌기(styloid process of the fifth metatarsal, 거골의 원개(dome of the talus), 종골(calcaneus)의 뒷부분과 내측 결절(medial tubercle)을 포함한 발목과 발의 골격을 만진다. 발의 공을 만지면서 발바닥 근막에 압통이 존재하는지 알아본다.

발목의 가동범위 (Range of Motion of the Ankle)

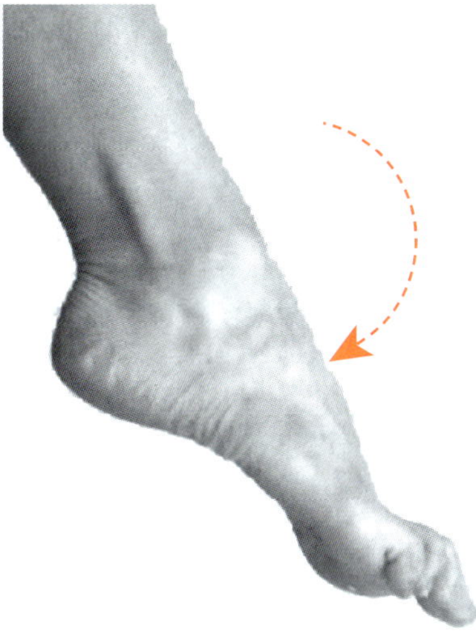

Plantarflexion
0 – 45°

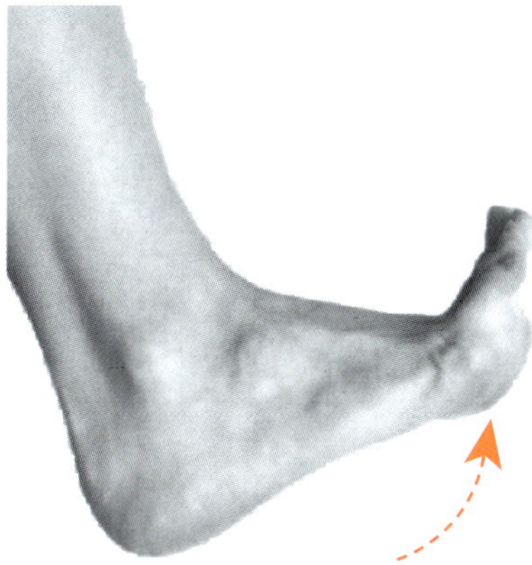

Dorsiflexion
0 – 20°

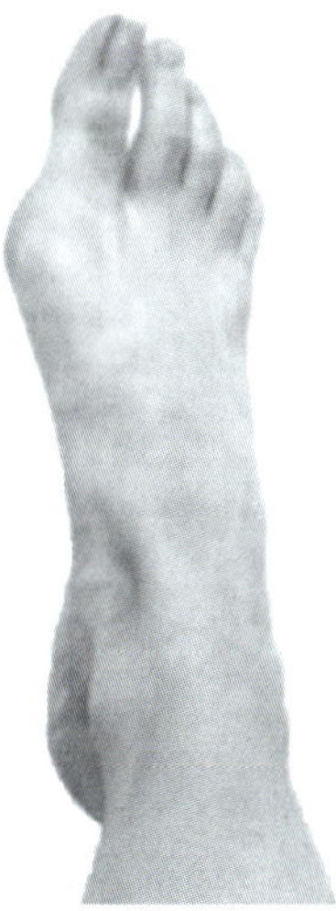

Inversion
Compare side to side

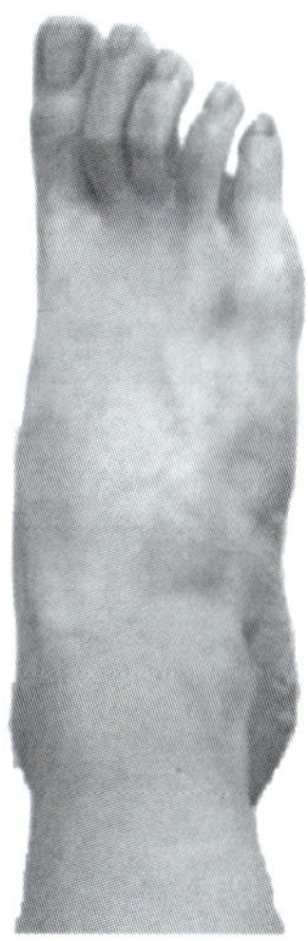

Eversion
Compare side to side

발목의 촉진 (Palpation of the Ankle)

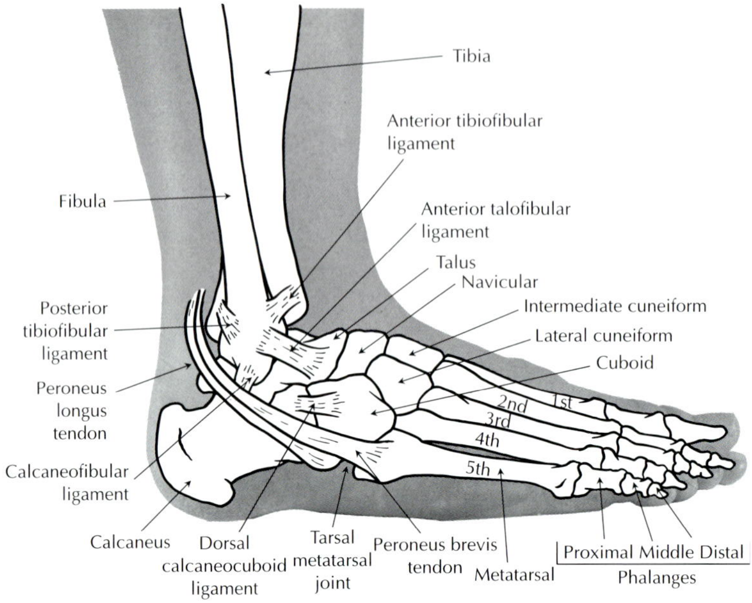

Foot Lateral View

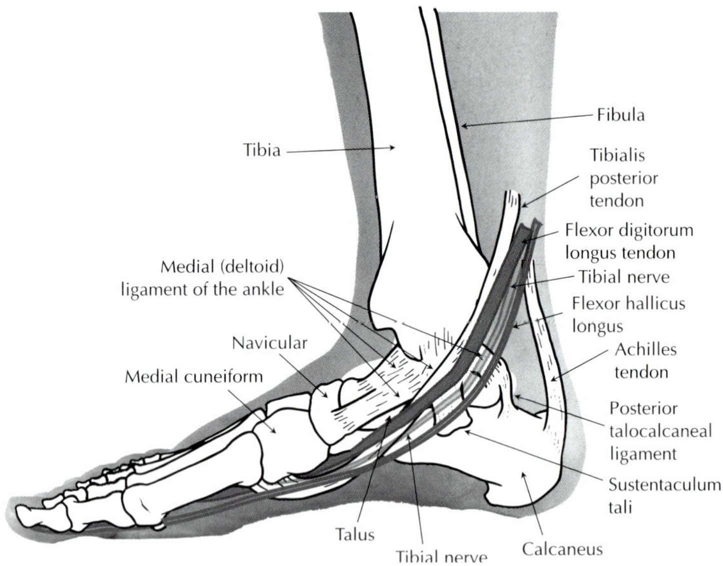

Foot Medial View

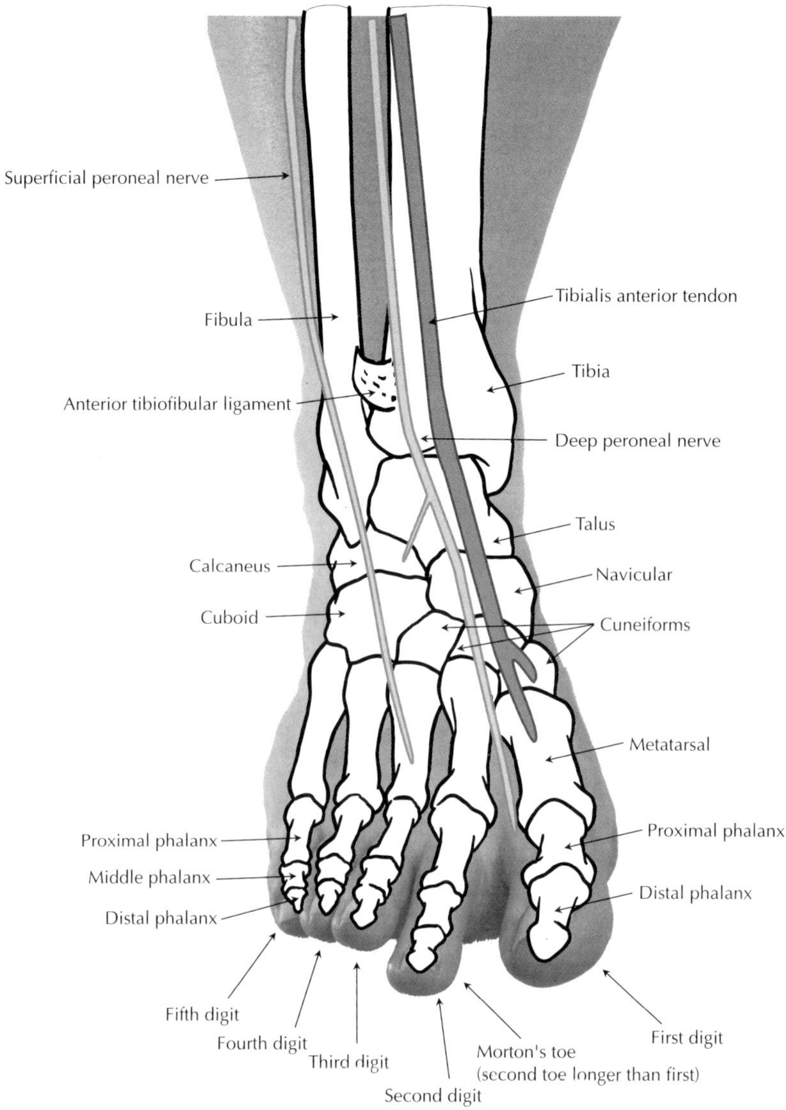

Foot Dorsal View

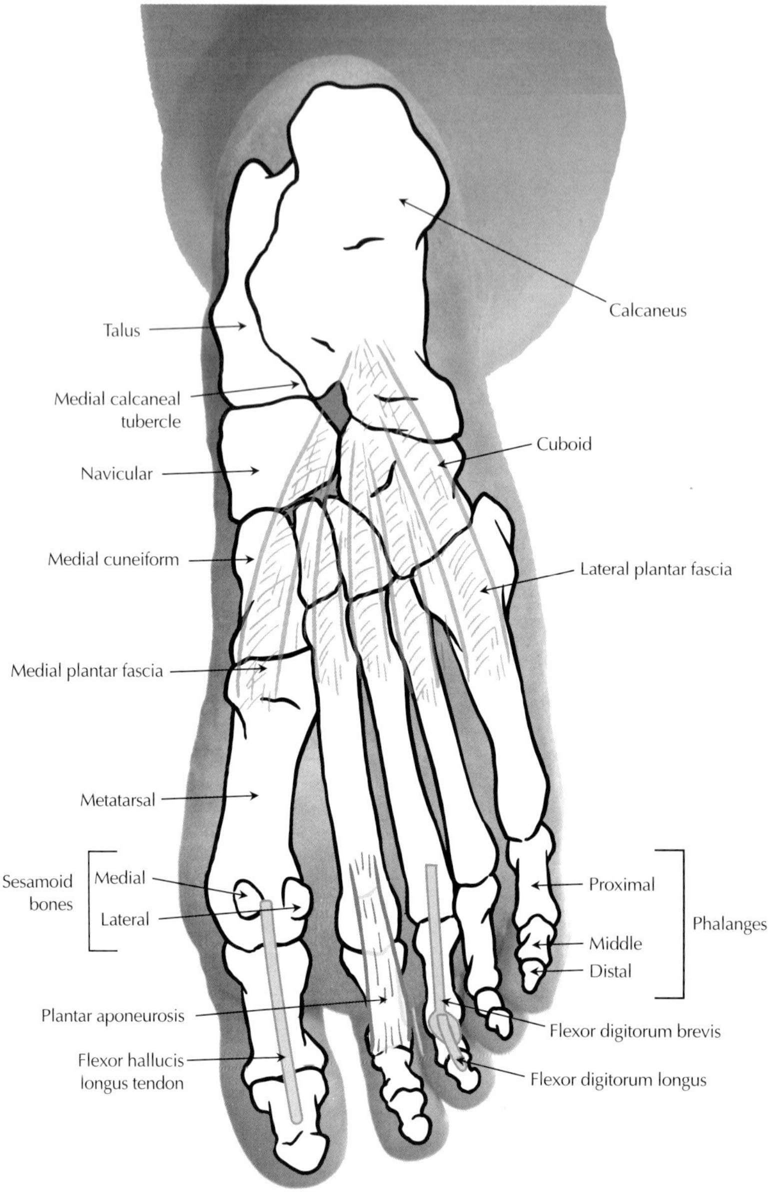

Foot Plantar View

Achilles Tendon Palpation

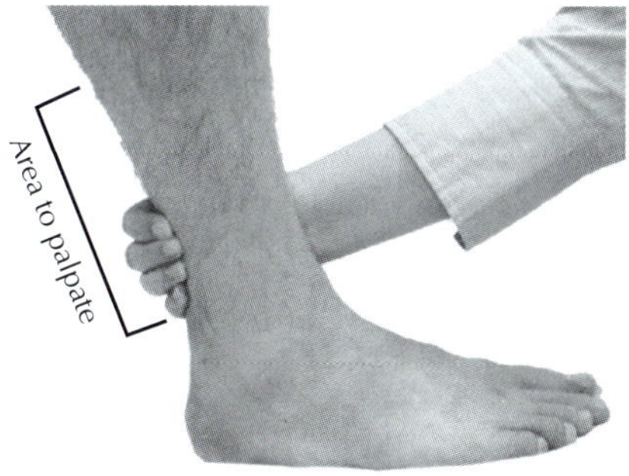

환자 : 무릎과 발목을 수동적으로 90° 로 굽혀서 검사 침대 한쪽에 앉는다.

검사자 : 다리의 원위부 1/3부분에서부터 발뒤꿈치까지의 부분을 촉진한다.

양성 반응 : 건의 주행을 따라 심하지 않은 압통이 존재하거나 원위부의 부종이 있다.

연관 : 아킬레스 건염 및 건병증 또는 부분 건 파열.

Squeeze Test (Thompson's test)

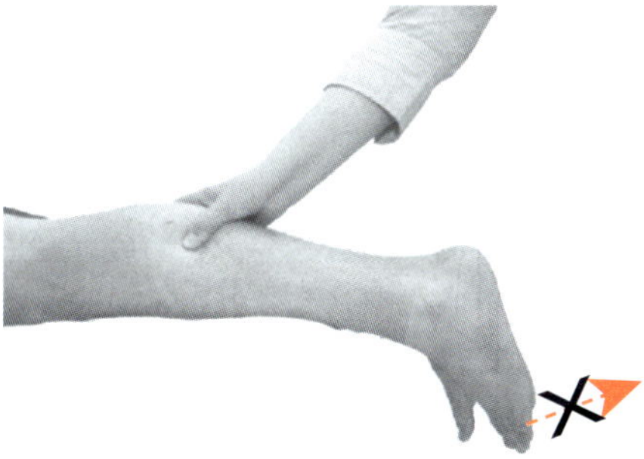

환자 : 발목을 침대 끝에 위치하도록 엎드린다.

검사자 : 비복근(gastrocnemius)/가자미근(soleus)을 꽉 쥐어짠다.

양성 반응 : 발목의 발바닥 굽힘이 소실된다.

연관 : 아킬레스 건의 파열 ; 부분 파열의 경 우에는 발바닥 굽힘이 다른쪽에 비해 줄어드는 소견이 관찰된다.

Ankle Anterior Drawer

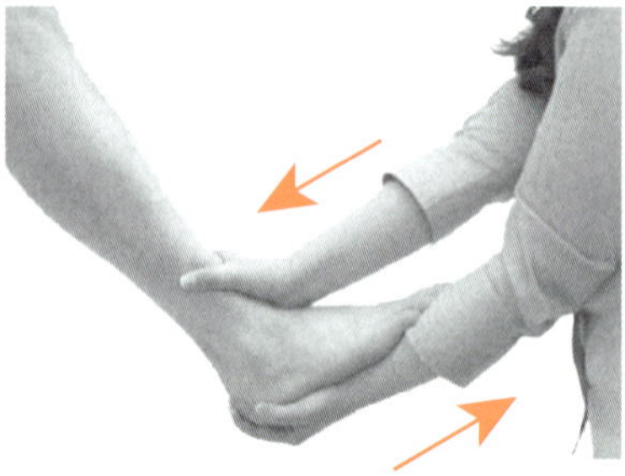

환자 : 다리를 떨어뜨리고 앉는다. 발목과 무릎이 90° 가 되도록 굽힌다.

검사자 : 다리의 원위부 즉, 거골(talus)과 경골의 안쪽 복사뼈 위를 손가락으로 감싸며 잡고, 엄지두덩(thenar eminence)으로 다리 원위부 앞쪽을 보강한다. 다른 손으로 발뒤꿈치의 뒤쪽을 잡는다. 2. 천천히 발뒤꿈치를 앞쪽으로, 약간 발바닥 굽힘이 되도록 민다. 다른쪽 손으로는 다리를 뒤쪽으로 민다.

양성 반응 : 경골과 거골 사이에서 상대적인 움직임이 촉진되지만 반대쪽에 비해서 5 mm 이상의 전위가 있거나 발뒤꿈치를 당길 때 둔탁한 소리가 느껴지면 의미있는 소견이다.

연관 : 전거비골인대(anterior talofibular ligament) 이완(laxity) 또는 불안정성. 움직임의 정도가 증가하면 종비인대(calcaneofibular ligament)이나 후거비골(posterior talofibular) 인대의 손상 가능성이 높아진다.

External Rotation Test

환자 : 수동적으로 무릎을 90° 굽혀진 상태로 침대 모서리에 앉는다. 발목은 90° 가 되도록 한다.

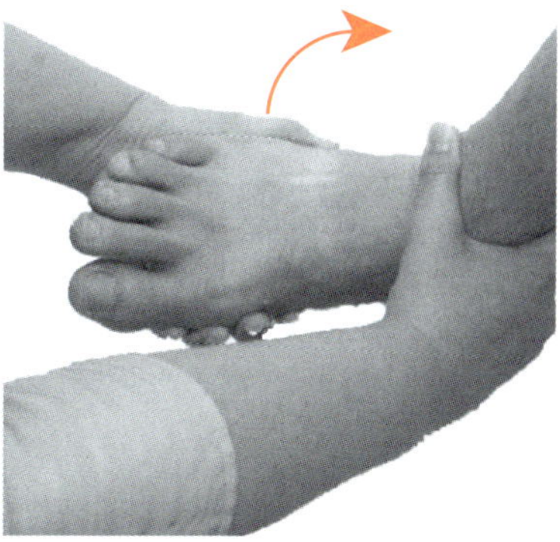

검사자 : 1. 한쪽 손으로 다리 원위부의 안쪽 복사뼈를 잡은 채 다른 손으로 발의 바깥쪽을 잡는다. 이때 엄지는 거골 위에 위치하도록 한다. 2. 경골/비골에 대해 발을 바깥쪽으로 돌리도록 지시한다

양성 반응 : 거골이 안쪽 복사뼈로 부터 전위되거나 발목에 통증이 있다.

연관 : 결합 손상(syndesmotic injury) 경비골 인대 손상

참조 : 검사자는 이 검사를 시행할 때 거비골 관절의 통증을 조사하기 위해 발목을 발등 굽힘시켜 볼 수도 있다.

Talar Tilt Test

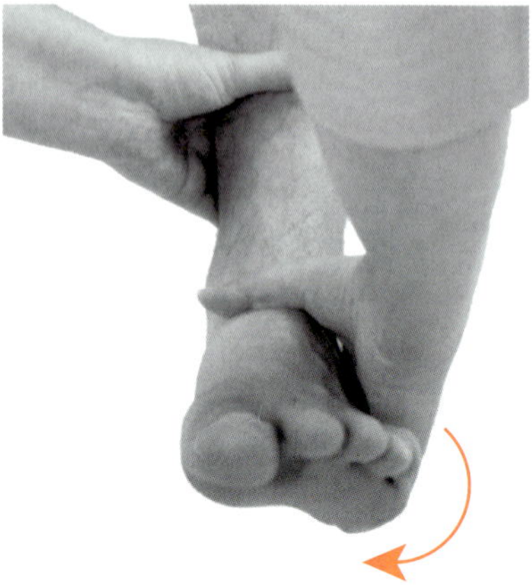

환자 : 침대 위에 다리를 자연스럽게 떨어뜨리고 앉는다.

검사자 : 1. 한쪽 손으로 안쪽 복사뼈의 근위부를 잡아 다리가 안쪽으로 고정되도록 하고 다른 손으로 발 뒤부분을 감싸면서 엄지로 거골의 가쪽이 만져질 수 있도록 한다. 2. 내번으로 향하는 힘을 발 뒤부분에 가한다.

양성 반응 : 경거골 관절(tibiotalar joint)에서 움직임(치우침)이 나타난다.

연관 : 전앞거비골 인대(anterior talofibular ligament) 또는 종비 인대(calcaneofibular ligament)의 파열이나 염좌.

참조 : 1. 발목 내측의 삼각 인대(deltoid ligament)이 온전한 상태인지 확인하기 위해 외번으로 가하는 힘을 줄 수도 있다. 2. 25° 이상의 기울어짐은 발목손상 없이도 나타날 수 있기 때문에, 반대쪽과의 비교가 추천된다.

Plantar Fasciitis Test

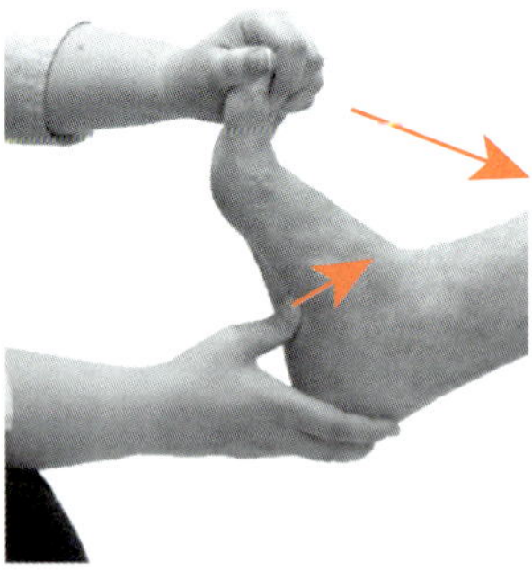

환자 : 침대에 엎드린다.

검사자 : 한손으로 엄지 발가락을 발등 굽힘하면서 다른 손으로 내측의 종골 결절(calcaneal tuberosity) 위의 발바닥 부분과 족저근막의 주행을 따라 촉진한다

양성 반응 : 촉진 시 통증이 있다.

연관 : 족저근막염(plantar fasciitis) 또는 건막(aponeurosis) 기능 이상

Tarsal Tunnel Test
(Tinel's Sign of Tibial Nerve at Ankle)

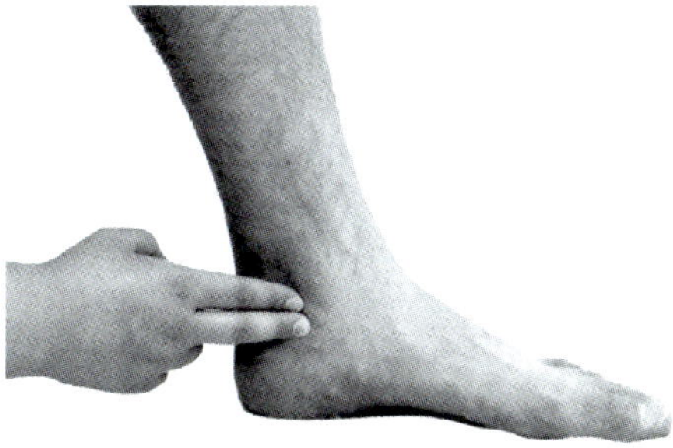

환자 : 앉거나 바로 눕는다.

검사자 : 발목에서 안쪽복사뼈의 바로 아래, 뒤부분을 손가락 또는 망치로 두드린다. 해부학적위치에 대해서는 80쪽을 참조한다.

양성 반응 : 발이나 발가락의 발바닥 부위로 통증이나 저린감, 찌릿한 느낌 등이 방사된다. 163쪽에서 발의 경골 신경 지배 구역이 자세히 나와있다.

연관 : 발목 터널 증후군(Tarsal tunnel syndrome) [경골 신경의 자극을 시사]

제 2 장

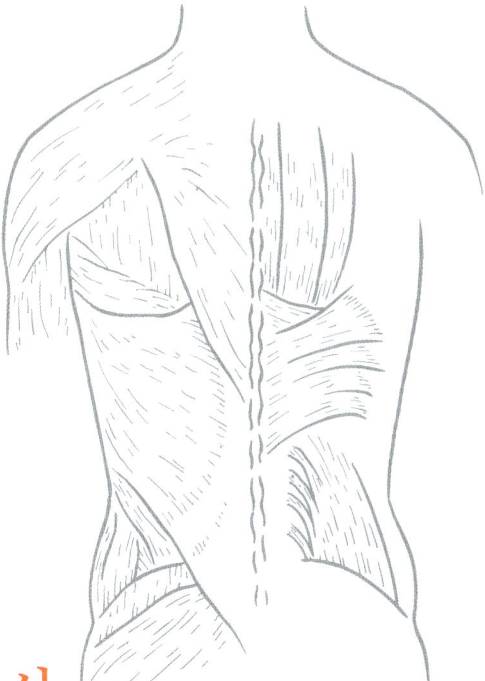

근육 검사

Muscular Examination

목차 (Contents)

소개 (Introduction)

상지 검사 (Upper Extremities)

하지 검사 (Lower Extremities)

■■■ 서론 (Introduction)

개별 근육의 검사는 흔한 근골격계 통증의 조사에서 가장 중요한 요소이다. 개별 근육의 검사는 정확하고 일관되게 이루어져야 한다. 검사자들은 다양한 근육들의 진찰에 각자의 방식 또는 통상적인 방법을 개발할지도 모른다. 검사가 일관되게 수행되어진다면 각자의 방식으로 검사가 실행되어지는 것이 권장된다. 검사가 이루어지는 동안 각 근육들을 구분할 때 검사자에게 도움이 되도록 각 근육의 기시부와 정지부가 열거되어져 있다. 제 8장, 근육 해부도에서 흔히 평가되어지는 근육들을 위해 컬러 그림으로 수록되어 있다.

이 책은 인체의 주요 근육을 검사하고 구분하기 위한 정확하고 믿을만한 방법을 제공하도록 만들어졌다. 신경근병증의 존재하에 4등급(grade 4)와 5등급(grade 5)의 차이는 신경 섬유의 정상과 50%의 손실간의 차이를 의미할 수 있기 때문에 정확하게 근력 등급을 매기는 것이 축소되어 언급되어질 수 없다*.

---

*Beasley WC. Quantitative muscle testing : principles and applications to research and clinical services. *Arch Phys Med Rehabil*, 1961 ; 42 : 398-425.

근력 등급 (Grading Muscle Strength)

등급	근육 수축
0/5	완전한 마비, 촉진되거나 또는 시각적인 수축이 전혀 없음.
1/5	근 수축이 보이거나 촉진되지만, 중력이 없는 상태에서도 강도가 관절을 움직이게 하기에는 불충분함.
2/5	중력이 제거되어지는 자세에서만 근육이 완전 가동 범위(full range of motion)로 관절을 움직일 수 있음.
3/5	근육이 중력에 저항해서 완전 가동 범위로 관절을 움직일 수 있지만 추가적인 저항에 대해서는 그럴 수 없는 경우
4/5	근육이 중력과 검사자가 적용하는 중등도의 저항에 대해서 완전 가동 범위로 관절을 움직일 수 있는 경우
5/5	근육이 중력과 검사자가 적용하는 최대의 저항에 대해서 완전 가동 범위로 관절을 움직일 수 있는 경우

주(註):

1. 근 수축에 의해서 제한되는 관절 가동 범위(ROM)는 완전 가동 범위에 근거에서 등급이 매겨져야 하고 기록 되어야 한다.
2. 강도의 어느 정도에서도 통증에 의한 제한은 언급되어야 한다.
3. 근력의 미묘한 차이를 결정할 때 일반적으로 사용되는 방법은 다음과 같다.
   4+/5 근육이 저항에 대해 힘이 있지만 명백한 약함이 존재하는 경우
   5−/5 근육이 미량의 약함을 보이면서 거의 완벽한 힘을 보이는 경우

■■■ 상지 검사 (Upper Extremities)

상부 승모근 (Upper Trapezius)

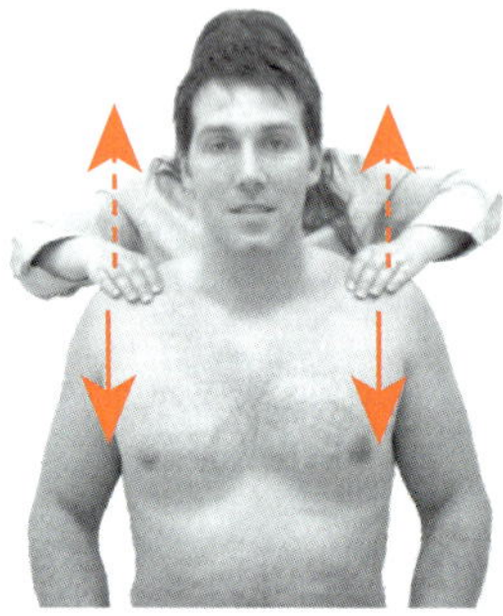

근육 검사 : 1. 환자를 앉히고 위쪽과 뒤쪽으로 어깨를 으쓱하게 하도록 한다. 2. 검사자는 힘껏 환자의 어깨를 누른다.

역할 : 관상면(coronal plane)에서 견갑골을 올리고 몸쪽으로 끌어당기며 관절와(glenoid)를 위쪽으로 회전시킨다.

신경 지배 : 부신경(CN XI)

기시부/정지부 : *기시부* ; 뒤통수 융기(Occipital protuberance)와 항인대(Ligamentum nuchae). *정지부* ; 견봉돌기(acromion), 쇄골과 견갑골 척추의 외측 1/3

주의 : 비교를 위해 동시에 양측을 검사한다.

중부 승모근 (Middle Trapezius)

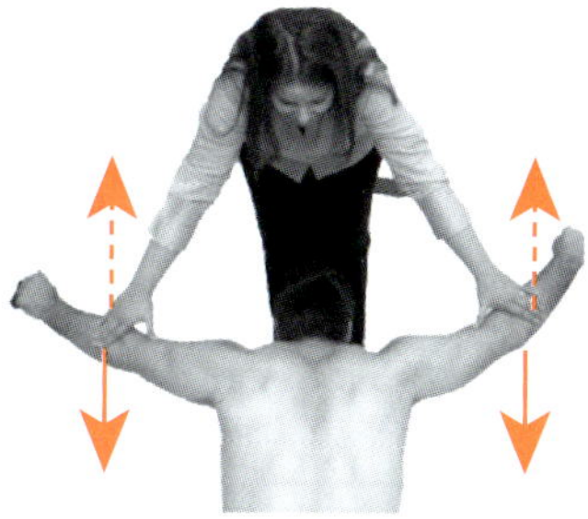

근육 검사 : 1. 환자를 복와위 시키거나 몸통을 앞으로 구부리게 해서 앉힌다. 그러고 나서 팔을 약 120° 외전시킨다. 2. 검사자는 상지와 견갑골의 위치를 관찰한다. 환자가 최대한 노력을 해도 근력 저하는 견갑골을 외측으로 미끄러지게 하고 팔이 낮게 매달리게 할 것이다. 검사자는 미묘한 근력저하를 알아내기 위해 환자의 팔에 적당히 아래쪽으로 힘을 가할 수 있다.

역할 : 견갑골을 몸쪽으로 끌어당기고 관절와를 관상면(coronal plane)에서 위쪽으로 회전시킨다.

신경 지배 : 부신경(CN XI)

기시부/정지부 : *기시부* ; C7, T1 – T5 극돌기. *정지부* ; 견봉돌기와 견갑골 척추의 외측

하부 승모근 (Lower Trapezius)

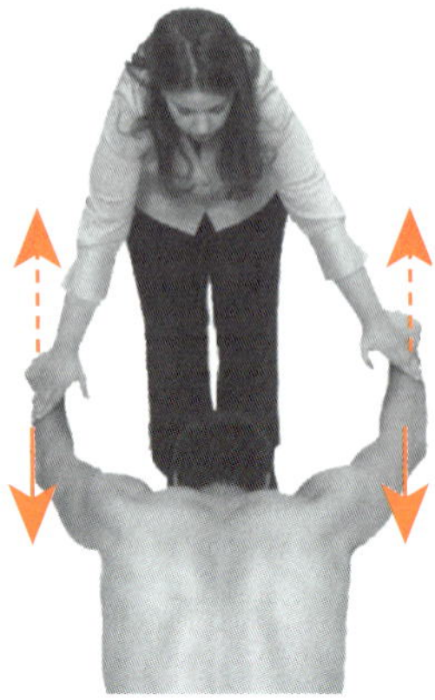

근육 검사 : 1. 환자를 복와위 시키거나 몸통을 앞으로 구부리게 해서 앉히고, 다이빙 자세를 하듯 어깨를 170° 굴곡시킨다. 2. 검사자는 감소된 어깨 굴곡 그리고/또는 상부 늑골 상부로 견갑골이 미끄러지는 것을 관찰한다. 검사자는 미묘한 근력 저하를 알아내기 위해 환자의 팔에 적당히 아래쪽으로 힘을 가할 수 있다.

역할 : 견갑골을 내리고 몸통으로 끌어당긴다.

신경 지배 : 부신경(CN XI)

기시부/정지부 : *기시부* ; T6−T12 극돌기. *정지부* ; 견갑골의 안쪽 척추

주의 : 근력저하로 인해 환자가 검사 자세를 취할 수 없을 수 있다.

중부 삼각근 (Middle Deltoid)

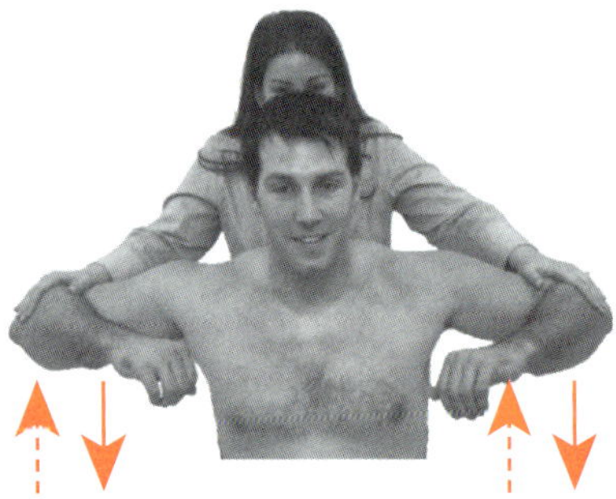

근육 검사 : 1. 환자를 앉히고 어깨를 90° 외전시키고 팔꿈치를 최대한 굴곡시킨다. 2. 검사자는 팔꿈치의 약간 근위부인 원위부의 팔에 아래쪽으로 힘을 가한다.

역할 : 어깨 외전

신경 지배 : 액와 신경(Axillary nerve, C5, C6)

기시부/정지부 : *기시부* ; 견봉돌기. *정지부* ; (상완골의) 삼각근 결절

주의 : 팔꿈치의 완전 굴곡 시키는 자세가 약해진 삼각근을 대체하려는 상완이두근(biceps)의 작용을 방지한다.

대흉근 (Pectoralis Major)

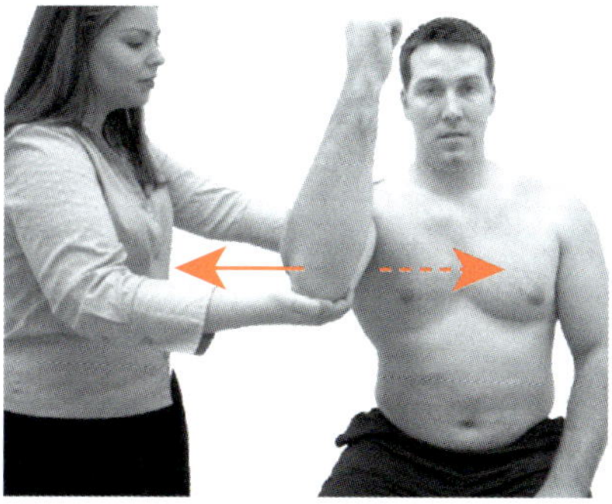

근육 검사 : 1. 팔꿈치와 어깨를 90° 굴곡시킨 상태로, 환자로 하여금 몸의 정중선으로 상지를 이동시킨다. 2. 검사자는 한손으로 환자의 어깨를 안정화시키고 다른 손으로 원위부 팔을 잡는다. 그러고 나서 환자의 정중선으로부터 환자의 상지에 외측으로 힘을 가한다.

역할 : 어깨의 수평적 내전과 내회전

신경 지배 : *쇄골두(Clavicular head)* ; 외측 흉신경(lateral pectoral nerve, C5, **C6**, C7). *흉골두 기시부(Sternal head origin)* ; 내측 흉신경(medial pectoral nerve(**C8**, T1)

기시부/정지부 : *쇄골두 기시부(Clavicular head origin)* ; 쇄골의 앞쪽 내측 1/2 지점. *흉골두 기시부(Sternal head origin)* ; 흉골과 첫째~여섯째 늑골의 연골. *흉골두 정지부(Sternal head insertion)* ; 상완골의 이두구(bicipital groove)의 외측 가장자리

주의 : 대흉근은 상완신경총(Brachial plexus)의 모든 뿌리들(roots)로부터 지배를 받으므로 하나의 신경근 병변을 위해 국한되는 근육으로 사용하기는 힘들다.

능형근 (Rhomboids)

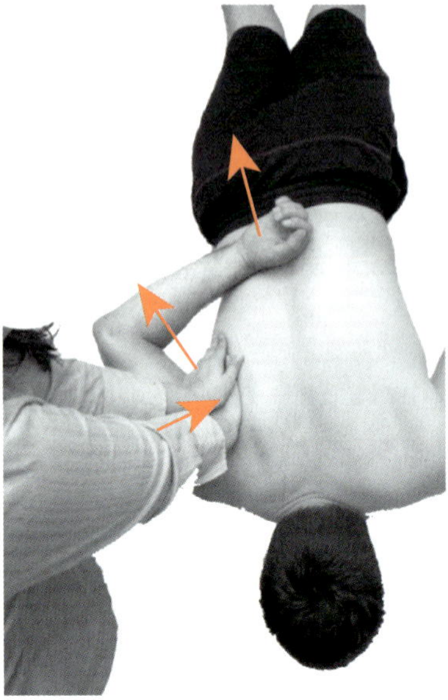

근육 검사 : 1. 환자를 복와위 시키고 하부 등에 손의 등 부분을 위치시킨다. 환자는 팔을 몸으로부터 뒤쪽(위쪽) 방향으로 멀리 떨어뜨린다. 2. 검사자는 환자의 외측 견갑골에 손을 위치시키고 앞쪽(아래쪽)과 외측으로 힘을 가한다.

역할 : 견갑골을 올리고 몸쪽으로 끌어들이며 관상면에서 관절와를 아래로 회전시킨다.

신경 지배 : 등쪽어깨신경(Dorsal scapular nerve, C5)

기시부/정지부 : *기시부* ; C7－T5 극돌기. *정지부* ; 견갑골의 척추 경계(vertebral border).

주의 : 능형근에 대한 수기 검사(manual testing)는 그리 신뢰할 만하지 못하다. 검사를 통해서 능형근의 역할을 구분하기 어렵기 때문이다.

전거근 (Serratus Anterior)

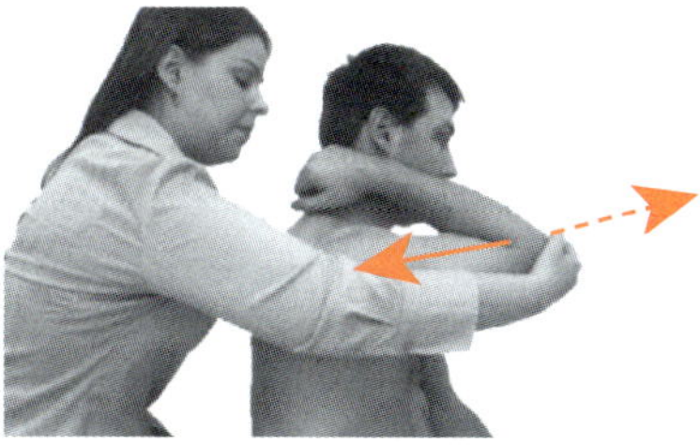

근육 검사 : 1. 팔꿈치를 완전히 굴곡시키고, 환자의 어깨를 90° 굴곡시키고 팔꿈치를 힘껏 앞방향과 정중선 방향으로 향하게 한다. 2. 한 손으로 반대편 어깨를 안정화시키면서 검사자는 다른 손으로 환자의 팔꿈치를 감싸쥐고 환자의 뒤쪽과 아래쪽 방향으로 환자의 팔꿈치에 압력을 가한다.

역할 : 견갑골을 내밀게 하고 시상면(sagittal plane)에서 관절와를 위쪽 방향으로 회전시킨다.

신경 지배 : 장흉 신경(Long thoracic nerve, C5, C6, C7)

기시부/정지부 : *기시부* ; 첫째부터 여덟 번째까지의 늑골. *정지부* ; 견갑골의 배측 척추 경계(ventral vertebral border)

주의 : 1. 이 근육은 상지 병변의 부위를 알아내기 위해 시행하는 훌륭한 부위이다. 전거근의 근력약화는 근위부에서 매우 손상이 있음을 알려준다(경부 신경근의 위치에 근접한 부위). 2. 이 검사는 오직 회전근개와 삼각근이 손상되지 않을 때만 유효하다.

견갑하근 (Subscapularis)

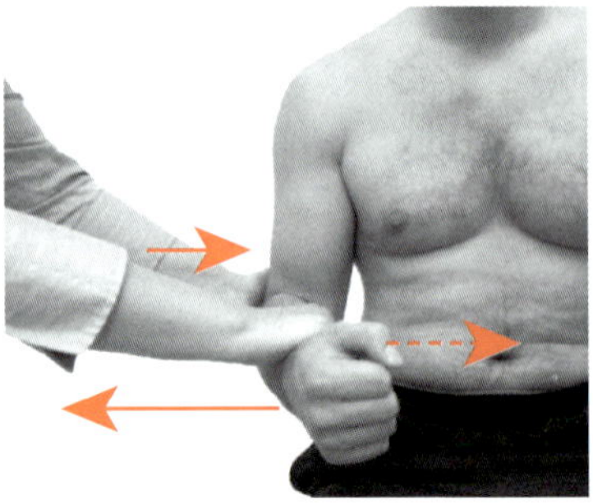

근육 검사 : 1. 환자를 앉히고 팔을 몸통 옆에 위치시키며 팔꿈치를 90° 굴곡시키고 전완을 중립상태로 둔다. 환자에게 팔꿈치를 몸통 옆에 붙인 채 전완을 정중선으로 돌리듯이 움직이게 하면서 어깨를 내회전시키도록 한다. 2. 검사자는 한손으로 팔꿈치를 지지하고 다른 손으로 환자의 손목 바로 근위부인 원위부 전완을 잡는다. 그리고 나서 검사자는 환자의 전완을 환자의 정중선에서 멀어지게 돌리듯이 움직이게 하여 강제로 환자의 어깨를 외회전시킨다.

역할 : 어깨를 내회전시키고 내전시킨다. 관절와에서 상완골을 안정화시킨다.

신경 지배 : 상부 그리고 하부 견갑하신경(subscapular nerve. C5, C6)

기시부/정지부 : *기시부* ; 견갑하와(subscapular fossa). *정지부* ; 상완골의 소결절(lesser tubercle of humerus)

주의 : 1. 견갑하근의 순수한 구별은 어렵고 이 근육의 약화는 어깨의 다른 내회전근(대흉근, 광배근, 대원근)의 약화를 뜻할 수도 있다. 2. 견갑하근을 평가하는 추가적인 방법인 Lift-Off 검사를 16쪽에서 살펴보시길 바랍니다.

어깨 외회전근들 (Shoulder External Rotators)

안정 근육들("SIT" Muscles) : 극상근(Supraspinatus), 극하근(Infraspinatus), 소원근(Teres Minor)

근육 검사 I : 1. 환자를 앉히고 팔을 몸통에 붙이며 팔꿈치는 90° 로 굴곡시키고 전완은 중립상태로 둔다. 정중선에서 환자의 손을 돌리듯이 움직이게 하여 환자의 어깨를 외회전 시킨다. 2. 검사자는 한손으로 환자의 팔꿈치를 지지하고 다른 손으로 환자의 정중선을 향하도록 환자의 원위부 전완에 반대 방향의 힘을 가하여 환자 어깨를 내회전 시키도록 한다.

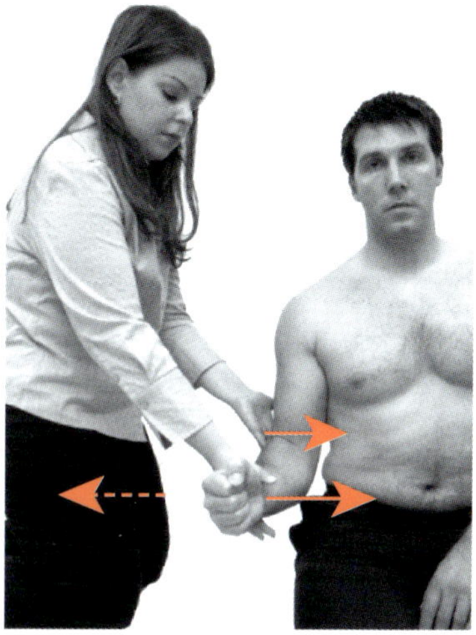

Test I

근육 검사 II : 1. 환자로 하여금 앉은 자세를 취하게 하고 어깨를 90° 외전시키고 팔꿈치를 90° 굴곡시킨다. 환자의 팔꿈치를 지렛대 받침목처럼 고정시키고 환자의 손을 천장방향으로 돌리듯이 움직여 어깨가 외회전 하도록 한다. 2. 검사자는 한손으로 팔꿈치를 안정화시키고 다른 한손으로 원위부 팔에 아래 방향으로 힘을 가하여 환자 어깨가 내회전 하도록 한다.

역할 : 어깨 골의 외회전(관절와에서 상완골의 외회전) ; 어깨 외전 중에 관절와에서 상완골두를 유지시킨다.

신경 지배 : 극상근과 극하근 : 견갑상 신경(suprascapular nerve C5, C6). 소원근 : 액와 신경(axillary nerve C5, C6)

기시부/정지부 : *극상근 기시부* ; 견갑골의 극상와(supraspinatus fossa). *극하근 기시부* ; 견갑골의 극하와(infraspinatus fossa) *소원근 기시부* ; 견갑골의 외측 경계. *정지부* : 상완골의 대결절(greater tubercle of humerus)

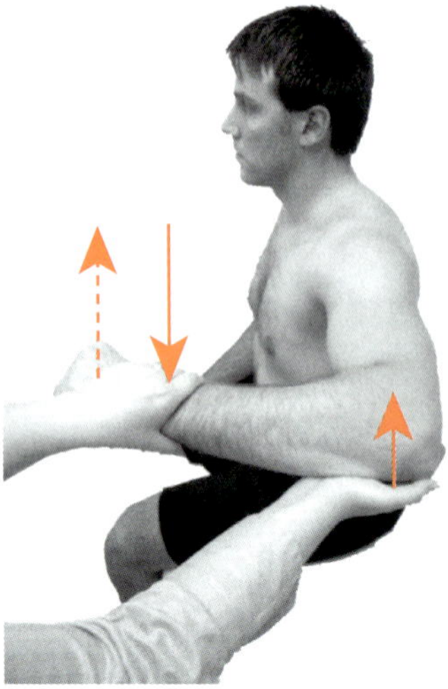

Test II

주의 : 만약 견갑골 회전근들이 약화된다면 외회전근들은 위 약화(falsely weak) 소견을 보일지도 모른다. 예를 들어, 만약 전거근의 약화가 있다면, 근육 검사 Ⅰ에서 보여지는 것과 같이 환자의 옆에서 외회전근들을 검사해야한다. 만약 승모근의 약화가 있으면 근육 검사 Ⅱ에서 보여진 것과 같이 외회전근들을 어깨 외전 자세에서 검사해야한다.

상완 이두근 (Biceps Brachii)

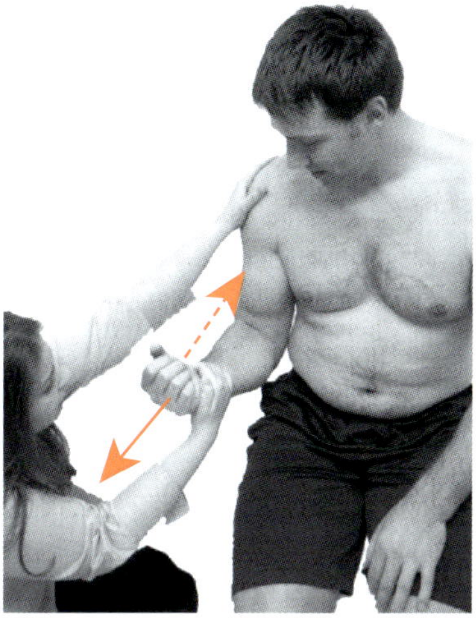

근육 검사 : 1. 환자를 앉히고 팔꿈치를 90° 굴곡시키고 전완을 회외전(supination)시킨다. 2. 검사자는 한손으로 동측 어깨를 앞에서 안정화시키고 다른 손으로 손목의 바로 앞 근위부를 잡고 팔꿈치를 신전시키도록 힘을 가한다.

역할 : 팔꿈치 굴곡, 전완 회외전(supination)

신경 지배 : 근피신경(Musculocutaneous nerve C5, C6)

기시부/정지부 : *단두 기시부(Short head origin)* ; 오구돌기(coracoid process). *장두 기시부(Long head origin)* ; 관절상 결절(supraglenoid tubercle). *정지부* ; 요골 조면(radial tuberosity)과 이두건막(lacertus fibrosis or bicipital aponeurosis).

주의 : 기계적 이점을 증가시키기 위해 검사자는 앉아있는 환자 옆에 서서 검사자의 팔꿈치를 최대한으로 신전시킨 채로 환자의 팔꿈치를 신전시키기 위해 검사자의 체중을 이용하여 아래쪽으로 힘을 가한다.

삼두근 (Triceps)

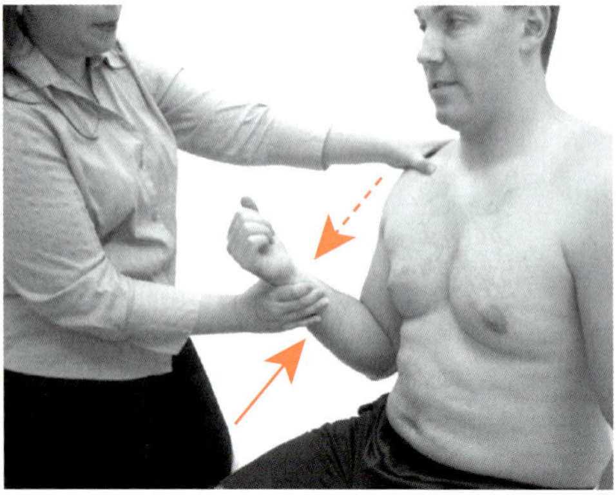

근육 검사 : 1. 환자를 앉히고 팔을 몸통 옆에 붙이고 팔꿈치를 90° 굴곡시키고 전완을 회외전(supination)시킨다. 환자는 주관절 신전을 시도한다. 2. 검사자는 한손으로 환자 어깨를 안정화하고 다른 손으로 환자 전완의 원위부를 잡으면서 환자 팔꿈치를 굴곡시키기 위해 위쪽으로 힘을 가한다.

역할 : 팔꿈치 신전

신경 지배 : 요골 신경(C6, C7, C8)

기시부/정지부 : *장두 기시부(Long head origin)* ; 견갑골의 관절하 결절(infraglenoid tubercle of scapula) *내측두 기시부(Medial head origin)* ; 내측 요골 나선구(medial radial spiral groove). *외측두 기시부(Lateral head origin)* ; 외측 요골 나선구(lateral radial spiral groove). *정지부* ; 주두돌기(olecranon)

원형회내근 (Pronator Teres)

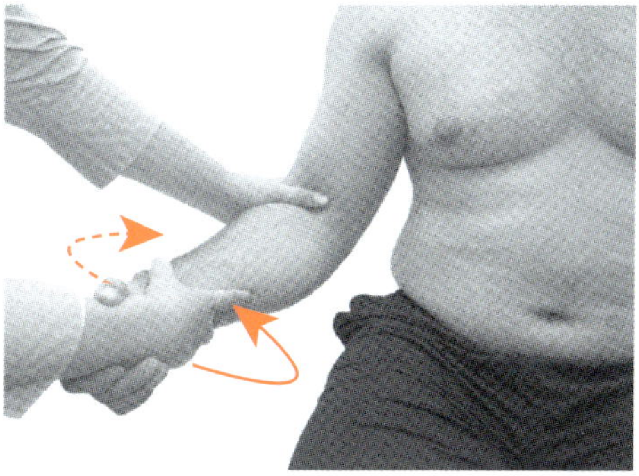

근육 검사 : 1. 환자의 주관절을 90° 굴곡시키고 전완을 중립자세로 놓는다. 환자는 저항에 대항하여 전완을 힘껏 회내전(pronation)시킨다. 2. 검사자는 환자의 팔목의 바로 근위부인 전완을 잡고 전완을 힘껏 회외전(supination)시킨다.

역할 : 전완을 회내전(pronation)시킨다.

신경 지배 : 정중신경(C6, C7)

기시부/정지부 : *심층두 기시부(Deep head origin)* ; 척골의 오구돌기(coronoid process). *피층두 기시부(Superficail head origin)* ; 내측 위관절 융기(medial epicondyle). *정지부* ; 요골의 중앙 외측 표면

요측수근굴근 (Flexor Carpi Radialis)

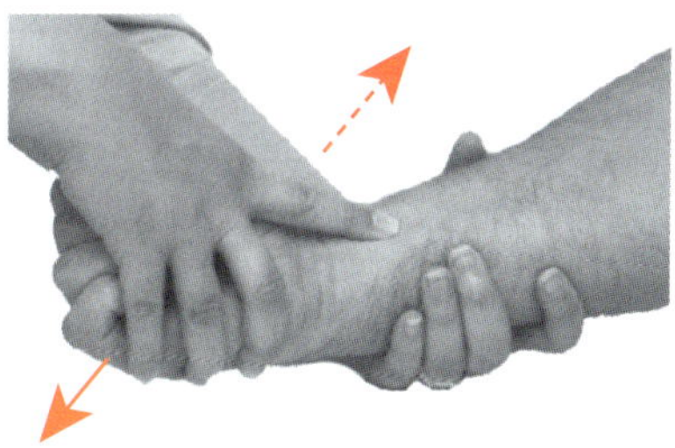

근육 검사 : 1. 환자는 완관절을 굴곡시키고 요골쪽으로 구부린다(외전). 2. 검사자는 한손으로 환자의 완관절 바로 근위부인 전완을 지지하면서 환자의 완관절에 신전 및 척골 방향으로 힘을 가한다. 힘을 가할 때 검사자의 검지를 요측수근굴근 인대의 긴장을 촉진한다.

역할 : 완관절을 굴곡시키고 요골쪽으로 구부린다.

신경 지배 : 정중신경(C6, C7)

기시부/정지부 : *기시부* ; 내측 위관절 융기(medial epicondyle) *정지부* ; 둘째 중수골의 기저부(base of second metacarpal)

척측수근굴근 (Flexor Carpi Ulnaris)

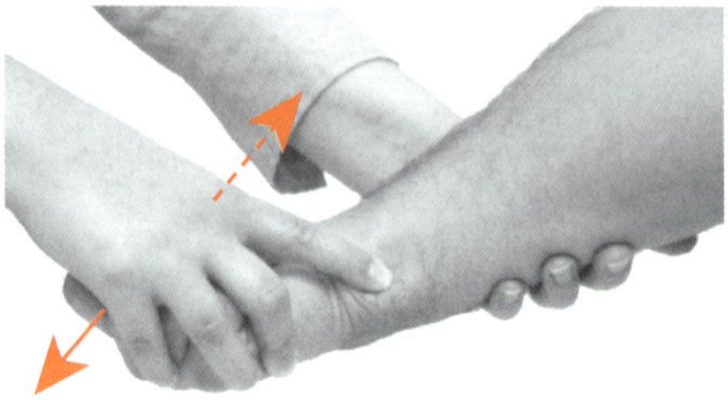

근육 검사 : 1. 환자는 완관절을 굴곡시키고 척골쪽으로 구부린다(내전). 2. 검사자는 한손으로 환자의 완관절 근위부 전완을 지지하면서 환자 완관절에 신전과 요측 구부림이 되도록 다른 손으로 힘을 가한다. 힘을 가할 때 검사자는 척측수근굴근 인대의 긴장을 촉진한다.

역할 : 완관절을 굴곡시키고 척골쪽으로 구부린다.

신경 지배 : 척골 신경(C7, C8)

기시부/정지부 : *내측두 기시부(Medial head origin)* ; 내측 위관절 융기(medial epicondyle). *척측두 기시부(Ulnar head origin)* ; 주두돌기(olecranon). *정지부* ; 유구골 고리(hook of the hamate), 다섯째 중수골(fifth metacarpal), 두상골(pisiform)

장요측수근신근과 단요측수근신근
(Extensor Carpi Radialis Longus and Brevis)

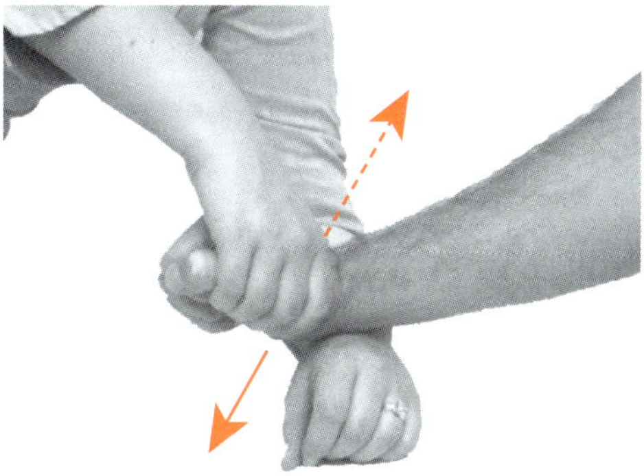

근육 검사 : 1. 환자의 손목을 검사자의 손목위에 놓는다. 2. 환자는 느슨히 쥔 주먹을 하고 완관절을 신전시키고 요골쪽으로 구부린다. 3. 검사자는 환자의 주먹을 잡고 환자의 완관절을 굴곡시키고 척골쪽으로 구부린다.

역할 : 완관절의 신전과 요골쪽으로의 구부림

신경 지배 : 요골 신경(C6, C7)

기시부/정지부 : *기시부* ; 외측 위관절 융기(laterall epicondyle). *장요측수근신근 정지부* ; 둘째 중수골(second metacarpal). *단요측수근신근 정지부* ; 셋째 중수골(third metacarpal)

주의 : 검사자는 이 자세에서 환자에게 불편감을 야기시기는 것을 피하기 위해 검사자의 팔목을 제거하는 것을 원할 수도 있다.

표재수지굴근 (Flexor Digitorum Superficialis)

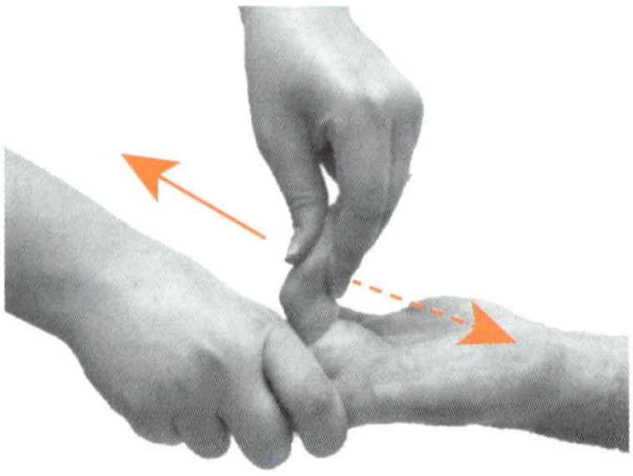

근육 검사 : 1. 검사자는 환자의 환자의 검지, 약지, 소지를 중지 뒤에서 한 손으로 잡아서 안정화시키고 중수수지(metacarpophalangeal, MCP)와 근위지절(proximal interphalangeal, PIP), 원위지절(distal interphalangeal, DIP) 관절들에서 완전히 신전시킨다. 2. 환자에게 나머지 손가락들이 신전되어 있는 동안 중지를 굴곡해보라고 요청한다. 서술된 자세는 원위지절(DIP) 관절에서의 굴곡과 심수지굴근(flexor digitorum profundus)의 어떤 운동도 못하게 한다. 3. 검사자는 중지의 근위지절 관절에서 신전방향으로 힘을 가해서 굴곡에 저항한다.

역할 : 중수수지와 근위지절 관절들을 굴곡시키고 완관절과 주관절의 굴곡을 돕는다.

신경 지배 : 정중신경(C7, C8, T1)

기시부/정지부 : *기시부* ; 내측 위관절 융기(medial epicondyle), 척골의 오구돌기(coronoid process)와 요골의 상부 1/2. *정지부* ; 검지, 중지, 약지, 그리고 소지의 중간수지골(middle phalange)의 기저부

주의 : 요골쪽으로 신경이 분포하는 완관절 신전근들의 약화는 완관절이 안정화되지 않으면 수지 굴곡근들의 위(false) 약화의 결과를 보일 수 있다. 이러한 경우에는, 검사자는 검사를 시행하게 위해 중립 자세에서 환자의 완관절을 지지해야 한다

심수지굴근 (Flexor Digitorum Profundus)

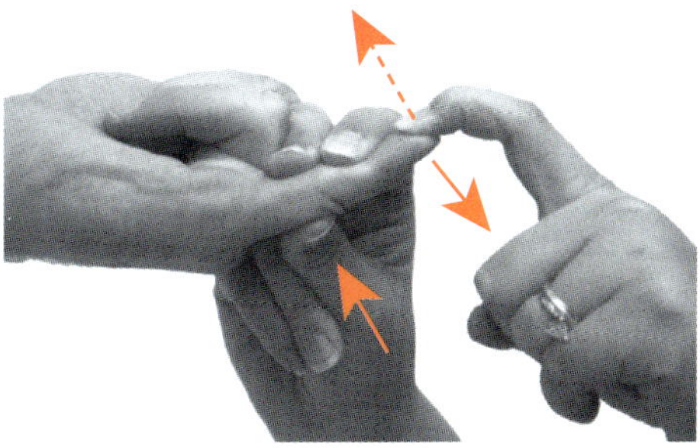

근육 검사 : 1. 검사자는 환자의 검사 대상인 근위지절 관절을 고정시키고 환자의 근위지절 관절의 등쪽면에 검사자의 엄지를 위치시킨다 ; 검사자의 검지와 중지는 환자의 근위수지골과 중간수지골(proximal and middle phalanges)의 손바닥면 위에 위치시킨다. 2. 환자에게 손가락을 "구부리라고" 요청한다. 근위지절이 검사자의 검지와 엄지에 의해 신전된 상태로 고정되어 있는 동안 원위지절이 굴곡될 것이다. 3. 검사자는 그러고 나서 원위지절이 신전되도록 힘을 가한다.

역할 : 중수수지, 근위지절 그리고 원위지절 관절들의 굴곡 ; 또한 완관절 굴곡에 기여한다.

신경 지배 : *검지와 중지* ; 정중신경의 전방 골간분지. *약지와 소지* ; 척골신경(C7, C8, T1)

기시부/정지부 : *기시부* ; 척골의 전내측 표면과 골간막의 근위부 2/3. *정지부* ; 검지, 중지, 약지 그리고 소지의 원위수지골의 기저부

주의 : 1. 심수지굴근은 원위지절 관절을 굴곡시키는 유일한 근육이다. 2. 요골면으로 신경지배되는 완관절 신전근의 약화는 완관절이 고정되어 있지 않으면 수지굴근의 위(false) 약화의 결과를 보일 수 있다. 이러한 경우에 검사자는 환자의 완관절을 중립자세로 지지하여야 한다.

시지신근 (Extensor Indicis)

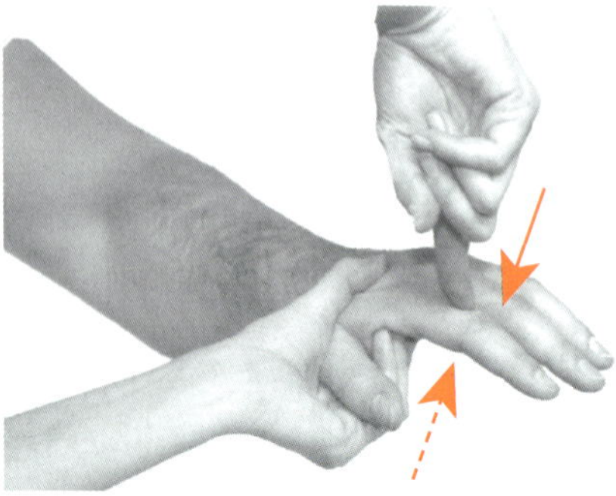

근육 검사 : 1. 환자는 검지를 신전한다. 2. 검사자는 환자의 검지의 근위수지골 위에 힘을 가하여 중수수지 관절이 굴곡을 하도록 힘을 가한다.

역할 : 검지의 중수수지(MCP)와 근위지절(PIP) 그리고 원위지절(DIP) 관절들의 신전시키고, 완관절의 신전을 돕는다.

신경 지배 : 요골 신경의 후방 골간분지(C7, C8)

기시부/정지부 : *기시부* ; 원위부 등쪽 척골과 골간막. *정지부* ; 검지의 신전근, 신근덮개를 통한 근위수지골, 중심편(central slip)을 통한 중간수지골, 외측밴드(lateral band)를 통한 원위수지골.

주의 : 1. 다른 근육들도 근위지절(PIP) 그리고 원위지절(DIP) 관절들을 신전시키기 때문에 근위수지골 위에 힘을 주어야 한다. 2. 시지신근과 검지에 위치한 지신근(extensor digitorum)을 구별하기는 어렵다.

장무지굴근 (Flexor Pollicis Longus)

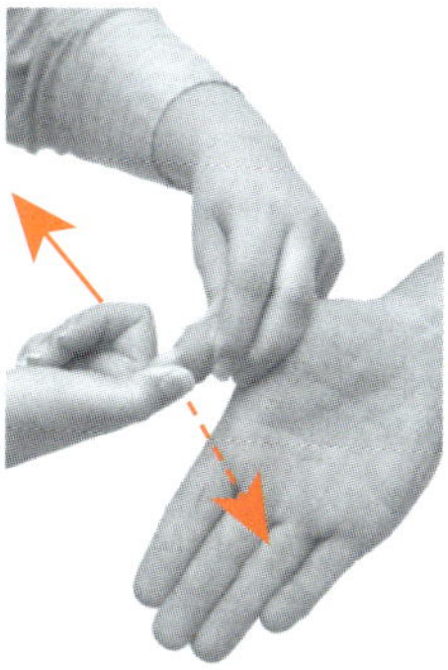

근육 검사 : 1. 검사자는 검사자의 엄지와 검지사이에 환자의 엄지를 단단히 잡아서 환자의 엄지의 중수수지(MCP) 관절을 고정시킨다. 2. 환자에게 검사할 엄지를 구부리도록 요청한다. 지간관절(interphalangeal joint)는 굴곡될 것이지만 중수수지는 검사자에 의해서 신전된 채로 고정되어 있다. 3. 검사자는 환자 엄지의 원위수지골을 잡아서 지간관절을 신전되도록 힘을 준다.

역할 : 지간관절과 엄지의 중수수지 관절을 굴곡시킨다.

신경 지배 : 정중신경의 전방 골간분지(C8, T1)

기시부/정지부 : *기시부* ; 요골과 골간막의 전방 표면. *정지부* ; 엄지의 원위수지골의 기저부

장무지신근과 단무지신근 (Extensor Pollicis Longus and Brevis)

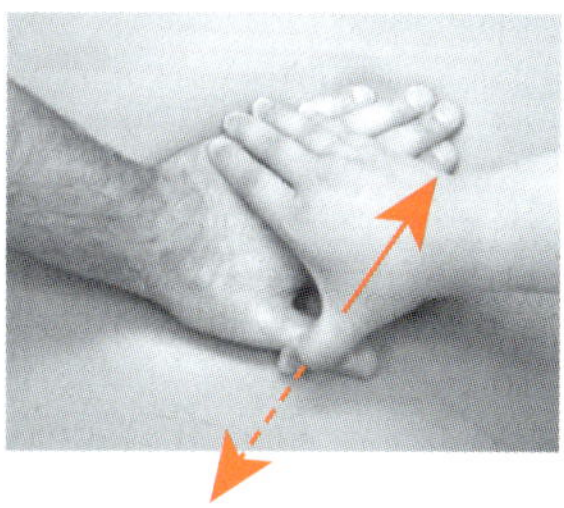

근육 검사 : 1. 환자의 손바닥을 펴서 탁자에 닿도록 올려놓고 엄지를 신전시킨다. 2. 검사자는 환자의 손바닥을 향하여 환자의 엄지를 밀도록 근위수지골에 힘을 가한다.

역할 : 엄지 중수수지(MCP)의 신전은 장무지신근과 단무지신근이 모두 관여하고, 지간관절(IP)의 신전은 장무지신근만 관여한다.

신경 지배 : 요골신경의 후방 골간분지(C7, C8)

기시부/정지부 : *장무지신근 기시부* ; 후방 척골의 중앙부위와 골간막. *단무지신근 기시부* ; 원위 요골과 골간막. *장무지신근 정지부* ; 엄지의 원위수지골의 기저부. *단무지신근 정지부* ; 엄지의 근위수지골의 기저부

단무지외전근 (Abductor Pollicis Brevis)

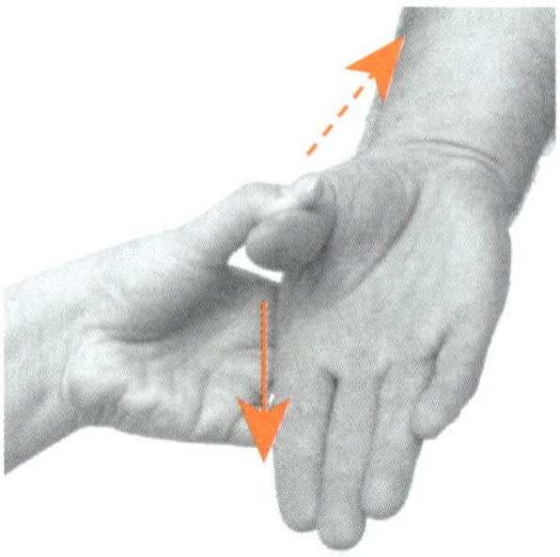

근육 검사 : 1. 환자로 하여금 손바닥을 위로 향하게 하여 허벅지에 놓게 한 뒤, 엄지를 외전시키게 한다. 2. 검사자는 환자의 근위수지골에 힘을 가하여 환자의 검지의 척골면을 향하여 엄지를 내전시킨다.

역할 : 손바닥으로부터 엄지를 80° ~90° 외전시킨다.

신경 지배 : 정중신경(C8, T1)

기시부/정지부 : *기시부* ; 굴근지대(flexor retinaculum), 대능형골(trapezium), 주상골(scaphoid). *정지부* ; 엄지의 근위수지골

주의 : 1. 수관근 원위부에서 신경분지를 받아서 수관근 증후군에 영향을 받을 수 있다. 2. 검사자는 엄지를 자세 취하게 할 때 "엄지를 치켜세우고 반대편 어깨를 향하게 하세요."라고 환자에게 말해줌으로써 도울 수 있다.

무지내전근 (Adductor Pollicis)

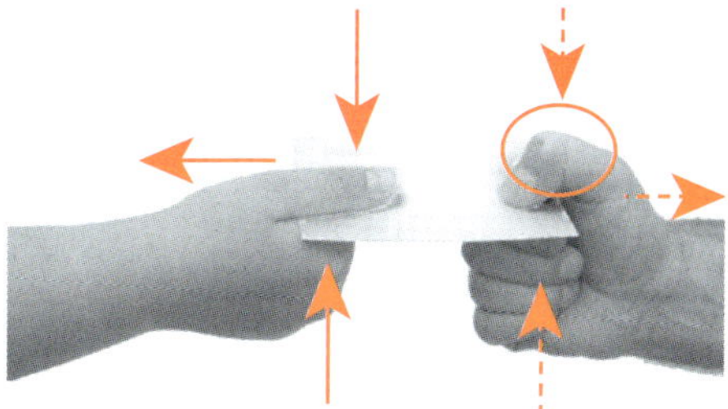

근육 검사 : 1. 환자는 주먹을 쥐고 종이나 색인 카드를 검지의 척골면과 엄지의 손바닥쪽 사이에 끼우며, 엄지의 지간관절(IP)은 신전시킨다. 검사자가 종이 다른 쪽에서 종이를 당기는 동안 환자에게 종이가 움직이지 않게 꼭 쥐도록 지시한다. 2. 검사자와 환자는 종이를 잡아당기고, 검사자는 엄지의 지간관절이 굴곡이 되는지 관찰한다. 종이가 환자로부터 빠져나오거나 환자의 지간관절이 굴곡이 된다면(Froment Sign' s, 45쪽을 보세요) 무지내전근이 약화된 것이다. 이러한 소견은 장무지굴근(flexor pollicis longus)이 약해진 무지내전근의 기능을 대체하는 것을 보여주는 것이다.

역할 : 엄지의 내전

신경 지배 : 척골신경의 심부 분지(C8, T1)

기시부/정지부 : *사선두 기시부(Oblique head origin)* ; 유두골(capitate)와 둘째, 셋째 중수골(metacarpal). *횡두 기시부(Transverse head origin)* ; 셋째 중수골. *정지부* ; 척골 종자골(unlar sesamoid)와 근위수지골의 외측결절

제 1배측지간골근 (First Dorsal Interosseous)

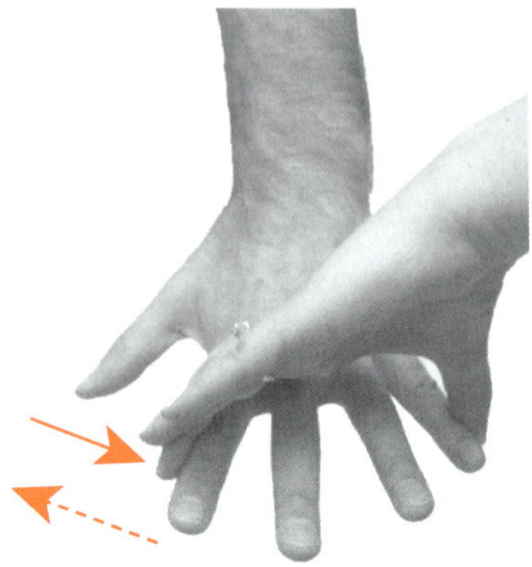

근육 검사 : 1. 환자로 하여금 환자의 손가락들을 따로 떨어지게 펼치도록 요청한다. 2. 검사자는 환자의 검지를 내전시키도록 힘을 가한다.

역할 : 중지로부터 검지를 멀리 떨어지도록 외전시킨다.

신경 지배 : 척골신경의 심부 분지(C8, T1)

기시부/정지부 : *기시부* ; 첫째와 둘째 중수골. *정지부* ; 근위수지골의 외측 기저부와 검지의 신근 덮개(extensor hood)

주의 : 1. 대부분 소지외전근(abductor digiti minimi)과 같이 검사된다. 2. 배측지간골근을 포함한 내재근(intrinsic muscle)들은 중수수지(MCP)를 굴곡시키고 근위지절(PIP) 과 원위지절(DIP) 관절들을 신전시킨다. 손가락 외전은 척측으로 신경이 분지된 신전근들(이 근육들은 중수수지 관절을 신전시킨다.)과 함께 이루어진다. 그러므로 만약 척측으로 신경이 분지된 손가락 신전근들이 약화된다면(예컨대 요골신경병증), 검사자가 신전된 중수수지 관절을 고정시키지 않는다면 지간골근과 소지외전근은 위 약화된 것처럼 보일 것이다.

소지외전근 (Abductor Digiti Minimi)

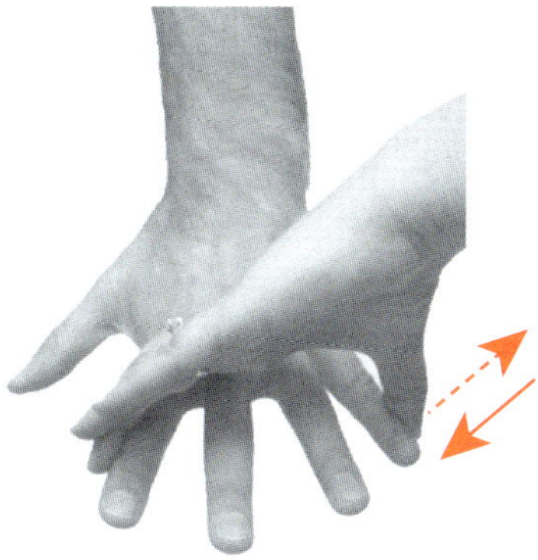

근육 검사 : 1. 환자로 하여금 환자의 손가락들을 따로 떨어지게 펼치도록 요청한다. 2. 검사자는 환자의 소지를 내전시키도록 힘을 가한다.

역할 : 중지로부터 소지를 멀리 떨어지도록 외전시킨다.

신경 지배 : 척골신경의 심부 분지(C8, T1)

기시부/정지부 : *기시부 ;* 두상골(pisiform). *정지부 ;* 소지의 근위수지골의 내측 기저부와 소지의 신전건(extensor expansion)

주의 : 1. 대부분 제 1 배측지간골근(First Dorsal Interosseous)과 같이 검사된다. 2. 제 1 배측지간골근(First Dorsal Interosseous)의 주의 2번을 읽어보세요.

장측지간골근 (Palmar Interossei)

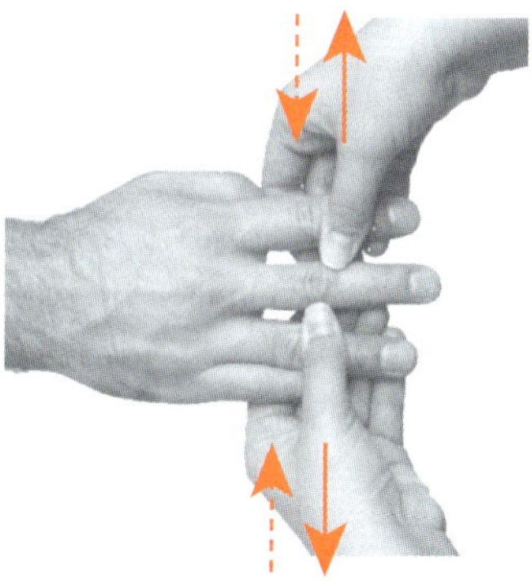

근육 검사 : 1. 환자에게 손가락들을 펴고 함께 모으도록 요청한다. 2. 검사자는 환자의 장지로부터 손가락들을 떨어뜨린다.

역할 : 검지, 약지, 소지를 중지로 내전시킨다.

신경 지배 : 척골신경의 심부 분지(C8, T1).

기시부/정지부 : *기시부 ;* 둘째, 넷째, 다섯째 중수골. *정지부 ;* 검지, 약지, 소지의 근위수지골과 신전건(extensor expansion)

주의 : 흔한 두문자어(acronym)는 "DAB PAD"(Dorsal interossei ABduct and Palmar interossei ADduct)

수장장근 (Palmaris Longus)

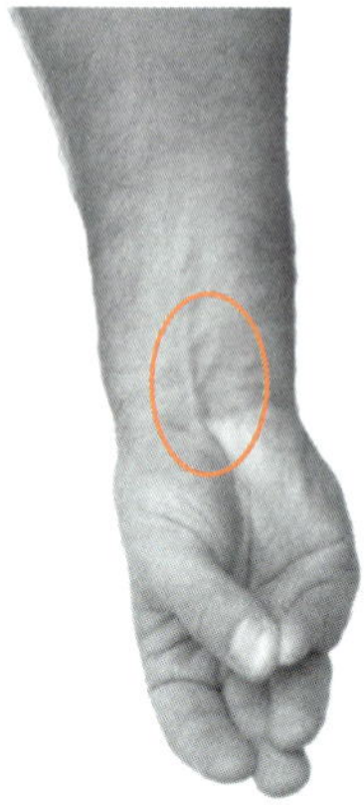

근육 검사 : 1. 환자는 엄지와 소지를 맞닿게 하고 완관절을 굴곡한다. 2. 검사자는 피부로부터 건(tendon)이 돌출되어 보이는지 관찰한다.

역할 : 완관절을 굴곡시키고 수장건막(palmar aponeurosis)을 팽팽하게 한다.

신경 지배 : 정중신경(C7, C8).

기시부/정지부 : *기시부* ; 내상과(medial epicondyle). *정지부* ; 수장건막(palmar aponeurosis), 지대(retinaculum)의 원위부 1/2, 두상골(pisiform)

주의 : 이 검사는 진정한 수기 근육 검사는 아니지만 환자가 수장장근을 가지고 있는지 여부를 결정하는데 임상적으로 유용하다. 수장장근은 환자에서 편측으로 16%, 양측으로 9% 존재하지 않는다*.

* Thompson NW, Mockford BJ, Cran GW. Absence of the palmaris longus muscle : a population study. *Ulster Med J*, 2001 ; 70(1) : 22 – 24

■■■ 하지 검사 (Lower Extremities)

장요근 (Iliopsoas)

요근과 장골근(Psoas and Iliacus)

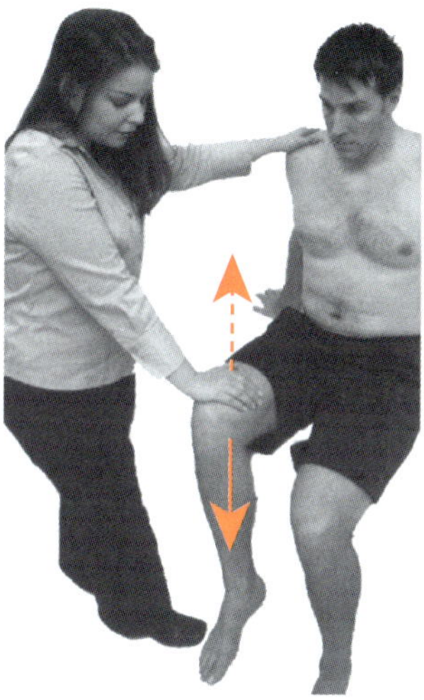

근육 검사 : 1. 앉은 환자에게 마치 행진하는 것처럼 슬관절을 굴곡시켜 올리도록 요청한다. 2. 검사자는 환자의 어깨를 전방에서 한손으로 고정시키면서 환자의 원위부 대퇴부에 아래쪽으로 힘을 가한다.

역할 : 주로 고관절 굴곡

신경 지배 : 대퇴 신경(femoral nerve. L2, L3, L4).

기시부/정지부 : *요근 기시부(Psoas origin)* ; T12–L5 척추체와 척추간 디스크, L1–L5 횡돌기. *장골근 기시부(Iliacus origin)* ; 장골와(iliac fossa). *정지부* ; 소전자(lesser trochanter of femur)

고관절 내전근들 (Hip Adductors)

대내전근, 장내전근, 단내전근(Adductor Magnus, Longus, and Brevis)

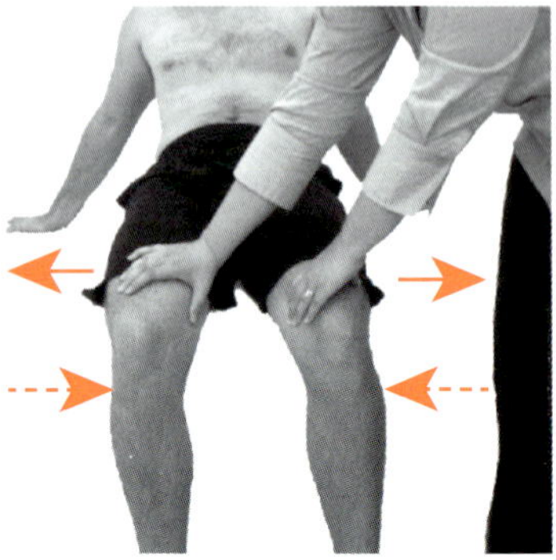

근육 검사 : 1. 앉은 환자에게 무릎을 모으도록 요청한다. 2. 검사자는 손을 각각의 무릎의 내측에 위치시키고 두 무릎을 떨어뜨려 고관절을 외전시킨다.

역할 : 고관절의 외전

기시부/정지부 : *대내전근 기시부(Magnus origin)* ; 하치골가지(inferior pubic ramus), 좌골가지(ischial ramus), 좌골조면(ischial tuberosity). *장내전근 기시부(Longus origis)* ; 치골체(body of pubis). *단내전근 기시부(Brevis origin)* ; 하치골가지(inferior pubic ramus). *대내전근 정지부(Magnus insertion)* ; 둔근조면 (gluteal tuberosity of femur), 조선(linea aspera), 내측상과릉(medial supracondylar ridge), 내전근 결절(adductor tubercle). *장내전근 정지부(Longus insertion)* ; 조선(linea aspera). *단내전근 정지부(Brevis insertion)* ; 치골근선(pectineal line)과 상부 조선(superior linea aspera)

주의 : 치골근(pectineus), 박근(gracilis), 내폐쇄근(obturator internus) 그리고 외폐쇄근(obturator externus)등을 포함한 다른 근육들도 고관절 내전에 기여한다.

고관절 외전근들 (Hip Abductors)

대퇴 근막 장근, 중둔근 소둔근(Tensor fascia Lata, Gluteus Medius, and Minimus)

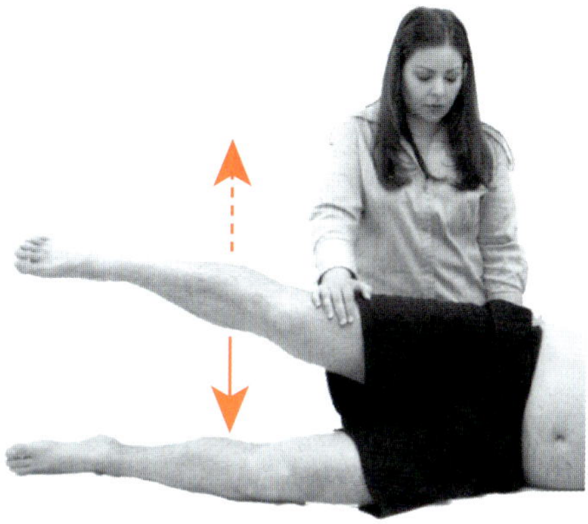

근육 검사 : 1. 환자는 진찰대에 한쪽으로 눕고 하지를 외전시킨다. 2. 검사자는 한손으로 환자의 골반을 고정하고 다른 손으로 원위부 대퇴에 올려놓아 대퇴를 아래쪽, 정중선방향으로 민다.

역할 : 외전(그리고 내회전)

신경 지배 : 상둔신경(superior gluteal nerve. L4, L5, S1)

기시부/정지부 : *대퇴 근막 장근 기시부(Tensor fascia lata(TFL) origin)* ; 전상 장골극(anterior superior iliac spine), 전장골능(anterior iliac crest), 그리고 대퇴 근막(fascia lata). *중둔근 및 소둔근의 기시부(Gluteus medius and minimus origin)* ; 장골 등쪽(dorsal ilium). *대퇴 근막 장근 정지부(TFL insertion)* ; 장경인대(iliotibial band). *중둔근과 소둔근의 정지부(Gluteus medius and minimus insertion)* ; 대전자(greater trochanter).

주의 : 검사자는 수직면으로 동작이 유지되도록 환자 골반을 고정시켜야 하고 골반 고정을 통해 고관절 외전근을 대신하는 고관절 굴곡근들의 보완작용을 방지하여야 한다.

고관절 내회전근들 (Hip Internal Rotators)

대퇴 근막 장근, 내폐쇄근, 중둔근, 소둔근(Tensor Fascia Lata, Obturator Internus, and Gluteus Medius and Minimus)

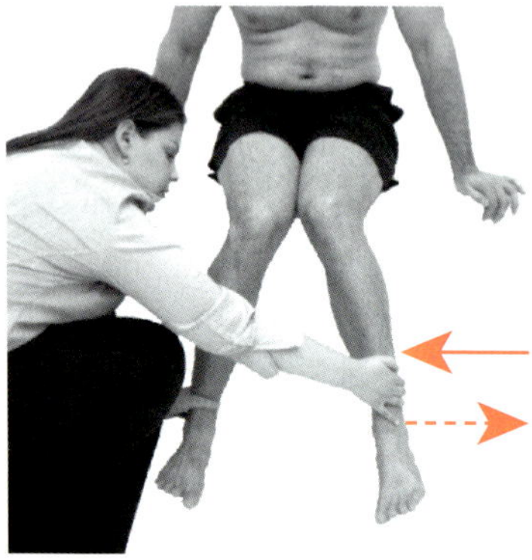

근육 검사 : 1. 앉은 환자에게 무릎을 모으게 유지시키고 고관절을 내회전하여 발목들을 떨어뜨리도록 유지하게 요청한다. 2. 검사자는 손을 각각의 외측 발목을 위치시키고 정중선을 향해 발목들에 힘을 가한다.

역할 : 고관절의 내회전과 외전

신경 지배 : 상둔신경(superior gluteal nerve. L4, L5, S1) ; 내폐쇄근은 L5, S1, S2의 신경을 분지 받는다.

기시부/정지부 : *대퇴 근막 장근 기시부(TFL origin)* ; 전상장골극(anterior superior iliac spine), 전장골능(anterior iliac crest), 그리고 대퇴 근막(fascia lata). *중둔근 및 소둔근의 기시부(Gluteus medius and minimus origin)* ; 장골 등쪽(dorsal ilium). *대퇴 근막 장근 정지부(TFL insertion)* ; 장경인대(iliotibial band). *중둔근과 소둔근의 정지부(Gluteus medius and minimus insertion)* ; 대전자(greater trochanter).

대퇴사두근 (Quadriceps)

대퇴직근, 외측광근, 중간광근, 내측광근(Rectus Femoris, Vastus Lateralis, Intermedius, and Lateralis)

근육 검사 : 1. 앉은 환자에게 고관절과 슬관절을 90° 굴곡시키게 한 후 슬관절을 신전하도록 요청한다. 2. 검사자는 한 손을 환자의 검사대상 슬관절 뒤를 통해 반대편 슬관절 앞부분에 손을 올려놓는다. 검사자는 다른 손으로 환자의 발목을 잡고 검사자 팔꿈치의 고정을 위해 검사자의 내측 슬관절에 검사자 팔꿈치를 위치시킨다. 3. 그런 후, 환자에게 슬관절을 신전하라고 요청한다. 검사자는 슬관절 신전에 저항하고 슬관절 굴곡이 되도록 힘을 가하며, 필요시 검사자의 체중을 이용하여 앞으로 기댄다.

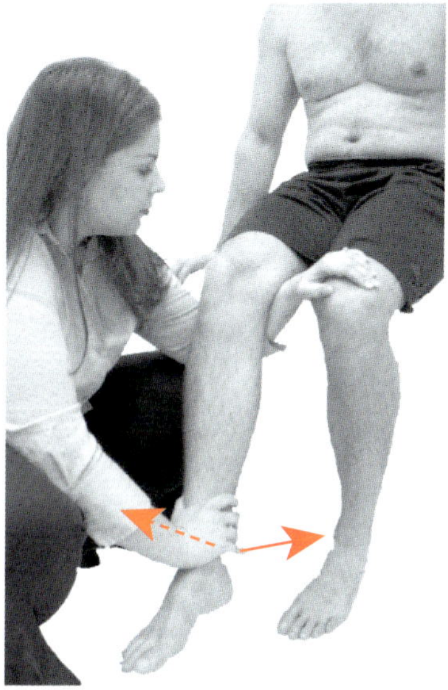

역할 : 슬관전 신전 ; 대퇴직근(rectus femoris)은 고관절 굴곡에 기여하곤 한다.

신경 지배 : 대퇴 신경(L2, L3, L4)

기시부/정지부 : *대퇴직근 기시부(Rectus Femoris origin) ;* 전상 장골극(anterior superior iliac spine)과 관골구의 상부순(superior lip of acetabulum). *외측광근, 중간광근, 내측광근의 기시부(Vastus Lateralis, Intermedius, and Lateralis origin) ;* 대퇴골. *정지부 ;* (슬개인대를 통하여) 슬개골(patella)과 경골결절(tibial tuberosity)

주의 : 대퇴사두근은 매우 강한 근육이다. 검사를 위해 적절한 자세잡기를 하여야 이 근육의 힘을 압도할 수 있다.

슬굴곡근 (Hamstrings)

대퇴직근, 반막양근, 반건양근(Biceps Femoris, Semimembranosus, and Semitendinosus)

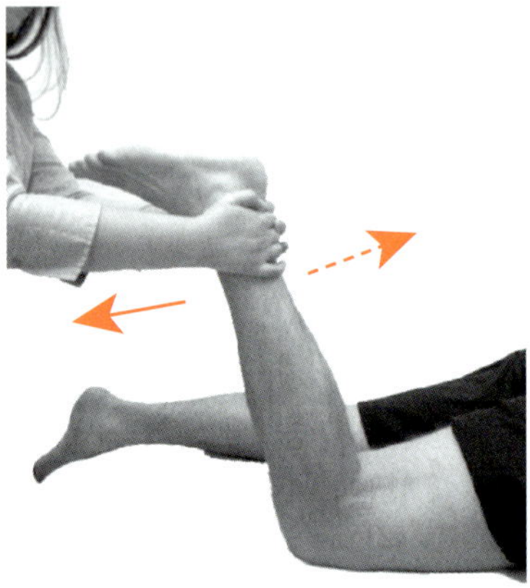

근육 검사 : 1. 환자는 앉거나 엎드리고 슬관절을 구부린다. 2. 검사자는 환자의 발목을 잡고 슬관절이 신전되도록 힘을 준다.

역할 : 주로 슬관절 굴곡과 고관절 신전

신경 지배 : 경골 신경(L5, S1, S2) ; 총비골 신경은 대퇴직근의 단두에 분지한다(L5, S1, S2).

기시부/정지부 : *반막양근, 반건양근 그리고 대퇴직근의 장두 기시부 ;* 좌골조면(ischial tuberosity). *대퇴직근의 단두 기시부 ;* 조선(linea aspera). *반막양근 정지부 ;* 후방 경골 내과(posterior medial tibial condyle). *반건양근 정지부 ;* 경골 내측 근위부(proximal medial tibial shaft). *대퇴직근 정지부 ;* 비골두와 경골 외과(Fibular head and lateral tibial condyle).

주의 : 슬굴곡근 다수의 신경근과 한 개 이상의 말초신경으로부터 지배를 받기 때문에 구별하기 어렵다. 검사자는 근력을 평가하기 위해 내측과 외측 슬굴곡근의 수평적인 긴장감을 비교할 수 있다.

전경골근 (Tibialis Anterior)

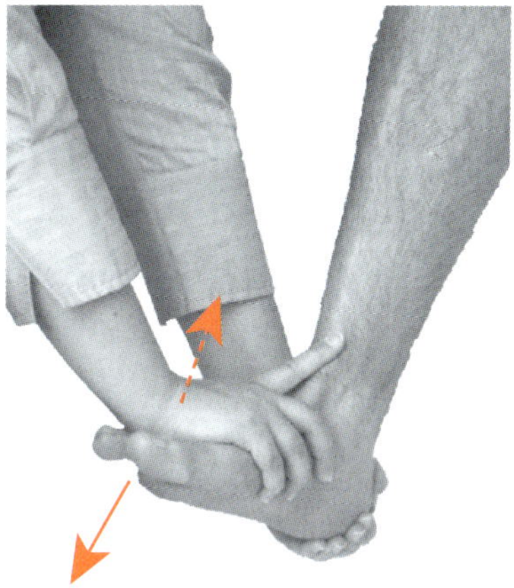

근육 검사 : 1. 환자는 바닥에 발꿈치를 놓거나 검사자의 모아 쥔 손안에 발꿈치를 놓은 상태에서 족관절을 배굴(dorsiflexion)시킨다. 2. 검사자는 다른 손을 발의 원위부 발등에 올려놓고 족관절을 족저굴곡(plantarflexion) 하도록 힘을 준다.

역할 : 족관절의 배굴과 내반(inversion)

신경 지배 : 심비골 신경(Deep peroneal nerve. L4, **L5**, S1)

기시부/정지부 : *기시부 ;* 경골 외과(Lateral tibial condyle), 외측 경골의 상부 2/3, 그리고 골간막(interosseous membrane). *정지부 ;* 첫째 설상골(first cuneiform)과 첫째 중족골(first metatarsal).

주의 : 검사자는 다른 족관절 배굴근들과 전경골근을 구별하기 위해 검사 동안에 전경골근 건의 긴장도를 촉지할 수 있다.

후경골근 (Tibialis Posterior)

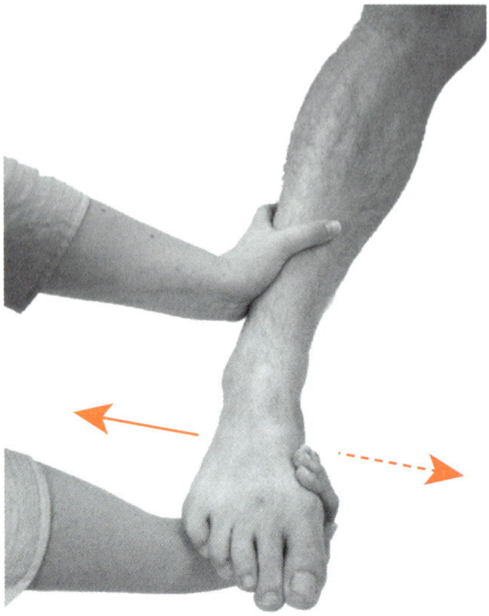

근육 검사 : 1. 환자는 족저굴곡하고 발을 내반시킨다. 이를 위해 환자에게 "발가락을 아래로 안쪽으로 해보세요."라고 지시한다. 2. 검사자는 한손으로 족외과(lateral malleolus) 바로 위의 원위부 다리를 지지하고 다른 손으로 발의 내측을 잡는다. 검사자는 발을 외반(eversion)하도록 힘을 준다.

역할 : 족관절 족저굴곡(plantar-flexion)과 내반(inversion)

신경 지배 : 경골 신경(L4, **L5**, **S1**, S2)

기시부/정지부 : *기시부* ; 경골 근위부 2/3, 내측 비골, 그리고 골간막. *정지부* ; 주상골조면(navicular tuberosity), 재거돌기(sustentaculum tali), 모든 세 개의 설상골들(cuneiforms), 그리고 둘째 셋째 넷째 중족골(metatarsal)의 기저부.

주의 : 전경골근 건의 수축을 관찰함으로써 배굴근들(dorsiflexors)이 수축하지 않음을 확인해야 한다.

장비골근과 단비골근 (Peroneus Longus and Brevis)

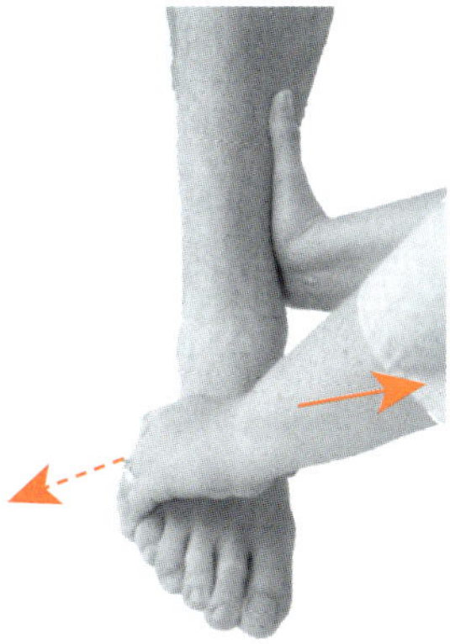

근육 검사 : 1. 환자는 족저굴곡하고 발을 외반한다. 환자에게 "발가락을 아래로 바깥으로 해보세요."라고 지시한다. 2. 검사자는 한손으로 족내과(medial malleolus) 바로 위의 원위부 다리를 잡고 다른 손으로 발의 외측을 잡는다. 검사자는 발을 내전시키도록 힘을 가한다.

역할 : 족관절 족저굴곡(plantarflexion)과 외반(eversion)

신경 지배 : 천비골신경(Superficial peroneal nerve. L4, **L5**, **S1**, S2)

기시부/정지부 : *기시부* ; 비골과 골간막. *장비골근 정지부* ; 첫째 중족골(metatarsal)과 내측 설상골(cuneiform)의 기저부. *단비골근 정지부* ; 다섯째 중족골(metatarsal)의 기저부

주의 : 발가락이 검사기간 동안 확장하지 않도록 한다.

장무지굴근 (Flexor Hallucis Longus)

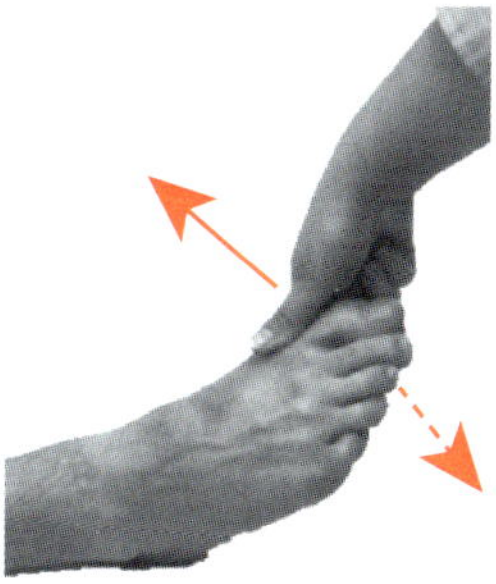

근육 검사 : 1. 환자는 첫째 발가락(엄지 발가락)을 굴곡한다. 2. 검사자는 엄지를 첫째 중족지절관절(metatarsophalangeal. MTP)의 등쪽 표면에 지렛대 받침목처럼 올려 놓고 검지와 중지를 발가락의 바닥면에 놓는다. 그러고 나서 검사자는 검지와 중지를 들어올려 발가락을 신전시키도록 힘을 준다.

역할 : 엄지발가락의 중족지관절(MTP)과 지절관절(Interphalangeal. IP)의 굴곡

신경 지배 : 경골 신경(L5, S1, S2, S3)

기시부/정지부 : *기시부* ; 비골과 골간막의 후하방 2/3. *정지부* ; 엄지발가락의 원위지절골(distal phalanx)의 기저부

장무지신근 (Extensor Hallucis Longus)

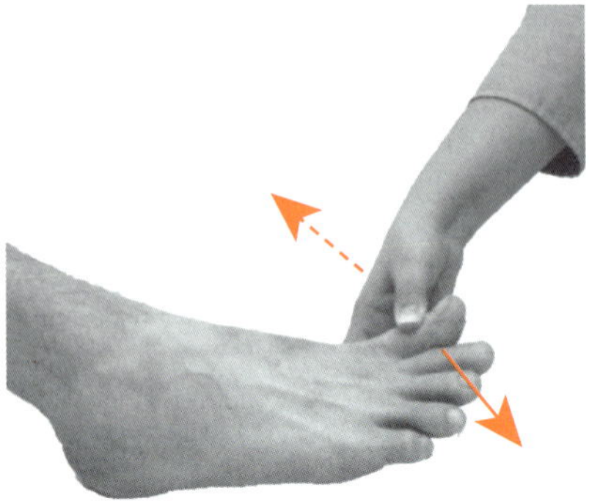

근육 검사 : 1. 환자는 엄지발가락을 신전시킨다. 2. 검사자는 검지와 중지를 환자의 엄지발가락과 발바닥 사이에 지렛대 받침처럼 위치시키고 검사자의 엄지로 등쪽 근위지절위에 압력을 가함으로써 발가락이 굴곡되도록 힘을 가한다.

역할 : 엄지발가락의 중족지관절(MTP)과 지절관절(Interphalangeal. IP)의 신전

신경 지배 : 심비골 신경(Deep peroneal nerve. L4, L5, S1)

기시부/정지부 : 기시부 ; 비골의 중간 2/3. 정지부 ; 엄지발가락의 원위지절골의 기저부

주의 : 환자에게 불편감을 야기 시킬 수 있으므로 발톱위에 압력을 가하는 것은 피한다.

비복근과 가자미근 (Gastrocnemius and Soleus)

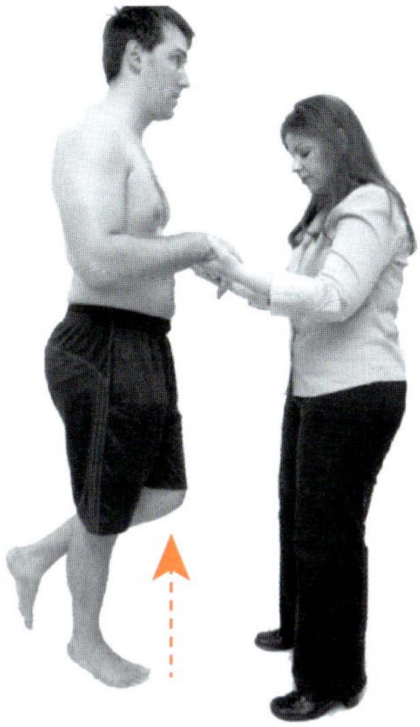

기립 상태에서 검사 : 1. 검사하고자 하는 다리로 환자를 서게 하고 반대편 다리는 무릎을 굽히게 하여 바닥으로부터 발을 떼게 한다. 2. 검사자는 환자의 전완들을 지지하기 위해 붙잡고 나서, 환자에게 5 – 20번 스스로 몸을 낮췄다가 올렸다가를 하도록 요청한다.

앉은 자세에서 검사 : 1. 환자는 앉고 고관절과 슬관절을 90° 굴곡한 후 1인치 가량 발꿈치를 올리면서 발바닥의 앞쪽을 바닥에 붙인 채 유지시킨다. 2. 검사자는 환자의 무릎에 아래쪽으로 힘을 가하면서, 발꿈치를 바닥으로 닿도록 시도한다. 환자가 정상 근력을 지닌다면 검사자는 환자의 족관절 족저굴곡의 힘을 극복할 수 없을 수 있다.

역할 : 비복근 ; 족관절의 족저굴곡과 슬관절의 굴곡. 가자미근 ; 족관절의 족저굴곡

신경 지배 : 경골 신경(L5, S1, S2).

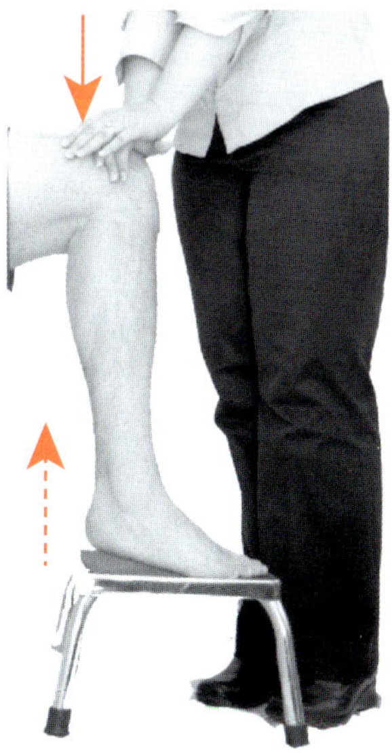

기시부/정지부 : *비복근 기시부 ;* 대퇴상과(femoral condyle). *가자미근 기시부 ;* 경골과 비골. *정지부 ;* 종골(calcaneus)

주의 : 1. 만약 미묘한 근력약화가 의심된다면, 기립 상태에서 검사를 시행한다. 20회 종아리 올리기는 미묘한 근력약화를 알아보기 위해 필요할 수 있다. 환자가 할 수 있는 종아리 들어올리기의 횟수를 세고 양 다리를 비교한다. 2. 앉은 자세에서 검사를 할 때, 검사 동안 발목 손상을 막기 위하여 환자는 1인치 이상 바닥에서 떨어뜨리지 않게 한다.

제 3 장

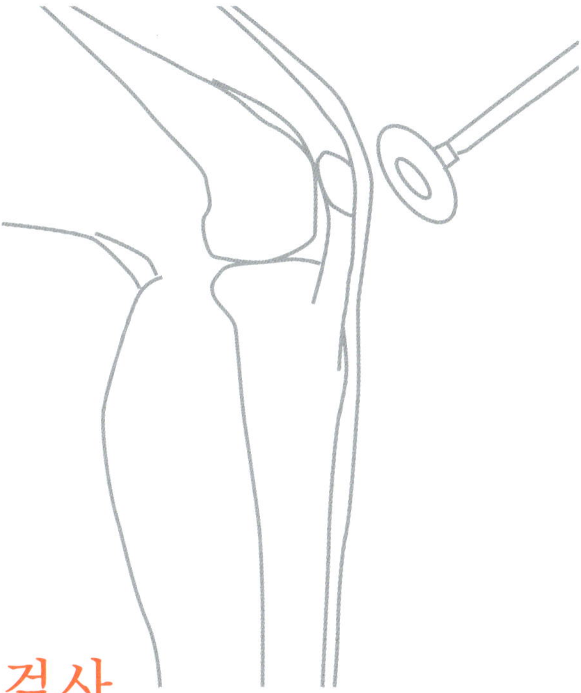

반사 검사
Reflex Examination

목차 (Contents)

서론 (Introduction)

임상 의사가 반사를 이끌어내는 능력은 전신이상뿐 만 아니라 상,하 운동 신경원을 진단하는데 있어 결정적인 도구가 된다. 검사를 하는 동안 환자를 이완시키는 것은 좋은 반응을 이끌어 내는 중요한 열쇠가 되고 여전히 때로는 환자가 검사를 힘들게 하는 이유가 된다. 환자로 하여금 사지를 느슨하게 이완시켜서 축 늘어지게 하는 것이 도움이 된다. 젠드라식 수기 또한 환자의 주위를 딴 데로 돌리거나 반사를 유발하는데 도움을 준다.

양측의 반사가 다르다면 언제나 이것은 이상소견을 의미하게 된다. 미미한 비대칭을 보이는 경우에는 이것이 한쪽의 부분적인 반사의 감소인지 반대측의 비정상적인 증가인지를 구별하기가 어렵다. 이러한 경우에는 반사뿐만 아니라 병력 청취나 이학적 검사가 도움이 된다.

끝으로 저자는 표면적이 넓고 무거운 헤드를 가진 긴 해머를 사용하는 것을 추천한다. 그리고 해머를 되도록 헤드에서 멀리 그리고 가볍게 잡고 해머 자체의 무게를 이용해서 때릴 때 진동의 움직임을 보일 것이다.

■■■ 심부건반사와 근육신장반사의 등급 (Grading Deep Tendon/Muscle Stretch Reflexes)

환자를 이완시키고 적절한 자세를 취해야 한다. 부적절한 힘은 부적절한 신장과 최대한 반사를 일으키게 된다. 최대의 반사를 유발하는 힘보다 반사 해머를 더 세게 두드리면 일관된 반응을 얻지 못한다. 반사는 반대측과 비교해야 할 뿐만 아니라 몸의 다른 부분의 반사들과도 비교해야 한다. 검사자는 또한 반사가 하나의 신경근에서 다른 신경근 레벨까지 반응을 일으키는 지 주의 깊게 관찰해야 한다. 예를 들면, C5(상완이두근 반사)를 검사할 때 주관절의 굴곡 반사 뿐만 아니라, 추가적으로 C6의 원심성 신호에 의해 손목관절이 신전되는 지도 관찰해야 한다. 이것은 반사항진을 의미하고 이는 병적 반응이기 때문이다. 젠드라식 수기는 또한 반사의 유발을 향상시키는데 도움을 준다.

등급	근육의 반응
0	무반응
1+	저반응
2+	정상
3+	근경련이 없는 과반응
4+	근경련을 동반한 과반응(반응수 또는 근경련 지속을 기록)

전통적인 반사기록 방법
(Conventional Method of Documenting Reflexes)

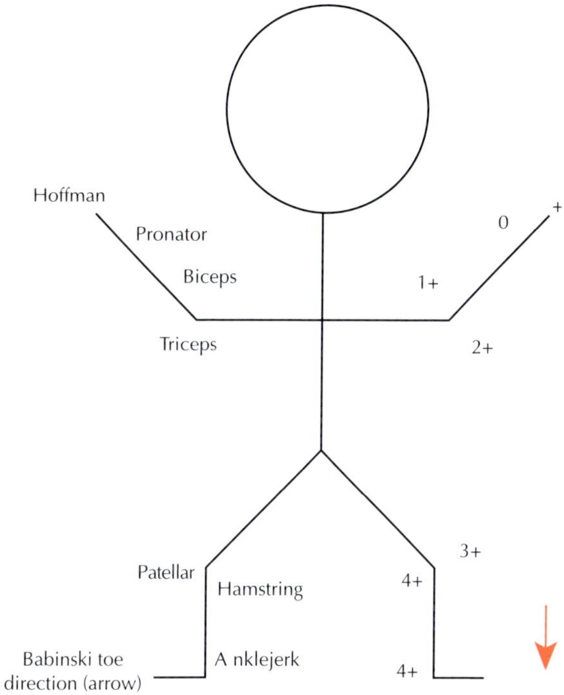

상지 반사 (Upper Extremity Reflexes)

상완이두근 (C5)

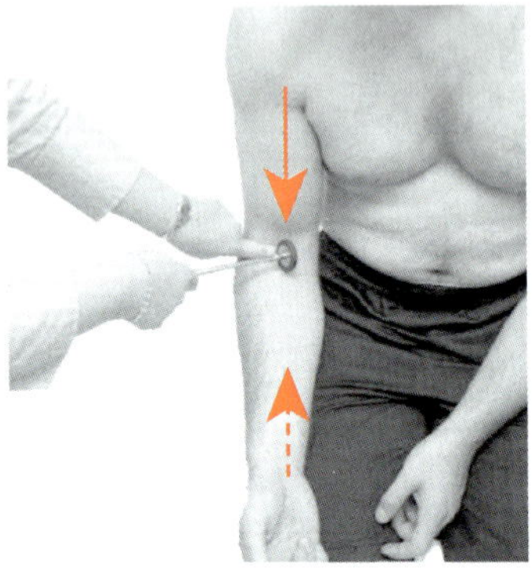

반사검사 : 1. 상지를 옆으로 이완시킨다. 만약 앉아있다면 환자의 무릎에 손을 가볍게 얹는다. 2. 검사자는 한 손가락으로 환자의 상완이두근의 건에 올리고 해머로 올려둔 손가락을 가볍게 친다.

관찰 : 상완 완관절의 굴곡 또는 상완이두근의 활성화

원심성 지배 : C5, C6, 근피신경

상완요골근 (C6)

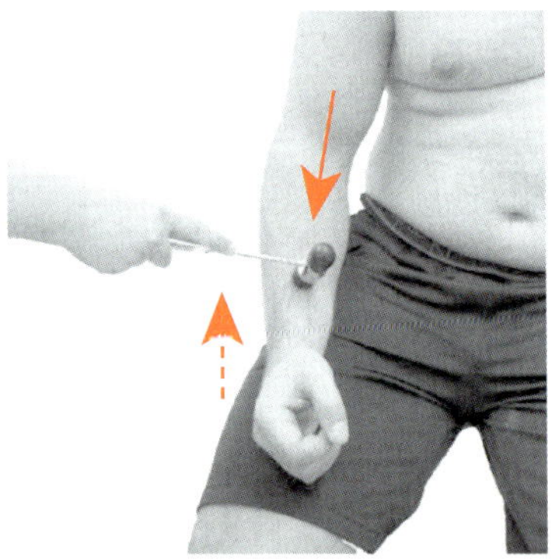

반사검사 : 1. 환자의 상지를 무릎에 손을 가볍게 올린 채 주관절을 중등도로 굴곡시킨다. 2. 검사자는 환자의 요골을 돌아서 주행하는 전완 근위부 1/3 지점의 상완요골근을 해머로 가볍게 친다.

괸칠 : 상완 완관절의 굴곡 시 상완요골근의 활성화

원심성 지배 : C6, 요골신경

요측수근신근 (C6)

반사검사 : 1. 환자의 손바닥을 아래로 향한 채 무릎이나 테이블에 팔을 가볍게 올린다. 2. 검사자는 외측 상과(lateral epicondyle)의 원위부의 요측수근신근의 건을 해머로 가볍게 친다.

관찰 : 상완 완관절의 신전

원심성 지배 : C5, C6, C7, 요골신경

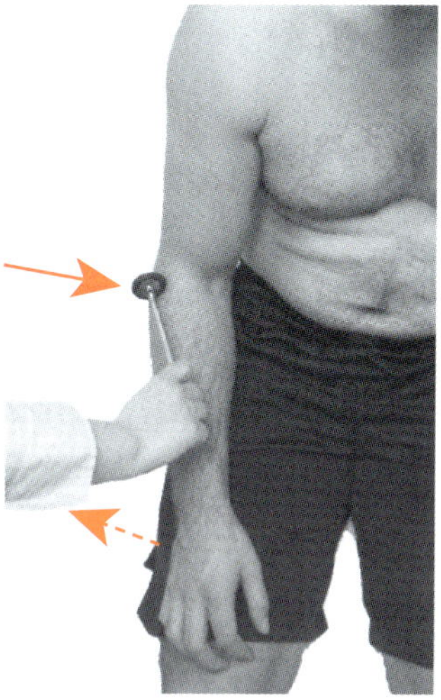

원형회내근 (C6)

반사검사 : 1. 환자를 앉혀서 상완 주관절을 중등도로 굴곡시키고 전완은 엄지가 하늘을 향하는 중립 자세를 취한다. 2. 검사자는 환자의 상완 주관절에서 완관절까지의 주행선의 전완 원위부 1/3 지점의 요골을 해머로 가볍게 친다.

관찰 : 전완의 내회전 또는 원형내전근 주위의 경련

원심성 지배 : C6,C7, 정중신경

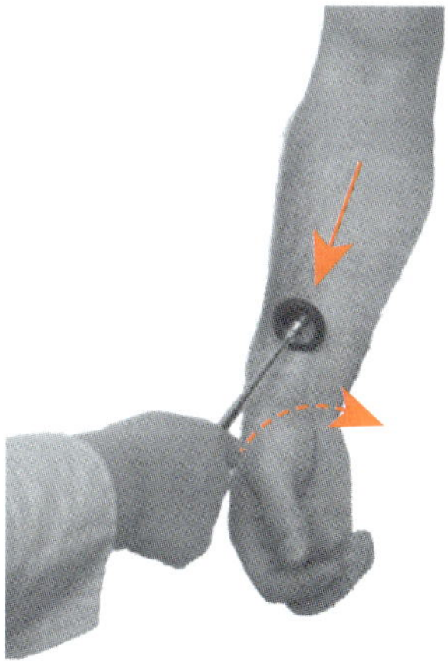

상완삼두근 (C7)

반사검사 : 1. 환자의 팔을 수동적으로 들어서 외전시키고, 상완 주관절을 굴곡시키고 전완은 자유롭게 놔둔다. 2. 검사자는 환자의 상완삼두근 부착부인 척골주두(olecranon of ulnar)의 근위부를 해머로 가볍게 친다.

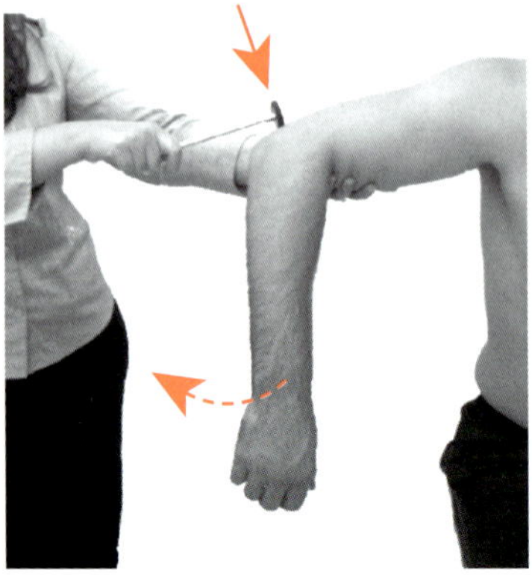

관찰 : 상완 주관절의 신전

원심성 지배 : C7, 요골신경

수지굴근 (C8/T1)

반사검사 : 1. 환자의 손바닥을 하늘을 향하게 한 채, 전완을 테이블이나 무릎 위에 둔다. 2. 검사자는 자신의 손가락을 환자의 손가락의 근위지관절 부위에 마주놓고(손가락의 바닥끼리 맞닿게) 환자에게 손가락을 부드럽게 'O' 자 형태로 구부리게 한다. 3. 검사자는 자신의 손가락의 배측을 가볍게 친다.

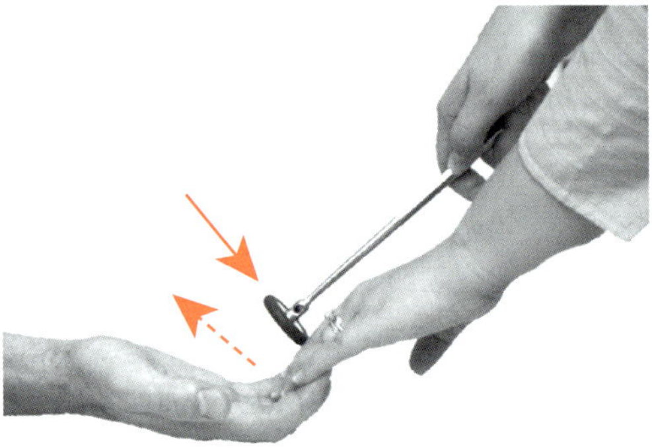

관찰 : 손가락의 굴곡

원심성 지배 : *제 2, 3번 손가락* ; C8/T1, 정중신경. *제 4, 5번 손가락* ; C8/T1, 척골신경

하지 반사 (Lower Extremity Reflexes)

내전 반사 (L3)

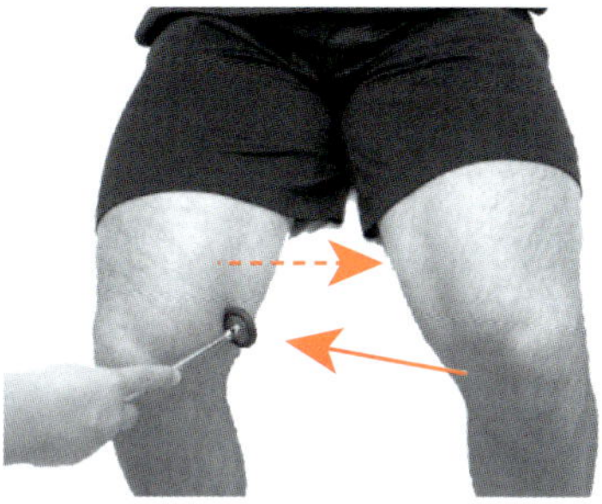

반사검사 : 1. 환자를 앙와위 또는 테이블 위에 다리가 바닥에 닿지 않도록 앉힌다. 2. 검사자는 내측 원위부 대퇴의 내전근의 건을 가볍게 친다.

관찰 : 고관절의 내전

원심성 지배 : L3, 폐쇄신경

주의 : 내전근의 건 또는 슬개건을 쳤을 때 반대측 고관절이 내전하는 교차내전 반응(crossed contralateral response)을 보이는 경우도 있다. 이는 반응의 과유출(overflow)에 의한 것으로 상운동신경원의 병변을 나타낸다.

슬개건 반사 (L4)

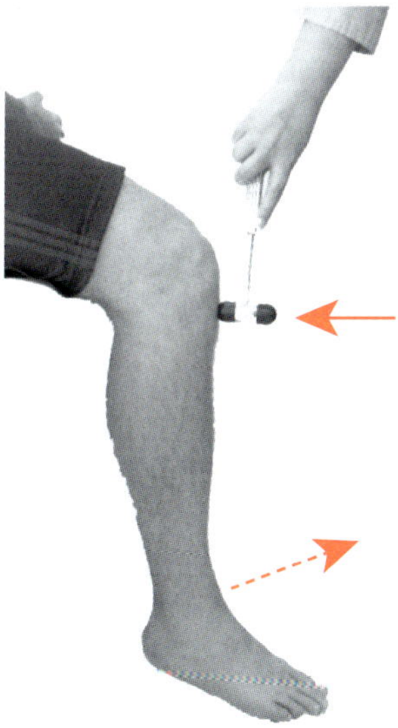

반사검사 : 1. 환자의 무릎을 중등도로 굴곡시킨다. 만약 가능하다면, 환자를 테이블 위에 다리가 바닥에 닿지 않도록 앉힌다. 2. 검사자는 슬개골 하연을 촉지하고, 직하방의 슬개건을 가볍게 친다.

관찰 : 대퇴사각근의 수축과 슬관절의 신전

원심성 지배 : L3, L4, 대퇴신경

내측 햄스트링 반사 (L5)

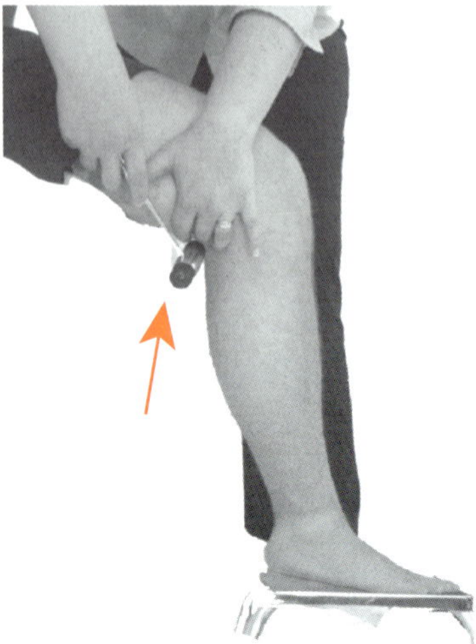
Medial thigh/leg

반사검사 : 1. 환자를 발바닥이 편평하도록 바닥 또는 발판에 닿게 하여 앉힌다. 2. 검사자는 환자의 내측 햄스트링 근육인 반막양근과 반건양근의 건을 손가락으로 견고하게 촉지하고, 손가락을 해머로 친다.

관찰 : 슬관절의 굴곡 그리고/또는 내측 햄스트링 근육의 긴장을 촉지

원심성 지배 : L5, 경골신경

아킬레스건 반사 (S1)

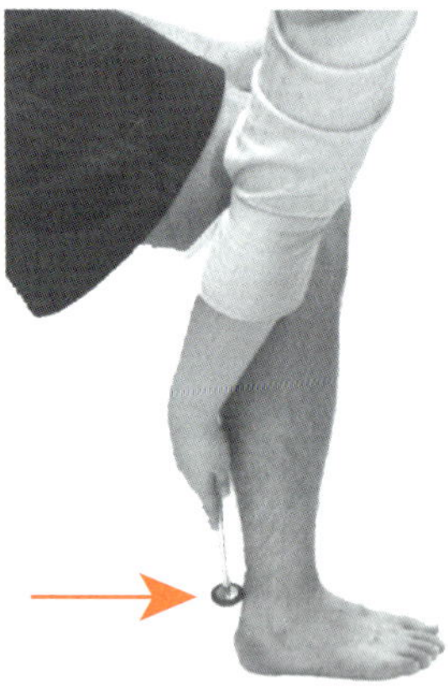

반사검사 : 1. 가능하다면, 환자를 발바닥이 편평하도록 바닥에 닿게 하여 앉힌다. 2. 검사자는 환자의 아킬레스건을 해머로 친다.

관찰 : 비복근과 가자미근의 수축에 의해 발뒷꿈치가 올라가거나 족관절의 족저굴곡

원심성 지배 : L5, S1, 경골신경

외측 햄스트링 반사 (S1)

반사검사 : 1. 환자를 발바닥이 편평하도록 바닥 또는 발판에 닿게 하여 앉힌다. 2. 검사자는 환자의 외측 햄스트링 근육인 대퇴이두근의 건을 손가락으로 견고하게 촉지하고, 손가락을 해머로 친다.

관찰 : 슬관절의 굴곡 또는 외측 햄스트링 근육의 긴장을 촉지

원심성 지배 : S1, S2, 경골신경, 비골신경

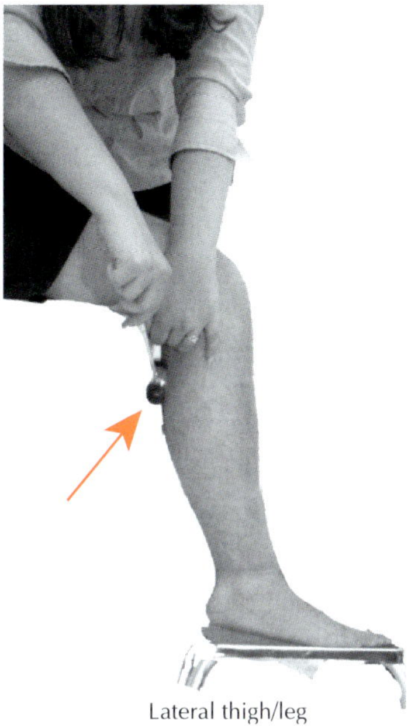

Lateral thigh/leg

■■■ 그 외 반사들 (Miscellaneous)

바빈스키 징후 (Babinski' s Sign)

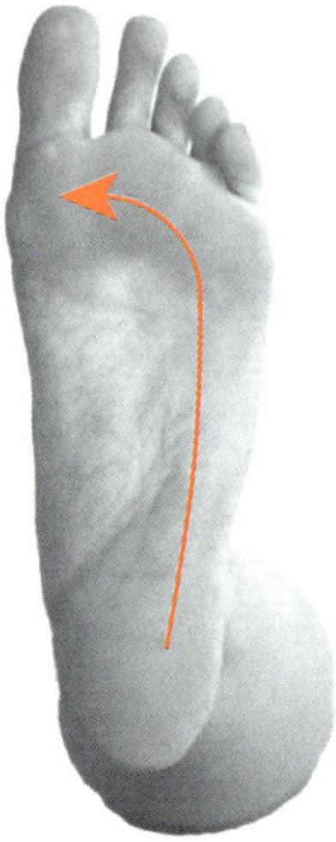

반사검사 : 1. 환자에게 발을 편안하게 하도록 한다. 2. 검사자는 아래 사진과 같이 발바닥의 뒷꿈치 측면에서 화살표 방향으로 긋는다.

관찰 : 엄지발가락의 첫 움직임. 엄지발가락이 처음으로 신전되면서 다른 발가락이 부채살 모양으로 펴지는 것을 바빈스키 징후라고 한다. 이는 또한 신전 반사 또는 올라가는(up-going) 발가락이라고 표현하기도 한다. 12개월 이전에 이 반사는 정상적인 것이지만, 그 이후에는 상운동신경원에 병변과 관련이 있다.

주의 : 1. 12개월 이후에는 엄지발가락이 굴곡하는 것이 정상적인 반응이다. 이것은 또한 굴곡 반사 또는 내려가는(down-going) 발가락이라고 한다. 2. 발가락에 반응이 없는 경우를 "mute"라고도 한다. 3. 발가락의 반응이 환자의 움직임으로 불분명하거나, 또는 반응이 충분치 못하다면, 이런 경우를 "equivocal"이라고 한다. 4. 다음의 차도크 징후, 오펜하임 징후를 시행한다.

차도크 징후 (Chaddock's Sign)

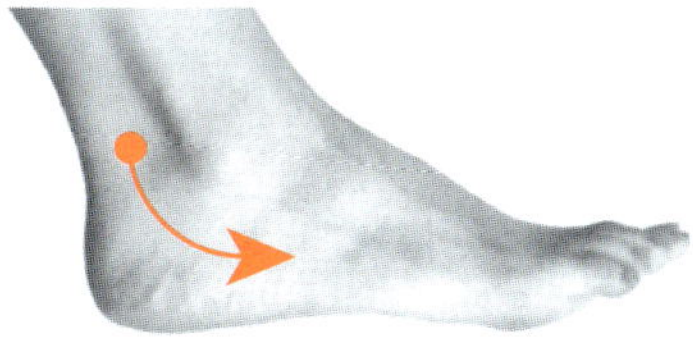

반사검사 : 1. 환자에게 발을 편안하게 하도록 한다. 2. 검사자는 오른쪽 사진과 같이 외측 복사뼈의 후방에서 전방으로 화살표 방향으로 긋는다.

관찰 : 엄지발가락의 첫 움직임. 엄지발가락이 처음으로 신전되는 것을 차도크 징후라고 한다. 이를 바빈스키 반사와 비교하며, 신전 반사 또는 올라가는(up-going) 발가락이라고 표현하기도 한다.

주의 : 1. 12개월 이후에는 엄지발가락이 굴곡하는 것이 정상적인 반응이다. 이것은 또한 굴곡 반사 또는 내려가는(down-going) 발가락이라고 한다. 2. 다음의 바빈스키 징후, 오펜하임 징후를 시행한다.

오펜하임 징후 (Oppenheim's Sign)

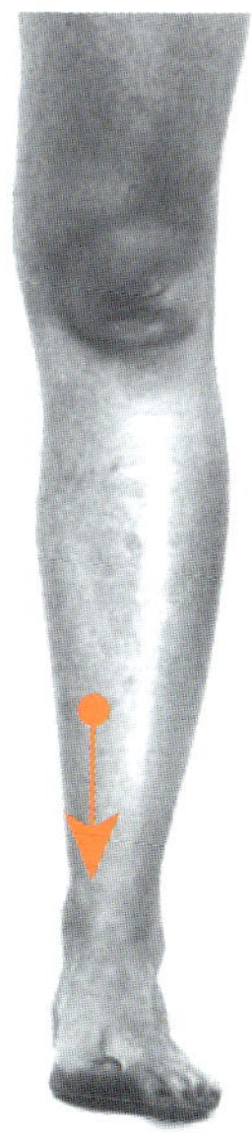

반사검사 : 1. 환자에게 발을 편안하게 하도록 한다. 2. 검사자는 오른쪽사진과 같이 경골의 전면에서 원위부 2/3지점에서 상방에서 하방으로 화살표 방향으로 긋는다.

관찰 : 엄지발가락의 첫 움직임. 엄지발가락이 처음으로 신전되는 것을 오펜하임 징후라고 한다. 이를 바빈스키 반사와 비교하며, 신전 반사 또는 올라가는(up-going) 발가락이라고 표현하기도 한다.

주의 : 1. 12개월 이후에는 엄지발가락이 굴곡하는 것이 정상적인 반응이다. 이것은 또한 굴곡 반사 또는 내려가는(down-going) 발가락이라고 한다. 2. 다음의 바빈스키 징후, 차도크 징후를 시행한다.

호프만 징후 (Hoffman's Sign)

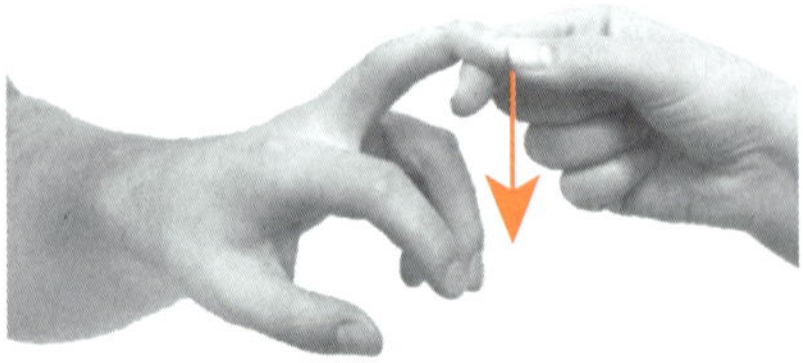

반사검사 : 1. 환자의 손바닥을 아래를 향하게 한 채, 손을 편안히 한다. 2. 검사자는 환자의 셋째 손가락을 잡고, 수동적으로 환자의 수근중수관절(metacarpophalangeal joint)을 신전시키면서 지관절(interphalangeal)을 굴곡시킨다. 3. 검사자는 자신의 엄지손가락으로 환자의 셋째 손가락의 끝을 사진과 같이 원위부에서 근위부로 가볍게 미끄러지듯이 놓는다.

양성반응 : 엄지손가락의 굴곡(나머지 손가락의 굴곡)

주의 : 항상은 아니지만 종종 상운동신경원의 병변과 관련 있다. 양측의 반사를 시행해서 비교한다.

바르텐버그 징후 (Wartenberg's Sign)

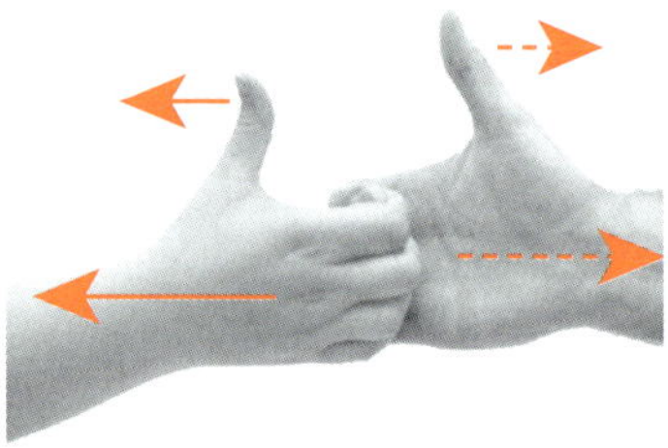

반사검사 : 1. 환자의 손가락과 검사자의 손가락을 굴곡시키고 서로 맞잡는다. 환자로 하여금 엄지손가락을 위로 올리게 한다. 2. 환자와 검사자는 서로 손가락을 각각 자신의 몸으로 당긴다. 이때 환자에게 엄지 손가락은 계속 위를 향하게 한다.

양성반응 : 검사자가 환자의 엄지를 계속 위를 향하게 하여도 손가락이 굴곡될 때

연관성 : C8 이상의 척수 또는 뇌의 상운동신경원의 병변

하악 반사 (Jaw Jerk)

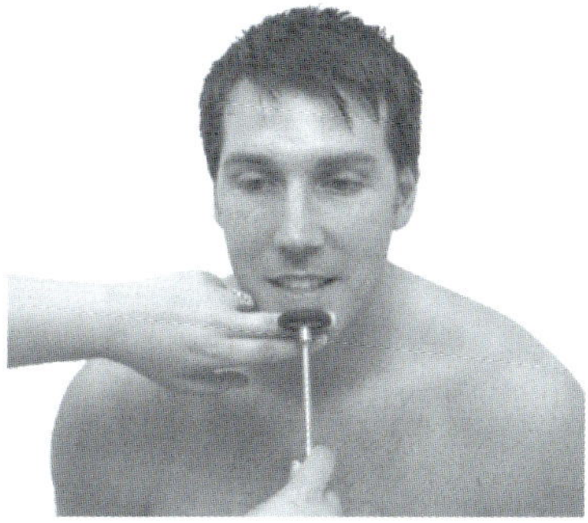

반사검사 : 1. 환자를 입을 약간 벌린 채로 앉거나 또는 앙와위를 취하게 한다. 2. 검사자는 자신의 손가락을 환자의 아래턱에 수직으로 위치시키고 해머를 이용해서 자신의 손가락을 아래방향으로 가볍게 친다.

양성반응 : 환자의 턱이 살짝 닫히는 경우

연관성 : 만약 존재한다면, 교뇌(pons)이상에서 상운동신경원에 병변

손바닥-턱 반사 (Palmomental Reflex)

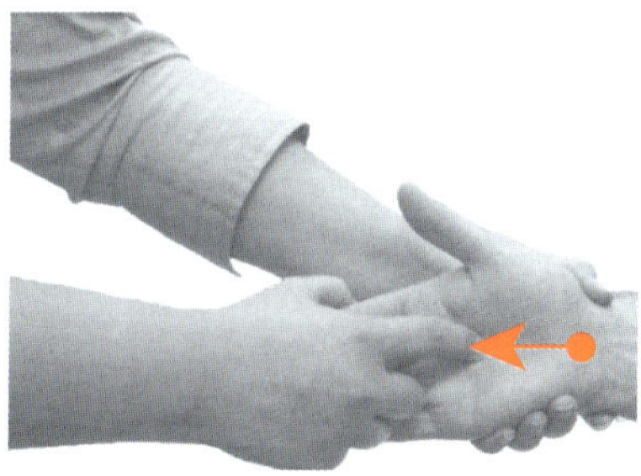

반사검사 : 검사자는 자신의 손톱으로 환자의 손바닥의 정중선을 긁는다.

양성반응 : 동측의 아랫입술이나 턱의 경련(twitch)

연관성 : 정상적으로 존재할 수 있으나, 동측의 뇌(전두엽)의 병변

주의 : 항상은 아니지만, 종종 상운동신경원의 병변과 관련있다. 양측의 반응을 비교해 본다.

미간 반사 (Glabellar Reflex)

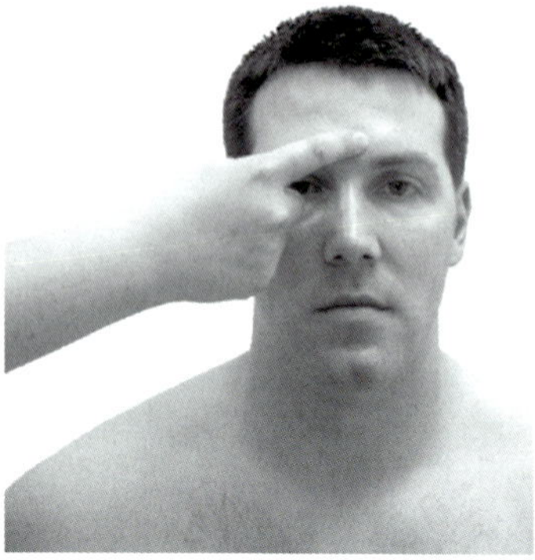

반사검사 : 약한 힘으로 환자의 이마의 정중선을 5~10번 두드린다. 환자가 몇 초 후에 눈의 깜빡임이 없어지는 관찰한다.

양성반응 : 환자가 지속적으로 눈을 깜빡이거나 깜빡이는 것을 참지 못할 때.

연관성 : 이는 신경퇴행성 질환, 파킨슨씨병 그리고 전두엽 병변을 가진 사람에서 나타나는 원시 반사(primitive reflex)이다. 눈을 계속 깜빡이는 것을 마이어손 징후(Myerson' s sign)라고 한다.

내밀기 반사 (Snout Reflex)

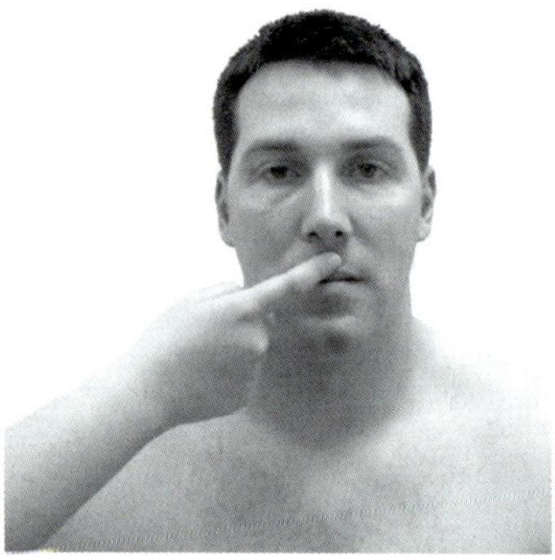

반사검사 : 검사자는 부드럽게 환자의 윗입술을 3~5번 두드린다.

양성반응 : 입술이 오므라질 때

연관성 : 어른에서 전두엽 병변

젠드라식 수기 (Jendrassik's Maneuver)

자발적인 움직임을 통해 환자의 주의를 딴 곳으로 돌림으로써 반사가 용이하게 나타나게 하기 위해 시행할 수 있다. 이 수기는 사각근 반사를 용이하게 하기 위해 시작되었다.

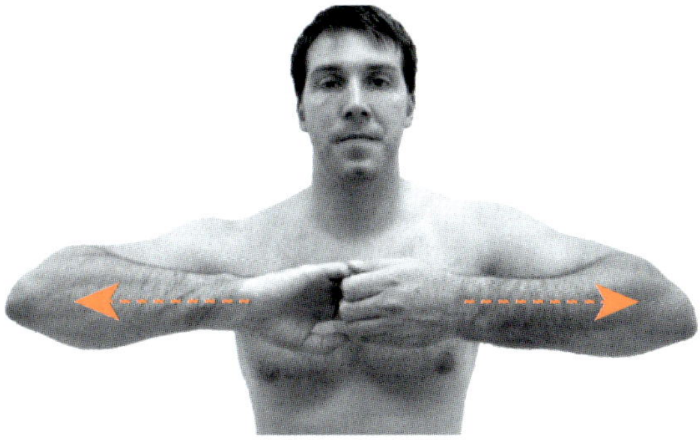

수기 : 1. 환자로 하여금 손가락을 구부린 채로 양손을 잡고 당기도록 한다. 2. 검사자는 원래대로 반사들을 시행한다.

관찰 : 중추신경계로의 반사에 대한 역치가 낮아져서, 감각의 반사가 더욱 두드러지는지.

주의 : 정상인에서 반사를 용이하게 한다. 병변을 보기 위한 검사가 아니다.

제 4 장

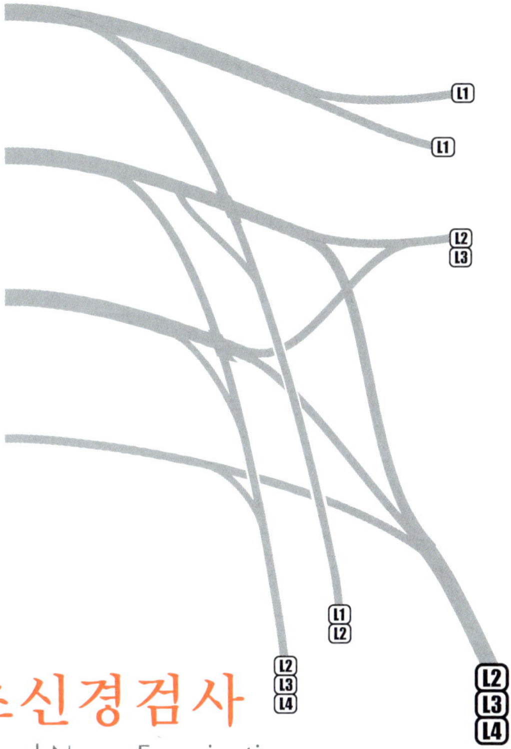

말초신경검사

Peripheral Nerve Examination

목차 (Contents)

서론 (Introduction)

상지 (Upper Extremities)

하지 (Lower Extremities)

그 외 반사들 (Miscellaneous)

서론 (Introduction)

특정 말초신경에 의해 지배 받는 근육과 피부를 검사하는 것은 신경학적인 문제의 범위, 원인, 진단 등을 결정하는데 도움을 준다. 이는 또한 말초신경의 문제인지 신경총의 문제인지, 문제가 특정한 근육분절에 있는지 피부분절에 있는지 또는 상운동신경원의 과정에 있는지를 구별하는데 도움을 준다.

이 장에서는 가장 흔히 하는 말초신경의 피부, 근육 신경지배를 언급하고 있다. 특정 근육검사는 이미 제 2장에서 기술된 바 있다.

■■■ 말초신경 척수근 (전방분포)
(Peripheral Nerves and Spinal Roots)
(Anterior Distribution)

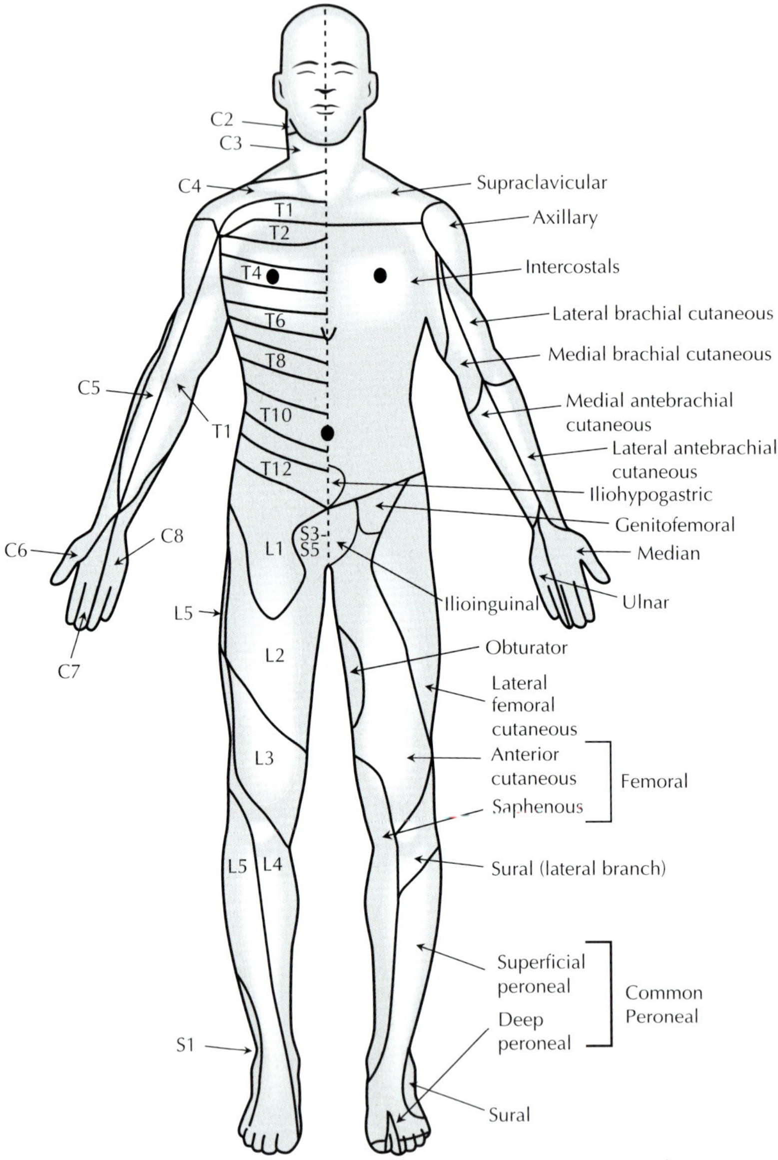

말초신경 척수근 (후방분포)
(Peripheral Nerves and Spinal Roots)
(Posterior Distribution)

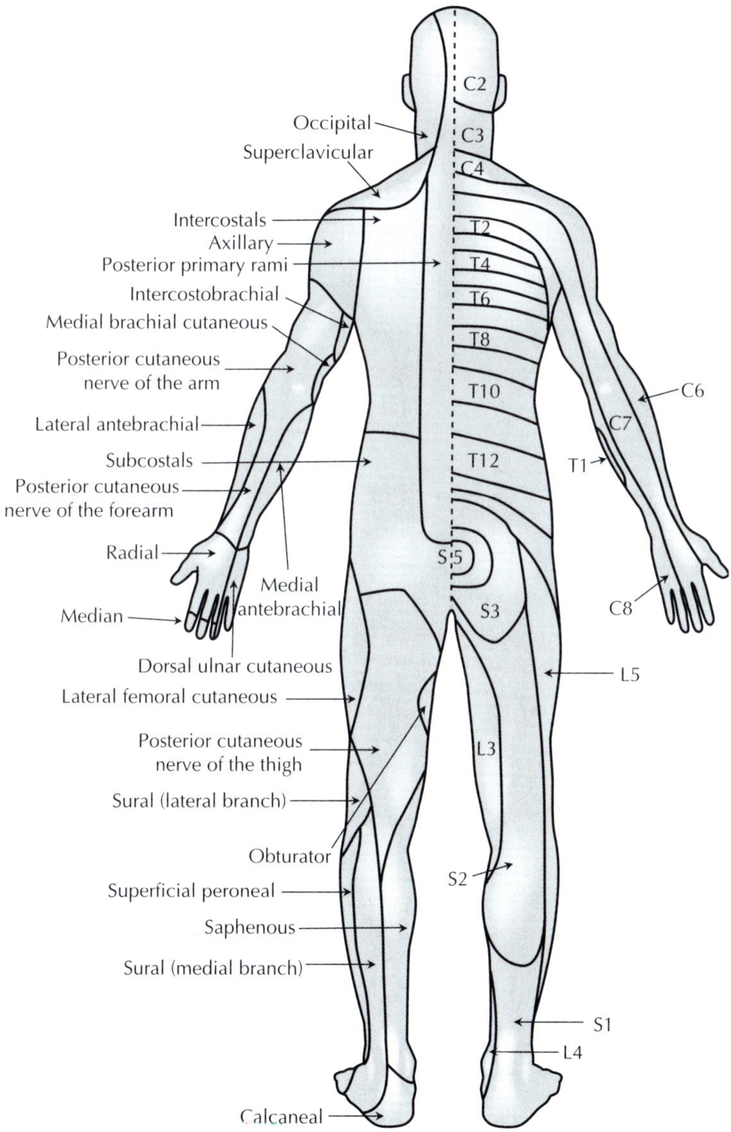

상지 (Upper Extremities)

상완신경총 (Brachial Plexus)

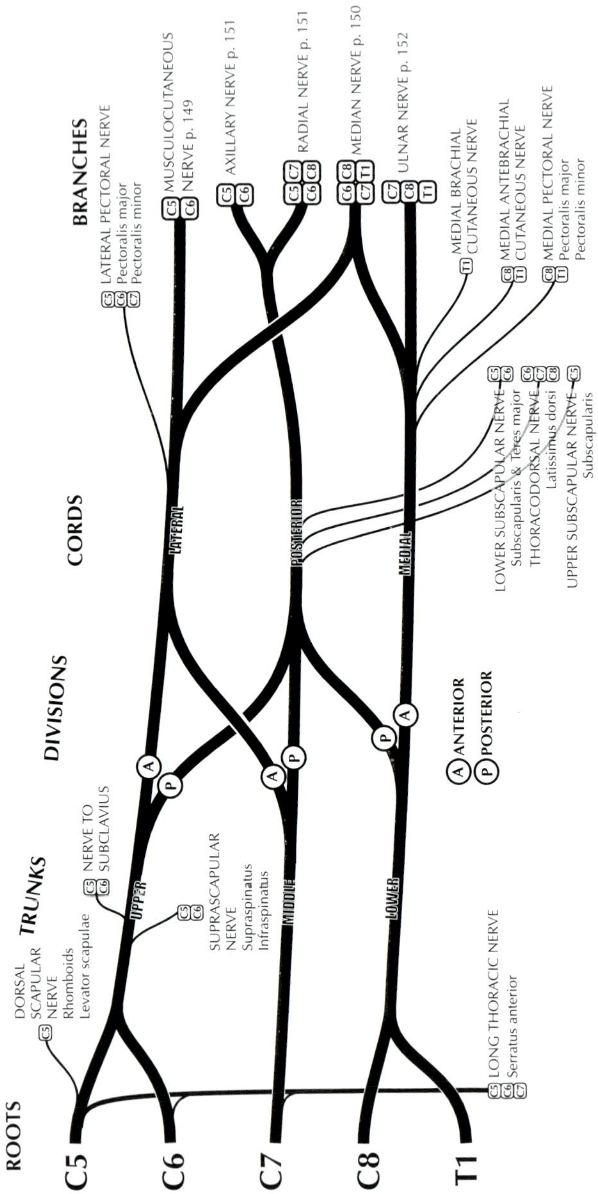

근피신경 (Musculocutaneous Nerve)

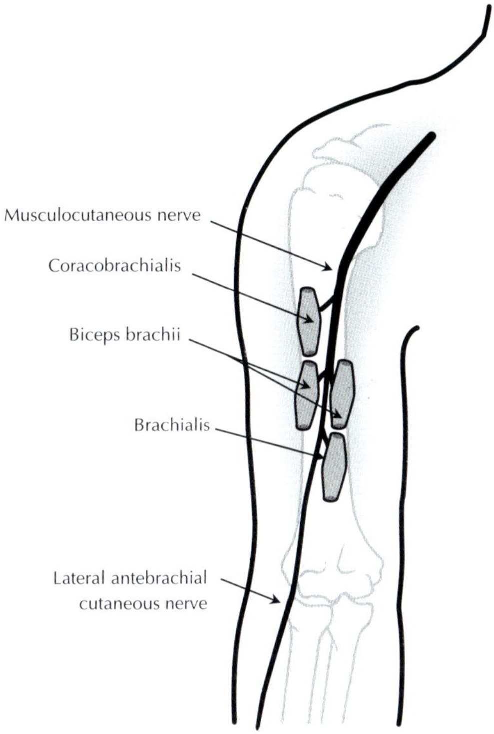

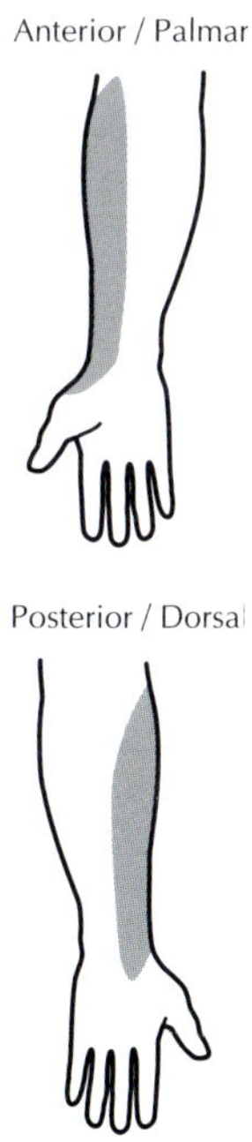

정중신경 (Median Nerve)

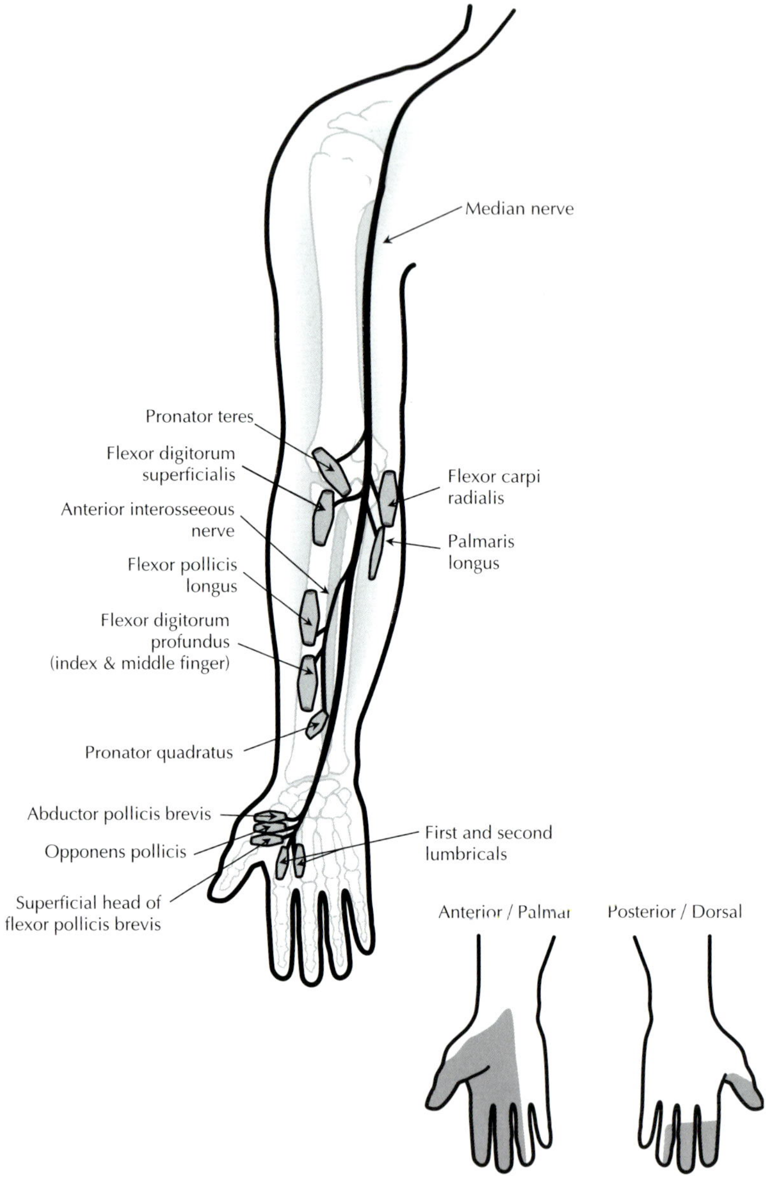

요골신경과 액와신경 (Radial and Axillary Nerves)

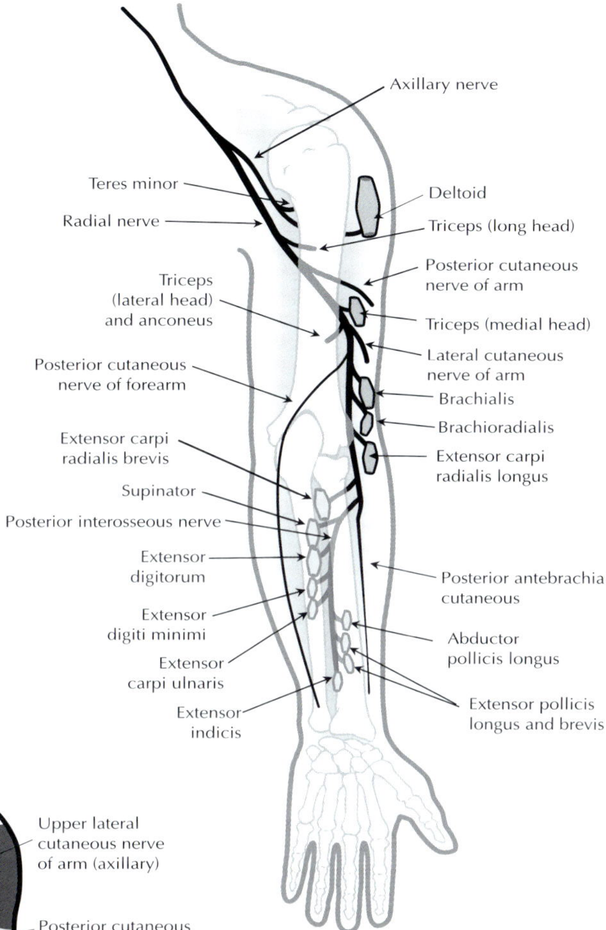

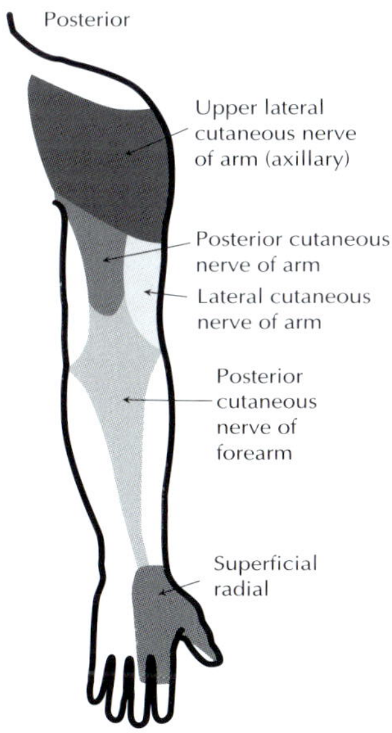

척골신경 (Ulnar Nerve)

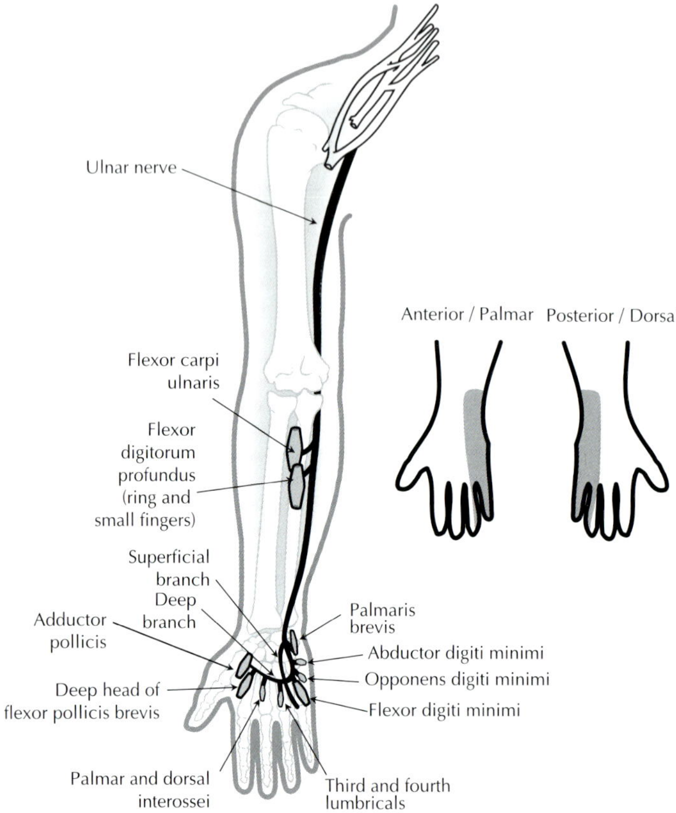

척수근에 해당하는 피부분절의 임상적 표식자
(Clinical Landmarks for Root-level Dermatomal Examination)

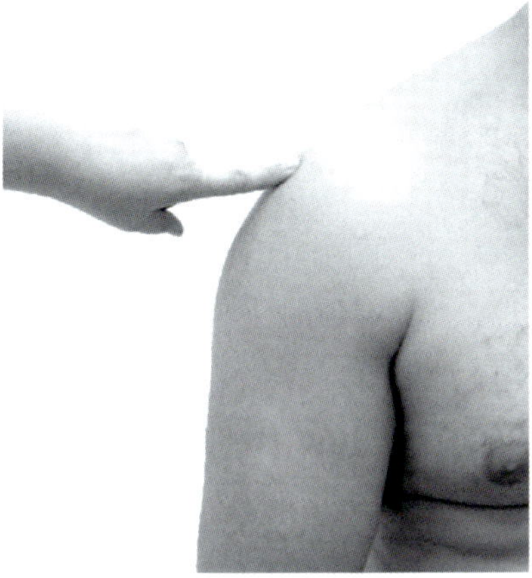
C4
Top of the
acromioclavicular joint

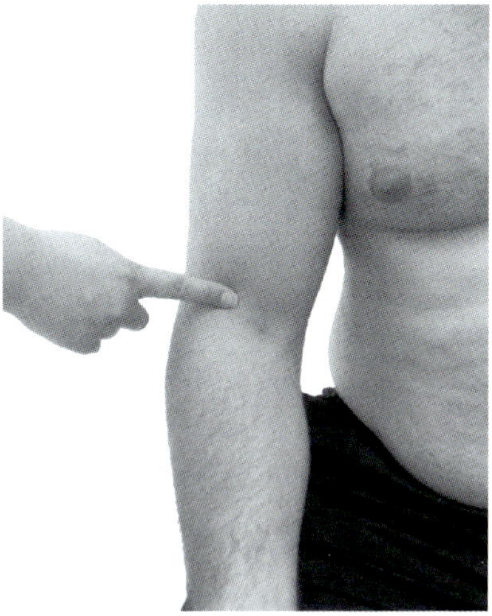
C5
Lateral side of the
antecubital fossa

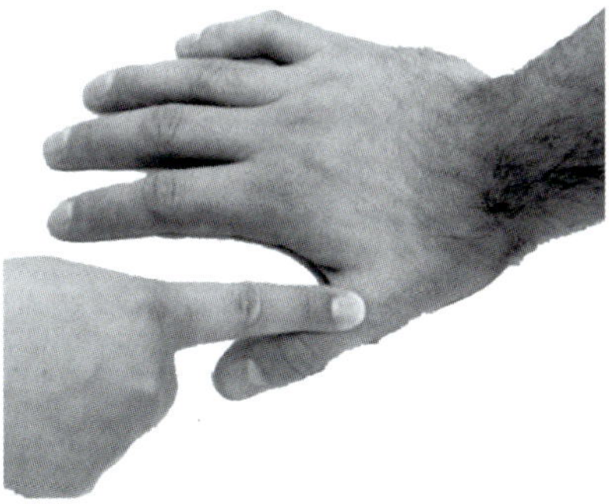
C6
Thumb, dorsal surface,
proximal phalanx

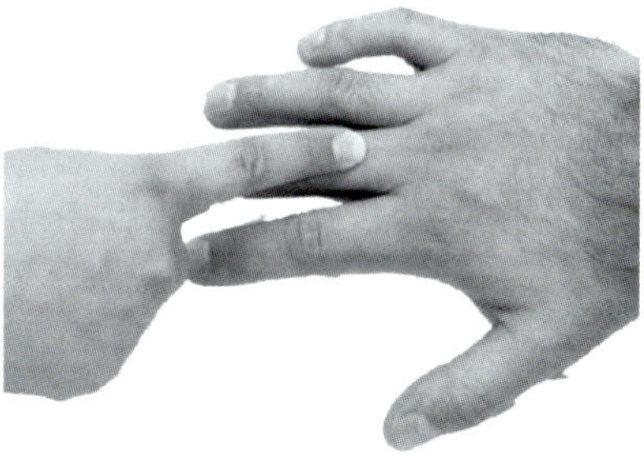
C7
Middle finger, dorsal surface,
proximal phalanx

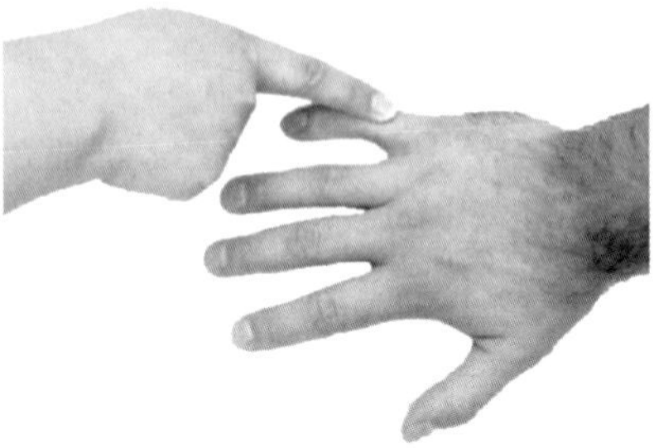

C8
Little finger, dorsal surface, proximal phalanx

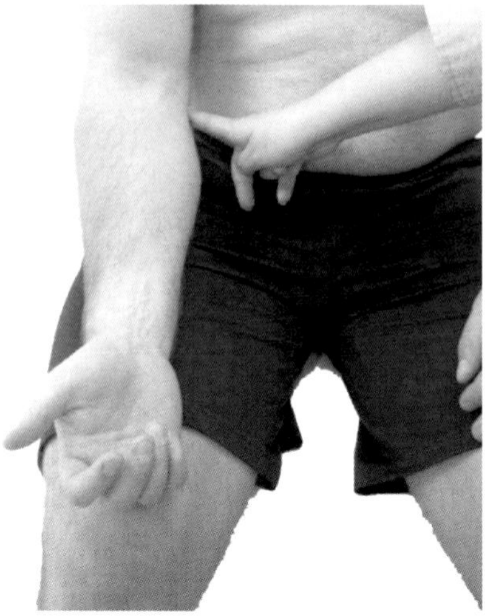

T1
Medial (ulnar) side of the antecubital fossa

하지 (Lower Extremities)

요천추골 신경총 (Lumbosacral Plexus)

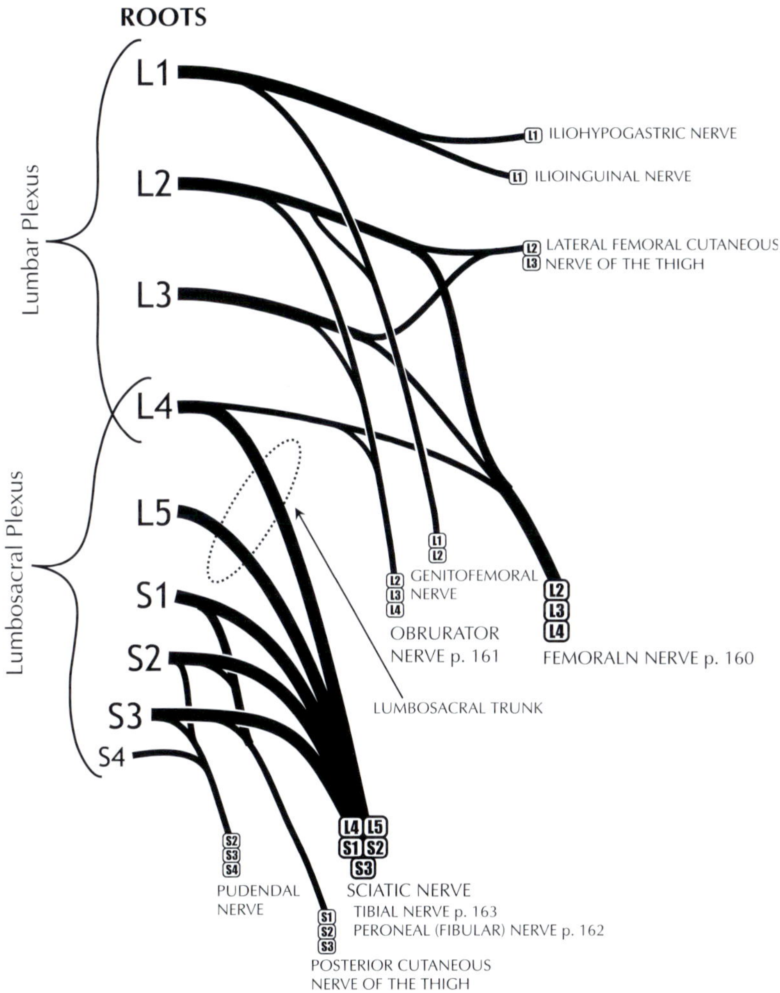

대퇴신경 (Femoral Nerve)

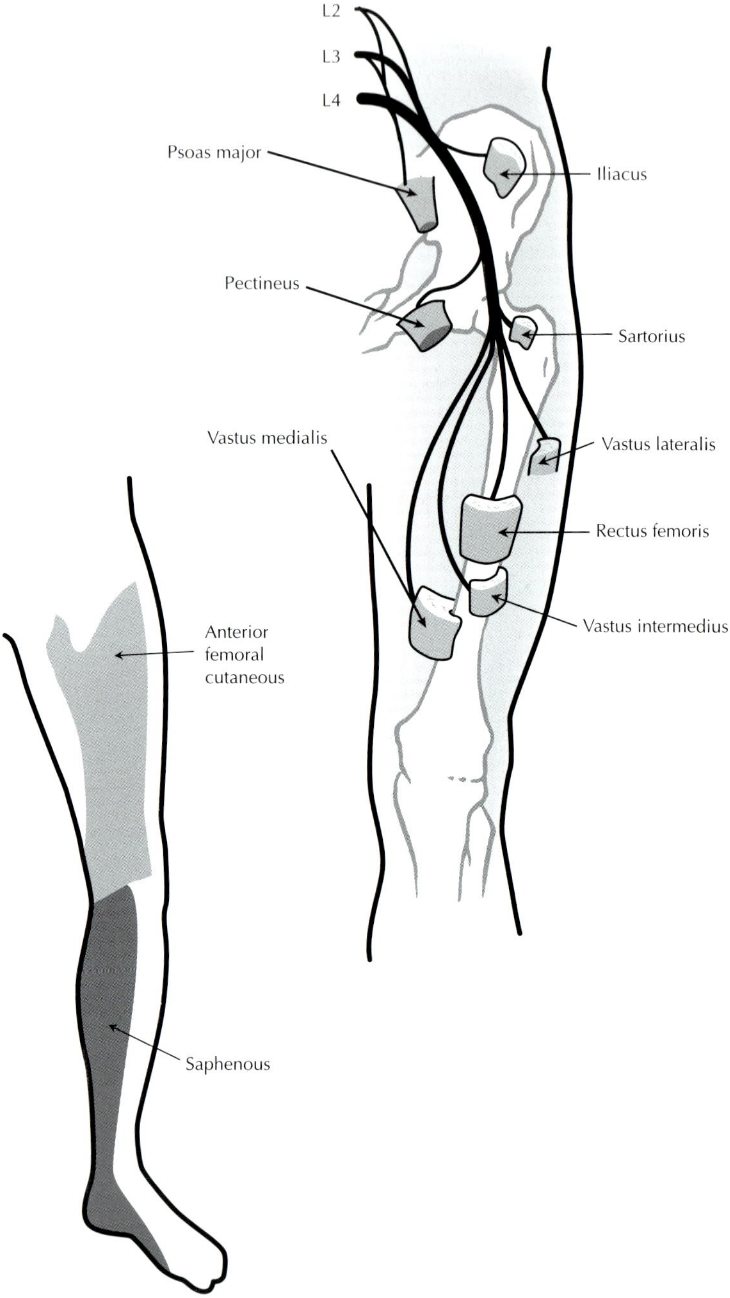

폐쇄신경 (Obturator Nerve)

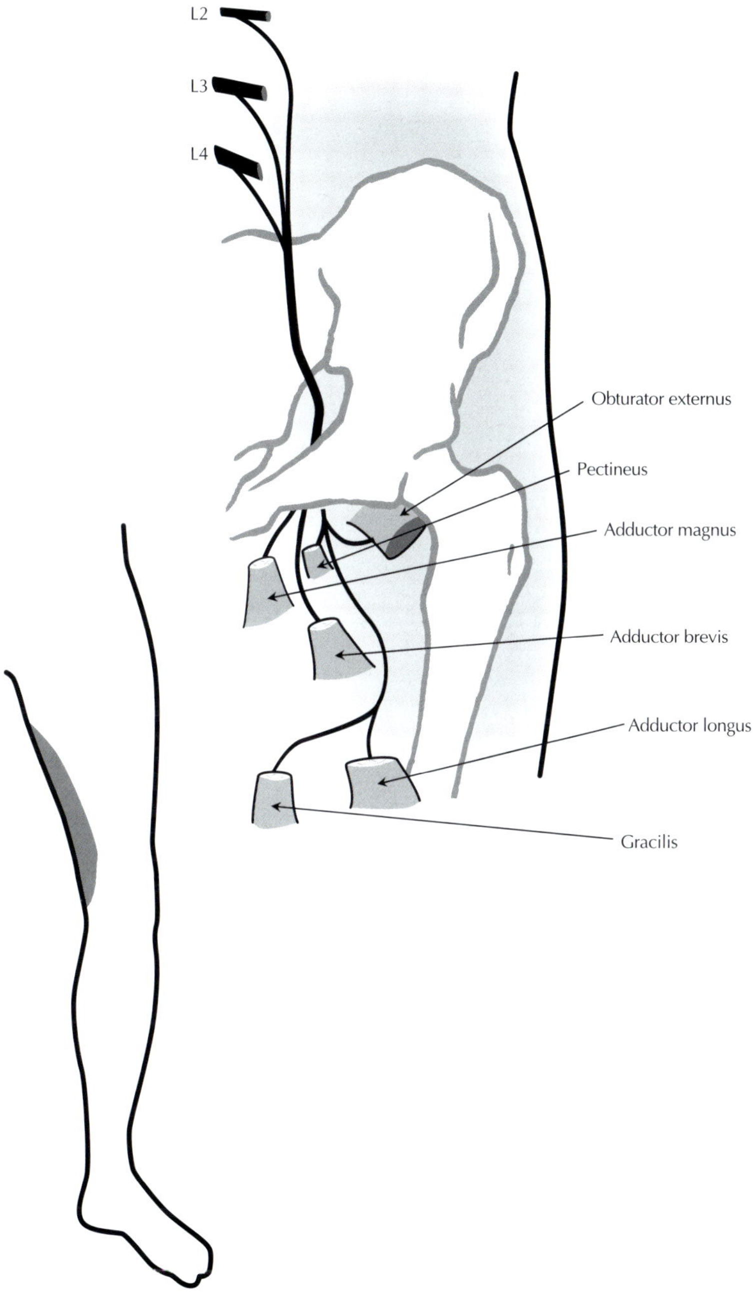

비골신경 (Peroneal [Fibular] Nerve)

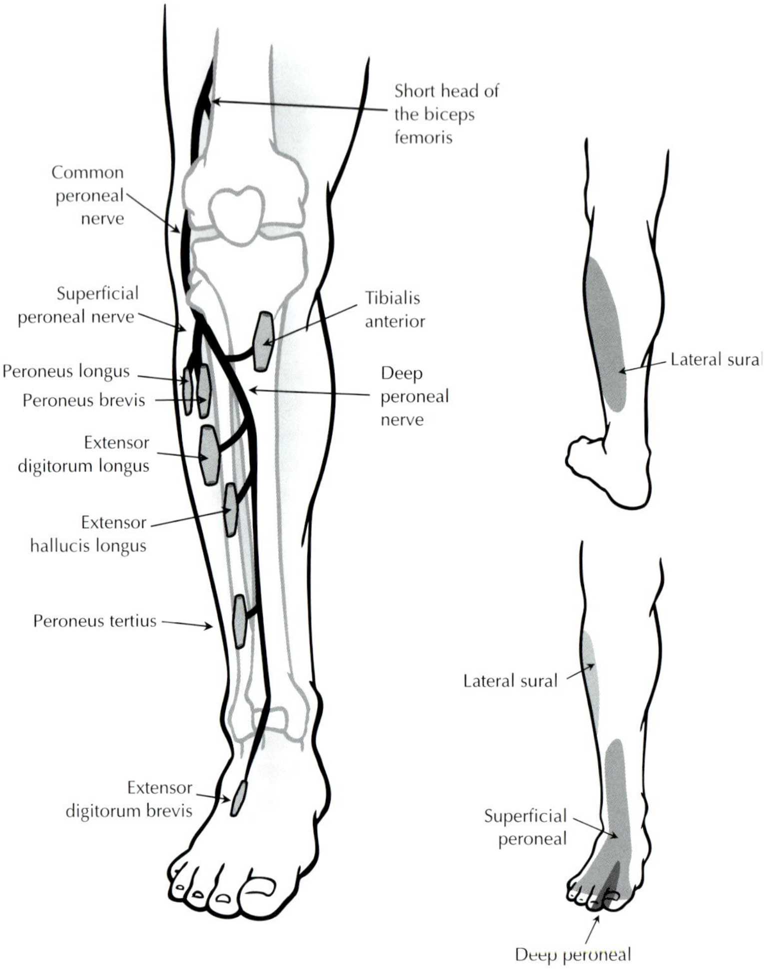

경골신경 (Tibial Nerve)

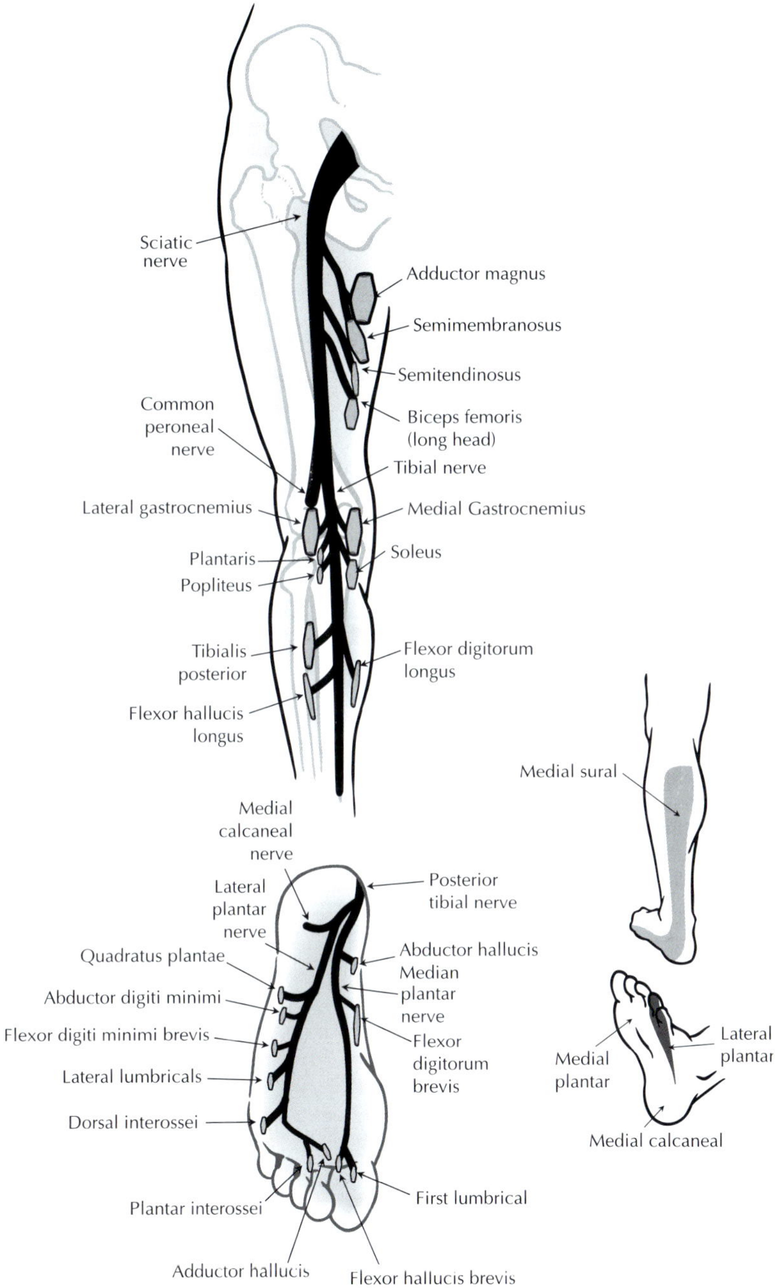

척수근에 해당하는 피부분절의 임상적 표식자
(Clinical Landmarks for Root-level Dematomal Examination)

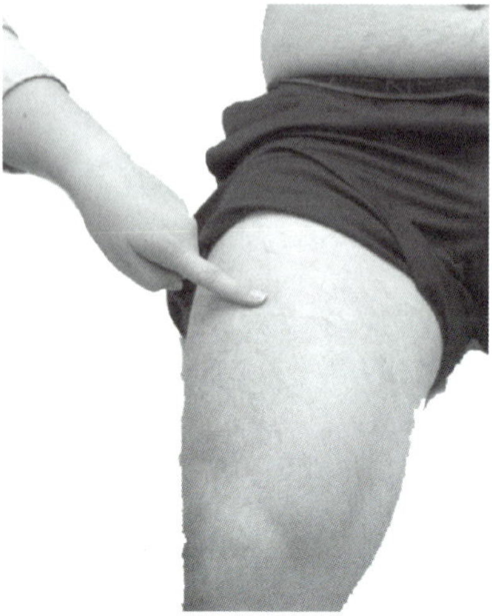

L2
Mid-anterior thigh

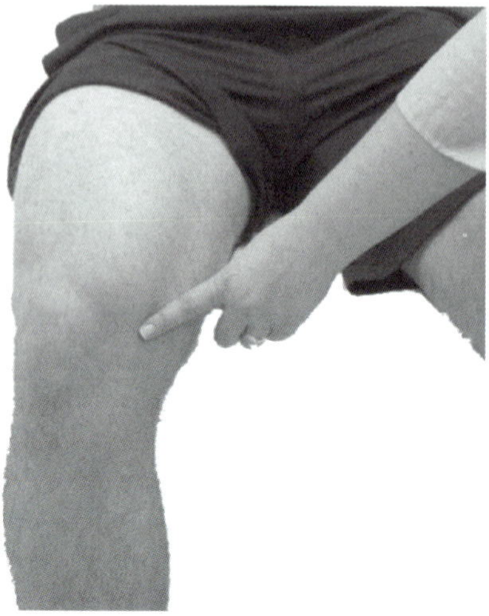

L3
Medial femoral condyle

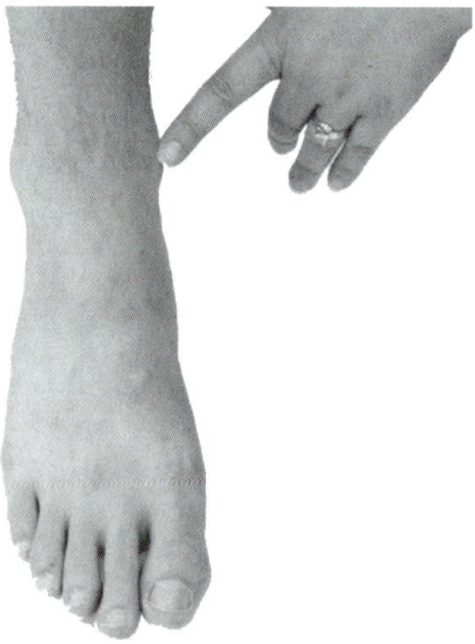

L4
Medial malleolus

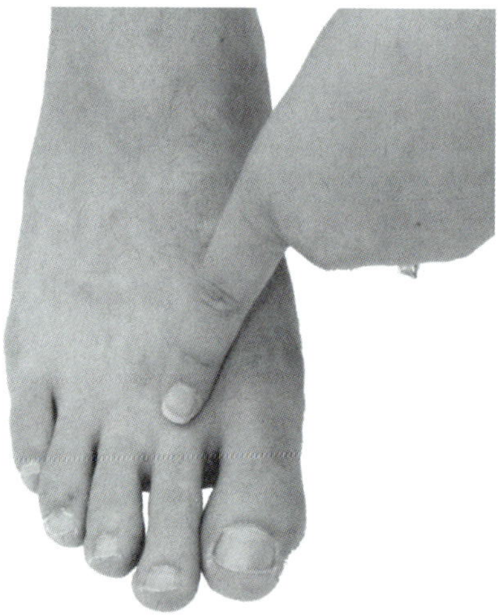

L5
Dorsum of the foot at the second metatarsal phalangeal joint

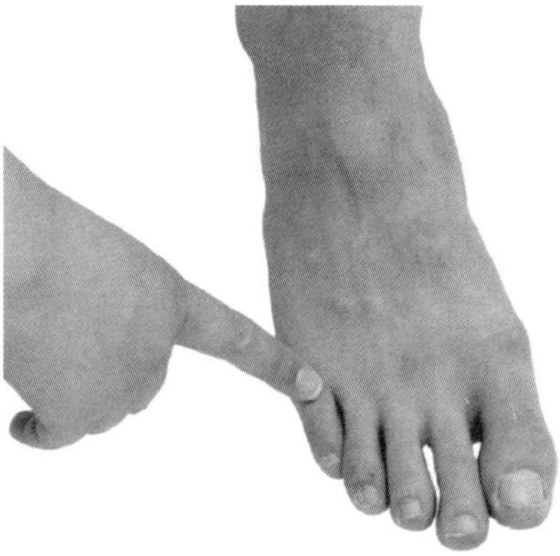

S1
Base of the little toe*

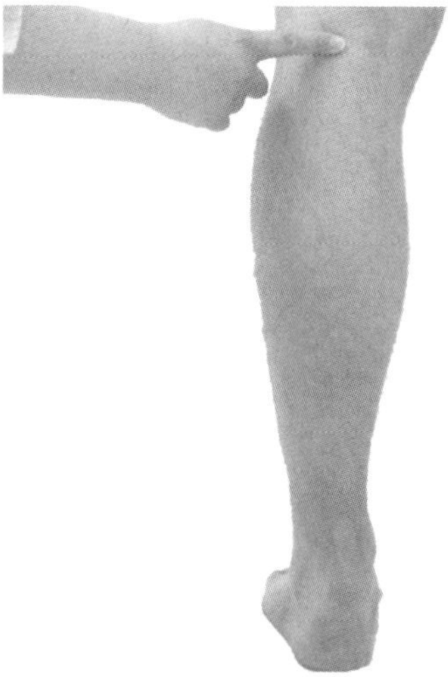

S2
Popliteal fossa in the mid-line

*May be used for evaluation of radiculopathies. The lateral heel is used for American Spinal Injury Association(ASIA) examination of S1.

■■■ 그 외 반사들 (Miscellaneous)

비분별 촉각 (Light touch sensation)

검사 : 1. 검사자는 면봉을 환자의 피부에 닿게 하여 환자의 감각을 검사한다. 2. 병변이 아닐 것으로 생각되는 부분을 검사하여 비교해 본다(주로 반대측의 같은 부분이나 얼굴이 선호).

비정상 : 감각이 없거나, 적거나, 많거나 또는 비교한 정상부분과 다를 때

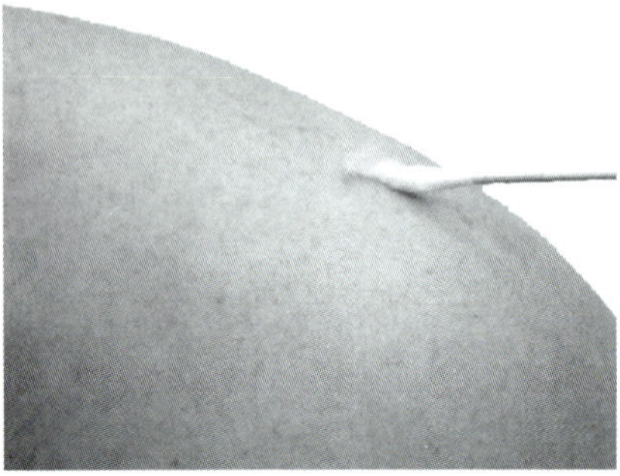

등급 척도	
0	없다.
1	지각과민을 포함한 부분적인 또는 변화된 지각 손상
2	정상
NT	검사불가능

서론 (Introduction)

보행과 자세를 검사하는 것은 근골격계 검사에서 매우 중요하다. 이들 중 어느 하나가 삐뚤어진다면 이것은 환자의 증상에 의한 신경학적 또는 근골격계의 기능 장애로 인한 것이거나 이에 따른 보상 때문이다. 보행과 자세를 검사할 때도 몇몇 기본적인 원칙들을 기억해야 한다.

1. 항상 정상의 움직임과 비교하라. 정상과 비정상을 보면서 정상을 편안하게 느낄 수 있게 많은 시간을 소요하라.
2. 양 옆에서 비교하라. 옆에서 비교해 보는 것은 대부분 기능부전을 더 잘 보이게 한다.
3. 환자를 다양한 각도에서 바라보라. 몇몇 삐뚤어짐은 모든 면에서 안보일 것이다. 특히, 돌려서 또는 각도를 바꿔서 그리고 최소 두 가지 이상의 자세에서 판단하라.
4. 자세와 보행 장애는 하지와 척추의 관절에 지대한 영향을 가져올 수 있음을 기억하라. 그리고 손상 받은 관절의 윗관절과 아랫관절을 주목해야 한다.
5. 비정상적인 움직임은 약함, 통증, 이완, 불안정 또는 통증에 의한 움직임의 억제에 의한다.

■■■ 자세검사 (Posture Evaluation)

정상적으로 서있거나 걸을 때, 중력의 선의 방향은 아래 그림에서 보듯 몸의 중심인 2번 천추의 바로 전방이다. 몸은 대개 가만히 서있을 때 평형상태이다. 여기서, 중력의 선은 고관절의 약간 후방을, 슬관절의 약간 전방을 그리고 발목관절의 외측복사의 약간 전방을 지난다. 이러한 축 주위로의 동작은 어떠한 힘에 의해 상쇄되지 않는다면 몸의 움직임을 유발할 것이다. 그러므로, 가만히 서있기 위해서는 어떠한 반대되는 구조물의 활성화가 필요하다. 고관절의 신전은 수동

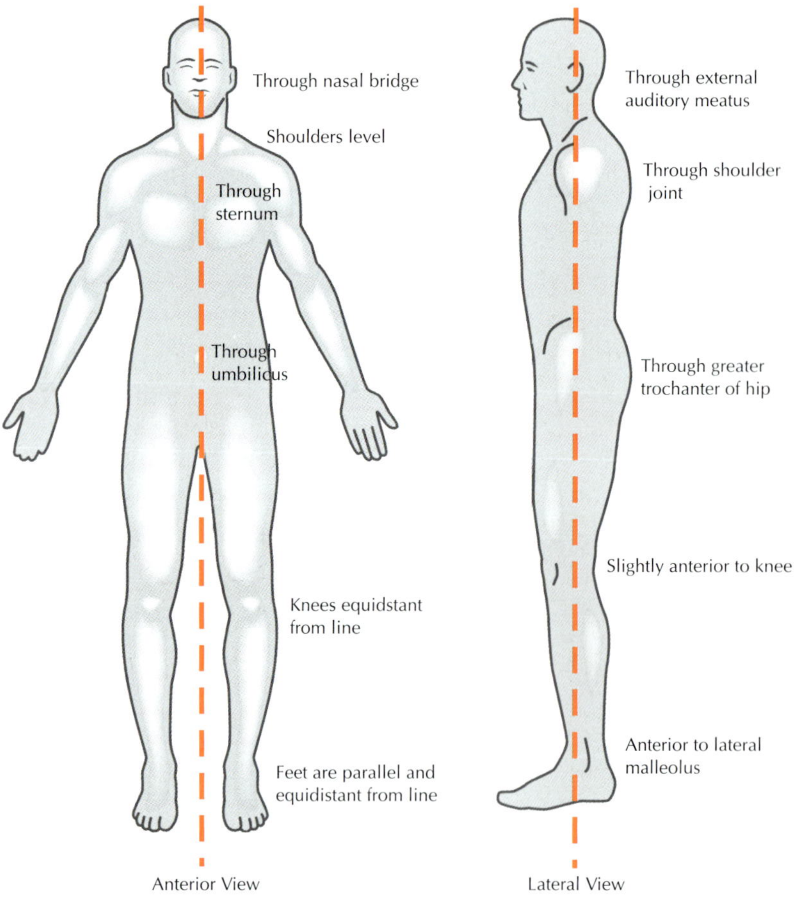

바늘통각 검사 (Pinprick test)

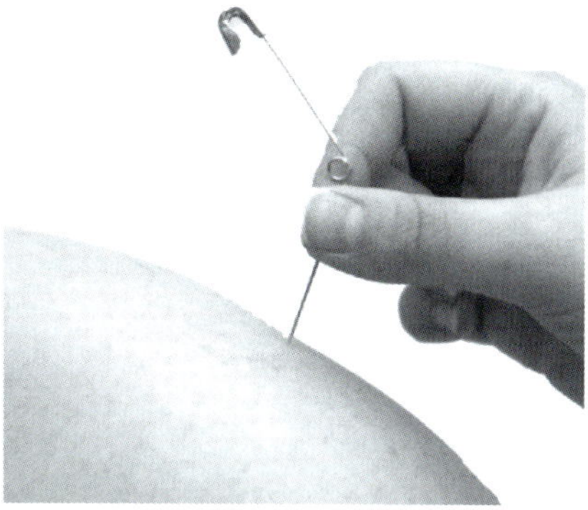

검사 : 1. 안전한 핀을 손가락으로 가볍게 쥐고, 검사자는 환자의 피부 끝을 미끄러지듯이 살짝 찌른다. 2. 먹먹한 느낌인지 날카로운 느낌인지 검사하고 또한 병변이 아닐 것으로 생각되는 부분을 검사하여 비교해 본다(주로 반대측의 같은 부분이나 얼굴이 선호).

비정상 : 감각이 없거나, 정상부분과 비교해서 통증이 크거나 적을 때

등급 척도	
0	없거나 먹먹함과 통증이 구별이 안 될 경우
1	지각과민을 포함한 부분적인 또는 변화된 지각 손상
2	정상
NT	검사불가능

말초 신경 검사

진동감각 검사 (Vibratory sensation)

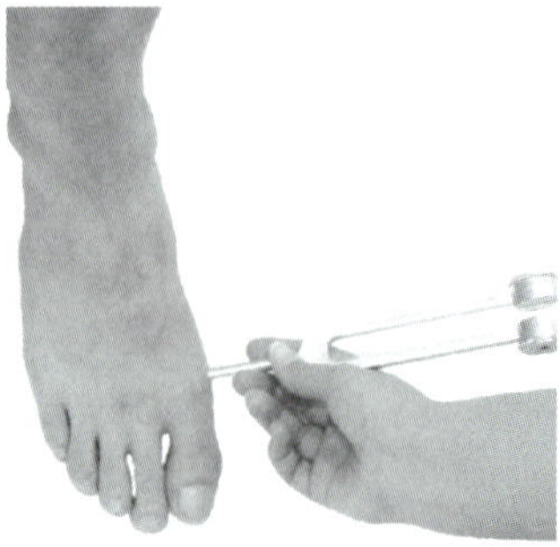

검사 : 1. 128Hz의 진동자의 딱딱한 부분을 쳐서 울리게 한다. 2. 검사자는 즉시 환자의 하체 중 딱딱한 뼈가 튀어나온 부위(주로 첫 번째 중족골 머리)에 닿게 한다. 나란히 시행하여 비교한다.

정상 : 20세 이하의 어린 환자라면, 15초 이상 진동을 느낀다. 검사자는 각각의 나이대마다 20대부터 70대까지 각각 1초씩 빼간다. 70대 이후에는 이 검사의 신뢰도가 떨어진다.

Age(years)	# Seconds Vibration
≤20	15
21 – 30	14
31 – 40	13
41 – 50	12
51 – 60	11
61 – 70	10
>70	Unreliable

검사 : 1. 환자의 엄지발가락을 내측 끝과 외측 끝을 잡고 환자에게

고유감각 검사 (Propioception)

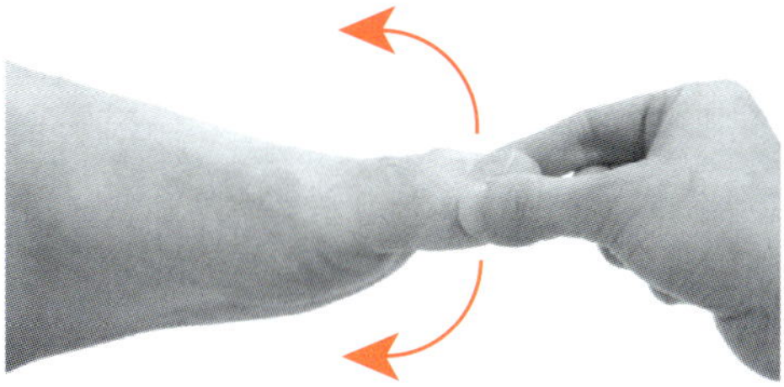

눈을 감게 한다. 2. 검사자는 환자에게 "내가 당신의 발가락을 움직일 테니 어디로 움직이는지 말해보라"고 한다. 3. 검사자는 수동적으로 환자의 발가락을 중족지절관절에서 45℃씩 배측굴골 또는 족저굴곡 시키면서 어디로 움직이는지 물어본다.

정상 : 발가락의 방향을 환자가 말하면 정상. 어떤 부정확한 답을 한다면 고유감각에 장애

Note : 환자가 추측으로 맞춰서 위음성이 있을 수 있으므로 10회 가량 반복 시행한다.

적으로 장골대퇴골인대(Y ligament of Bigelow)에 의해, 능동적으로 장요근과 대퇴직근에 의해 길항된다. 슬관절의 과신전은 수동적으로 후방관절낭(posterior capsule)에 의해, 능동적으로 비복근에 의해 길항된다. 유사하게, 발목관절의 배측굴곡은 비복근과 가자미근의 복합체에 의해 능동적으로 길항된다.

중력의 선은 또한 경추, 흉추, 요추, 그리고 천추의 척추 굴곡점을 지난다. 이는 축 주위로의 회전을 최소화 시키는데 필요하고, 이는 근육들의 에너지 소비도 감소시킨다. 검사동안, 정상자세로부터 예측되는 것보다 굴곡이 덜 자랐는지, 과도하게 자랐는지, 아니면 더 높은지, 낮은지 잘 관찰해야 한다.

목과 관련된 머리의 자세를 검사해보자. 머리는 내외측에서나 전후방에서나 중심에 있어야 한다. 외이도는 어깨와의 선이 맞아야 한다. 골반은 상전장골극과 상후장골극의 선에서 전방으로 0~15℃ 가량 기울어있다. 또한, 골반의 기울기나 척추의 전만에 의해 영향을 받을 수 있는 과도한 고관절과 슬관절의 굴곡을 살펴봐야 한다.

검사자는 스스로 다음 그림에서 보는 정상 만곡과 비정상 만곡에 익숙해져야 한다.

경추 – 전만
흉추 – 후만
요추 – 전만
천추 – 후만

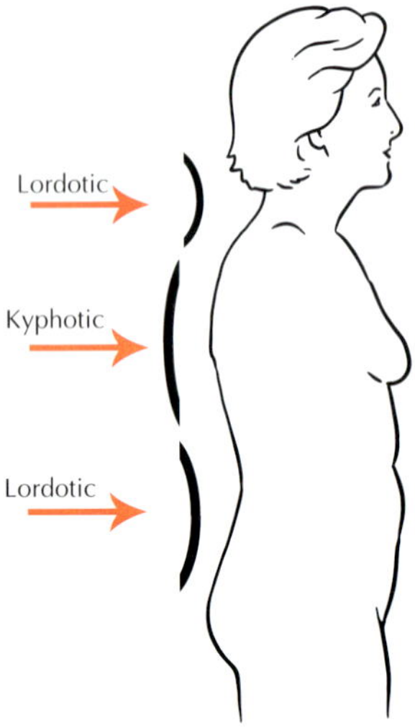

Excessive Thoracic Kyphosis

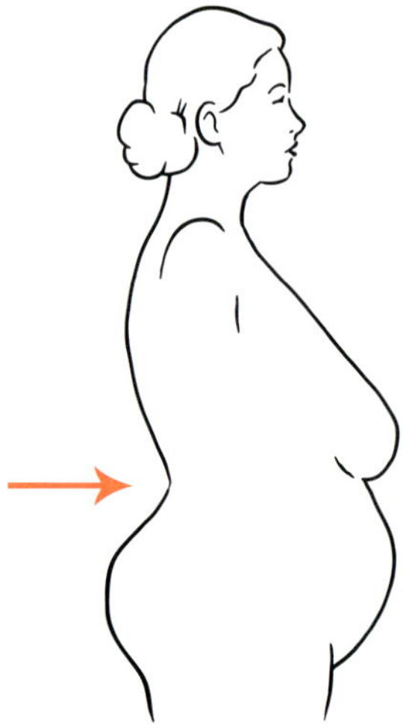

Thoracic Scoliosis

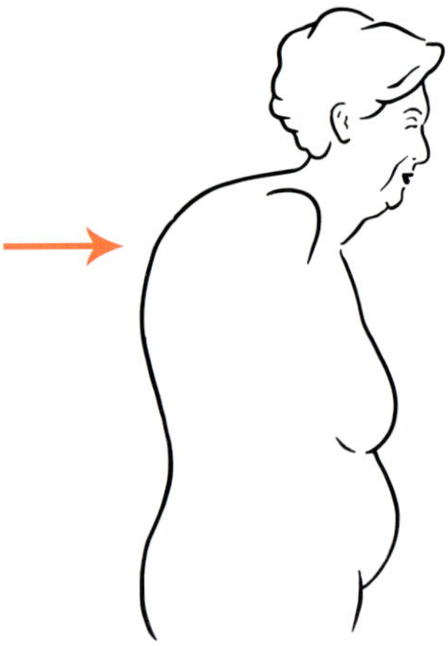

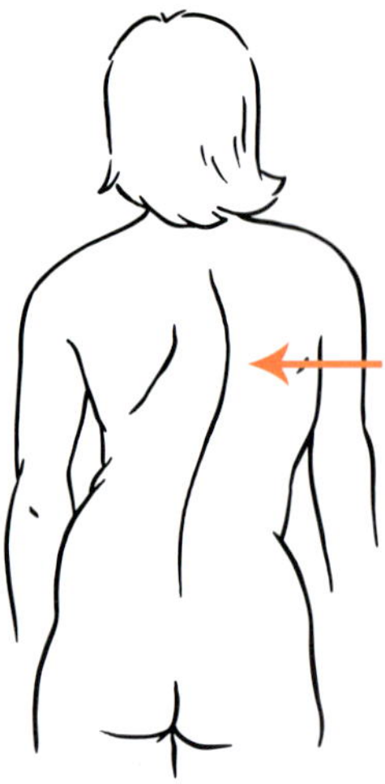

Normal and Abnormal Posture

보행 주기 (Gait Cycle)

보행주기는 시작시의 팔 혹은 다리가 다시 되돌아 와서 같은 자세에 있게 되는, 하나의 입각기와 하나의 유각기를 통해 구성된다(184쪽 참조).

입각기(Stance phase) : 발이 지면에 닿아있는 주기로 보행주기의 60%를 차지한다.

1. 발뒤꿈치 닿기(Initial Contact) : 발이 지면에 닿게 된다.
2. 발바닥 닿기(Loading Response) : 발뒷꿈치 닿기 이후에 즉시 따라오는 시기로 반대측 발을 들어올려 땅에 닿기 직전까지의 시기
3. 입각 중기(Midstance) : 반대측 발을 들어서 양측 발이(특히 발목) 같은 관상면에 존재하게 되는 시기
4. 입각 말기(Terminal stance) : 양측 발이 같은 라인에서 반대측 발이 땅에 닿게 되기 직전까지의 시기
5. 발 끝 떼기(Preswing) : 반대측 발이 닿게 되면서부터 동측 발이 땅에서 떨어지기 직전까지의 시기

유각기(Swing phase) : 발이 지면에서 떨어지는 시기로 보행주기의 40% 정도를 차치한다.

6. 가속기(Initial Swing) : 발이 땅에서 떨어지면서부터 동측 슬관절을 최대한 굴곡시키면서 최대한 발뒤꿈치를 올리는 시기
7. 유각중기(Midswing) : 최대 슬관절 굴곡부터 경골이 수직이 되는 시기
8. 감속기(Terminal swing) : 경골이 수직이 된 직후부터의 시기로 '발뒤꿈치 닿기' 전까지의 시기

이중 지지기(Double support) : 양 하지가 모두 땅에 닿게 되는 시기. 전형적으로 보행주기의 20~25%에 해당한다. 건강한 보행 시, 달리기 동안에는 정상적으로 이 시기가 없다. 185쪽에서 정상적인 보행 시 근육의 수축을 언급한 표가 있다.

흔한 보행장애 (Common Abnormalities of Gait)

트렌델렌버그씨 보행 (Trendelenburg's gait)

원인 : 약한 고관절 내전근

관찰 : *보상시(그림)* ; 환자는 입각중기 동안 근육이 약한 방향으로 기운다. *비 보상시*;입 각중기 동안 반대측 고관절이 아래로 내려온다.

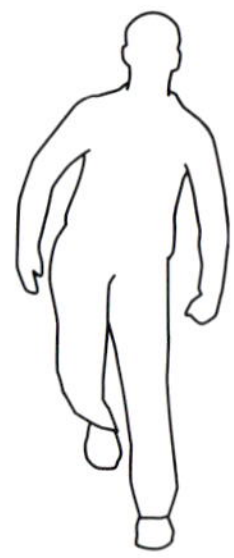

다리길이차이 (Leg Length Discrepancy)

원인 : 구조적 또는 기능적(골반 경사, 측만증 등) 길이 차이

관찰 : 이중지지기 동안 골반 끝이 짧은 다리 방향으로 나온다. 요추는 긴 다리 방향으로 휘어진다.

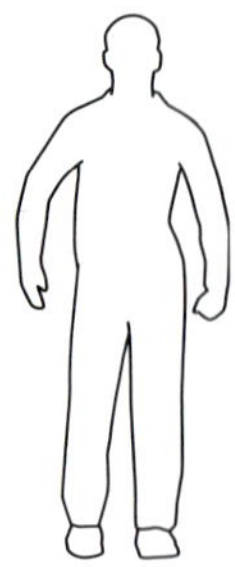

진통 보행 (Antalgic [Painful] Gait)

원인 : 하지의 통증

관찰 : 하지가 영향을 받는 이유에 따라 다양함. 통증 있는 다리로 체중전달이 힘들어 입각기가 줄어들고 보폭도 감소한다.

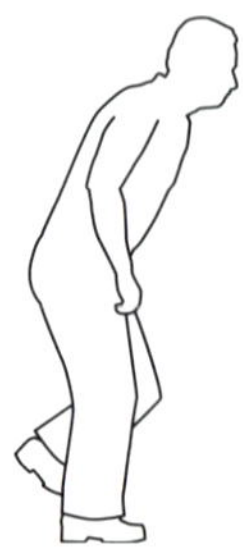

실조성 보행 (Ataxic Gait)

원인 : 척수 신경, 척수 후주(posterior column) 또는 소뇌로의 감각 입력(input)의 손상되는 경우

관찰 : 연관된 부위나 정도에 따라 다양. 감각실조성 보행은 불규칙적이며 양 옆으로 넓게 벌어진 팔을 보인다. 유각기에 발은 종종 앞으로 던지는 듯한 모습이다. 발뒤꿈치를 먼저 바닥에 닿고 발때림과 유사한 모습이다. 대개 눈을 감고 서있거나 걸을 때 악화된다. 소뇌 실조 시에는 휘청거리며 발을 벌리고 걸으며, 머리를 흔들면서 비틀걸음을 걷는다. 몸을 조절하는 것도 가끔씩 영향을 받는다.

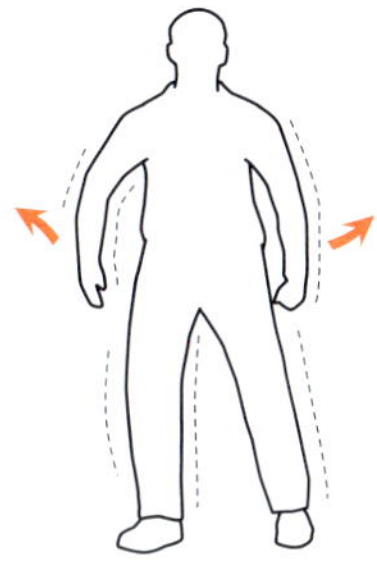

신경병증 보행 (Neuropathic Gait)

원인 : 말초신경의 원, 근위부의 손상. 종종 진행함.

관찰 : 연관된 부위나 정도에 따라 다양. 감각 신경병증 시에는 감각실조와 유사하다. 운동 신경병증 시에는 발때림, 족하수 보행, 전반슬과 유사하다.

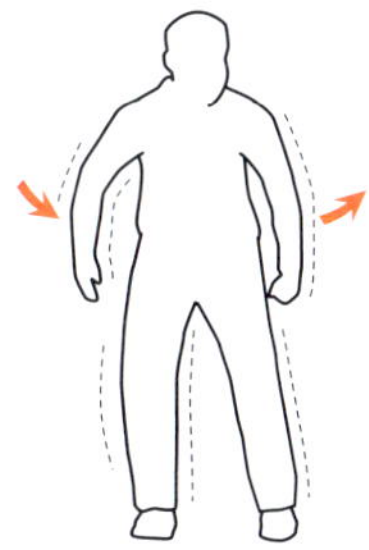

발때림 (Foot Slap)

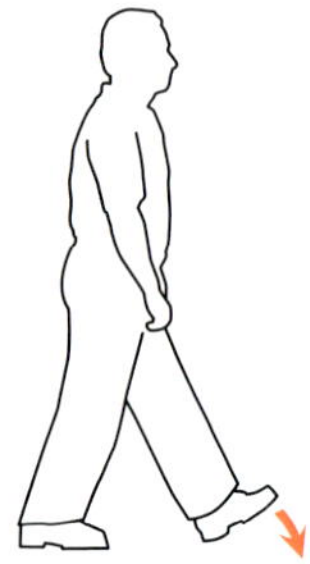

원인 : 전방다리근육들의 중등도의 허약으로 '발뒤꿈치 닿기' 시기에 발목관절의 족저굴곡이 없어져서 발생.

관찰 : 재빠른 발목관절의 족저굴곡이 없어져서 발이 땅이나 바닥에 닿을 때 "털썩"하는 소리를 들을 수 있다.

족하수 보행 (Steppage Gait)

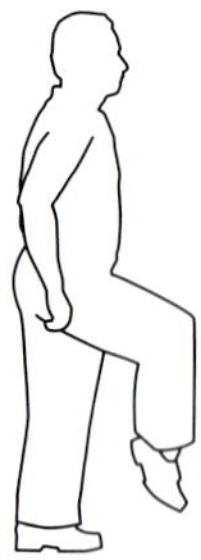

원인 : 전방다리근육들의 심한 허약으로 '발뒤꿈치 닿기' 시기에 발목관절의 족저굴곡이 없어져서 발생. 다리가 효과적으로 늘어지거나, 과도한 슬관절이나 고관절의 굴곡으로 다리의 여유가 생긴다.

관찰 : 유각중기에 환측 다리의 고관절이 과도하게 굴곡된다. 발때림이 발생하고 발이 처음 닿을때 발의 바닥이나 발가락이 닿게 된다.

전반슬 (Knee Recurvatum)

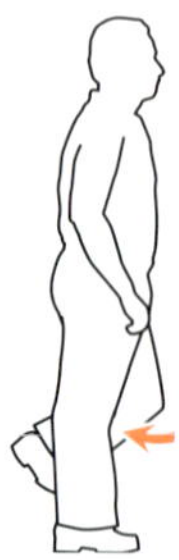

원인 : 입각중기에 슬관절 신전 조절 부재로 힘이 풀려 뒤로 젖혀진다. 대개 슬관절 근육들의 허약에 기인하지만, 후슬관절의 손상에 의한 탈안정도 원인이다.

관찰 : 입각중기에 무릎이 과도하게 늘어난다. 환자는 유각후기에 고관절을 외회전하고 입각기동안 내측측부인대 같은 내측 지지구조물에 직접적으로 힘이 가해진다.

대둔근 파행 (Gluteus Maximus Lurch)

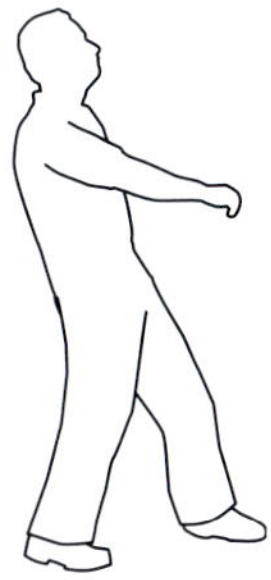

원인 : 대둔근의 약화로 인해 입각기 동안 고관절의 굴곡을 조절성이 없어진다

관찰 : 병변측 하지를 보상적으로 고관절이나 골반 전방으로 내민다. 반면 어깨와 몸통은 초기 입각기에 쭉 뻗는다.

강직성 편마비 보행 (Spastic Hemiplegic Gait)

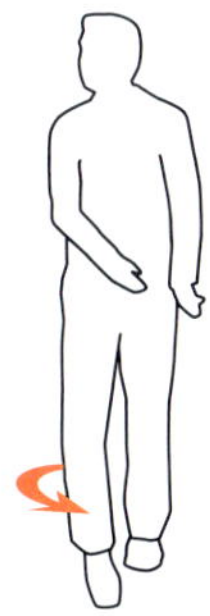

원인 : 편측의 상하지의 긴장도를 증가시키는 중추신경계의 손상. 신전 긴장 양상에 의한 손상받은 하지가 길어짐. 이로 인해 과도한 족관절의 족저굴곡, 발의 내번첨족(발의 내번 및 족저굴곡) 그리고 고관절의 신장이 나타난다. 편측 대뇌마비, 뇌졸중이나 뇌손상은 이러한 양상의 보행을 유발하는 가장 주된 원인들이다.

관찰 : 편마비에 의한 하지강직은 종종 슬관절의 신전과 족관절의 족저굴곡의 긴장도를 증가시켜 기능적인 하지 길이의 불균형을 초래한다. 보상적으로 주로 발의 회전을 하게 된다(182쪽 참조). 첫 발의 디딤은 전체 발 또는 발바닥의 전방을 이용해 시작되고 족관절을 내번첨족하여 시작한다. 발은 내번첨족의 상태로 남아있게 되거나 짧아진 입각기 동안 다양한 정도로 발이 편평해진다. 상지는 다양한 정도로 내전되고 주관절과 완관절의 굴곡과 함께 어깨는 내회전하게 된다.

강직성 양측마비 보행 (Spastic Diplegic Gait)

원인 : 양측의 하지의 긴장도를 증가시키는 중추신경계의 손상. 이러한 보행은 강직성 양측성 뇌신경 마비 뿐만 아니라 또한 척수신경손상, 전신 경화증 및 다른 골수성 질환에서 가장 흔하다.

관찰 : 하지는 고관절, 슬관절, 족관절이 굴곡되는데, 이 때 고관절은 내전 및 내회전 된다. 각각의 보폭은 좁아지고 가위처럼 모이는데 이는 유각기 동안 양측의 슬관절이 교대로 앞쪽으로 나오게 된다. 입각기 하지 방향으로 몸도 앞으로 기운다. 이러한 비뚤어짐의 정도는 영향 받은 사지의 기능이상의 정도에 따라 결정된다. 상지 또한 굴곡된 자세를 취한다.

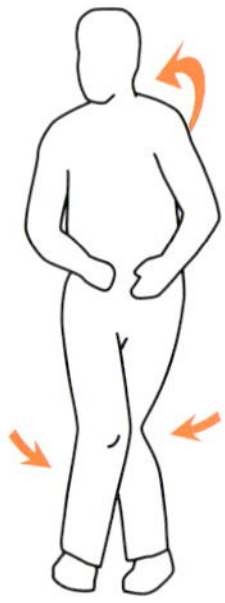

영양실조성 보행 (Dystrophic Gait)

원인 : 골반주위 근육의 힘이 점차 근위부로의 약화되어 전신적으로 진행되는 경우(뒤셴 근이영양증[Duchenne' s muscular dystrophy], 백커형 근이영양증[Becker' s muscular dystrophy], 또는 안면견갑상완 근이영양증[Facioscapulaohumeral muscular dystrophy]).

관찰 : 환자는 뒤뚱거리며 넓은 보폭으로 요추의 전만을 과장시키며 발끝으로 걷는다. 팔은 쭉 뻗어 외전시켜 균형을 맞춘다. 환자는 앉아있다가 또는 바닥에서 일어나기 위해서 자신의 몸을 올라가듯이 일어난다.

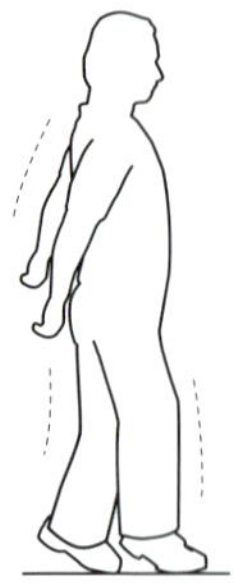

회전보행 (Circumduction Gait)

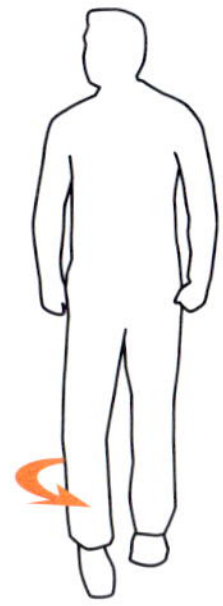

원인 : 기능적으로 긴 다리

관찰 : 유각기에 고관절의 굴곡 대신에 외전을 이용해서 하지로 원을 그리듯이 걷는 형태를 보임.

파킨슨 보행 (Parkinsonian Gait)

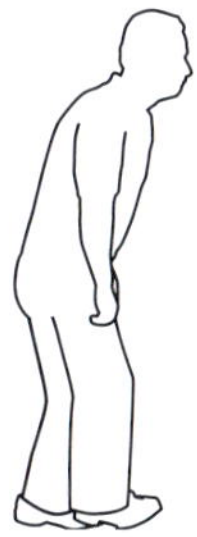

원인 : 파킨슨병, 도파민 부족 상태, 또는 다발성 경색 상태

관찰 : 발의 좁은 면을 이용해서 천천히 상체의 움직임이 거의 없거나 감소된 상태로 발을 질질 끌며 걷다가 정지된 동작을 보임. 속도가 빨라지고, 점진성 보행을 보이나 반대로 보폭은 짧아진다. 얼어붙은 듯, 또는 시작하지 못하는 듯 또는 지속적인 보행을 볼 수 있다.

보행주기 도표 (Gait Cycle Diagram)

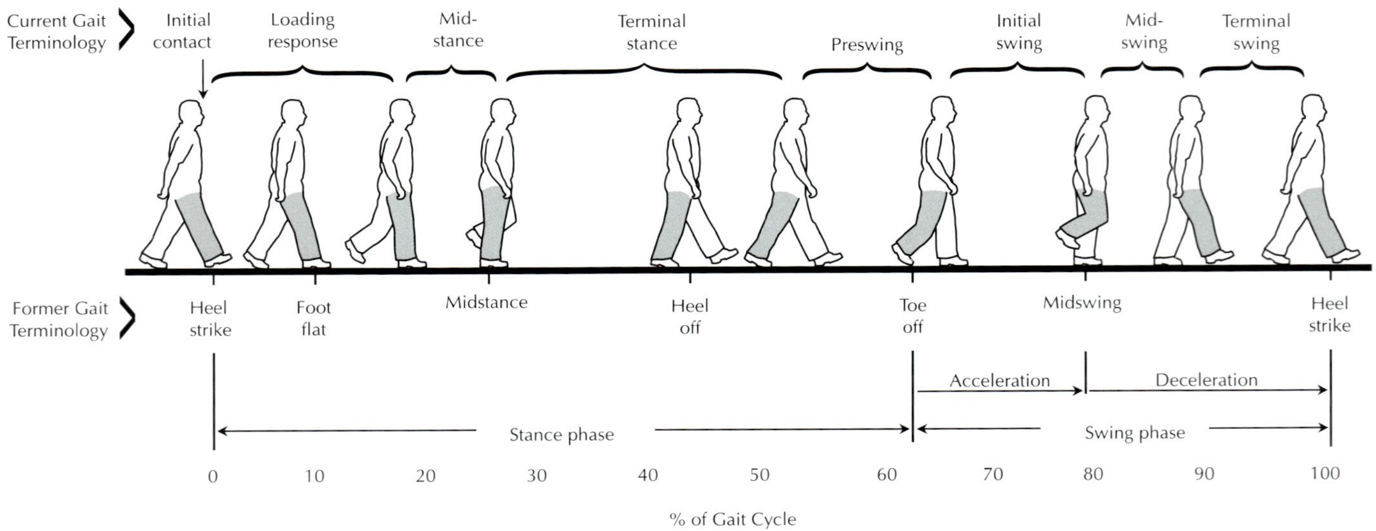

Gait Cycle

Adapted with Permission from Carson Schneck. M.D.

보행주기 동안 주요 근육 활성 (Major Muscle Activity During Gait Cycle*)

Classic Gait Terminology	Heel strike	Foot Flat	Midstance	Heel Off	Toe Off	Acceleration	Midswing	Deceleration
Rancho Los Amigos Terms								
New Terminology	Initial Contact	Loading Response	Mid Stance	Terminal Stance	Pre-swing	Initial swing	Mid Swing	Terminal Swing
	Stance Phase 60%					Swing Phase 40%		
% of Total Phase	0 – 2%	0 – 10%	10 – 30%	30 – 50%	50 – 60%	60 – 73%	73 – 87%	87 – 100%
Iliopsoas	Inactive	Inactive	Inactive	Concentric	Concentric	Concentric	Concentric	Inactive
Gluteus Maximus	Eccentric	Inactive	Inactive	Inactive	Inactive	Inactive	Inactive	Inactive
Gluteus Medius	Eccentric	Eccentric	Eccentric	Eccentric	Inactive	Inactive	Inactive	Inactive
Hamstrings	Eccentric	Eccentric	Inactive	Inactive	Inactive	Eccentric	Eccentric	Eccentric
Quadriceps	Eccentric	Eccentric	Inactive	Inactive	Eccentric	Eccentric	Inactive	Inactive
Pretibial Muscles	Eccentric	Eccentric	Inactive	Inactive	Inactive	Concentric	Concentric	Concentric
Calf Muscles	Inactive	Inactive	Eccentric	Concentric	Concentric	Inactive	Inactive	Inactive

* The major muscle activity during each phase of the gait cycle varies dramatically with relation to whether the muscles are, inactive, concentrically contracting or eccentrically contracting.

Cuccurullo, SJ. *Physical Medicine Rehabilitation Review*. New York: Demos Medical Publishing, 2004.

제 6 장

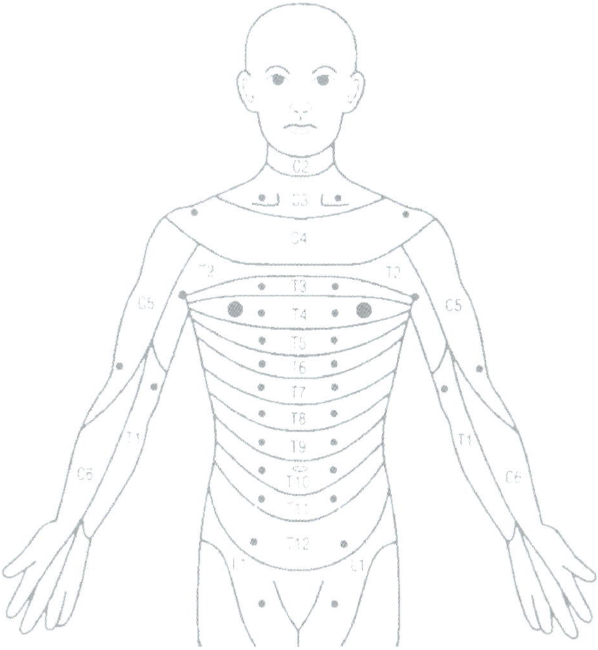

척수 손상 검사

Spinal Cord Injury Examination

■■■ 목차 (Contents)

서론 (Introduction)

미국척수손상학회 (American Spinal Injury Association)

■■■ 서론 (Introduction)

척수 손상(spinal cord injury)는 영구적인 영향을 주는 심각한 손상이다. 현재 미국에서 척수 손상을 가진 환자는 대략 25만 명 정도이고 매년 11만 명의 신환이 발생합니다.[1,2]

미국 척수 손상 학회(ASIA)는 척수 손상 환자들의 손상의 정도, 예후, 질환의 진행 모니터, 회복 까지의 시간 등을 결정하기 위한 폭넓게 기준이 되는 검사법을 만들었습니다.

여기에 검사법의 간결한 서술과 척수 손상의 효과적인 분류가 있습니다.

앞으로 나올 본문과 삽화는 척수 손상의 신경학적 분류를 위해 ASIA의 international standard 로부터 동의를 받아 수록하였습니다.[3]

척수 손상 검사

1. Richards JS, Go BK, Rutt RD, Lazarus PB. The national spinal cord injury collaborative database. In : Stover SL, DeLisa JA, Whiteneck GG, eds. *Spinal Cord Injury Clinical Outcomes from the Model Systems*, Gaithersburg MD: Aspen, 1995, 1 – 20.
2. Lasfargues JE, Custis D, Morrone F, et al. A model for estimating spinal cord injury prevalence in the United States. Paraplegia, 1995;33 : 62 – 68.
3. American Spinal Injury Association. International Standards for *Neurological Classification of Spinal Cord Injury*, Revised ed. Chicago : ASIA, 2002.

■■■ 미국척수손상학회 (American spinal injury association [ASIA])

척수증후군 (Spinal cord syndrome)

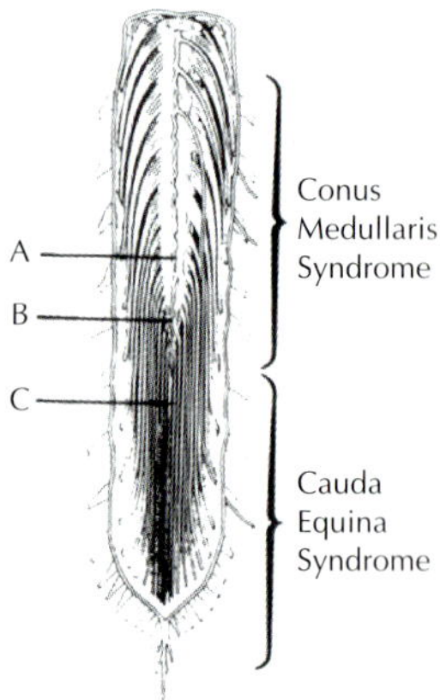

Central cord syndrome

경추 부위에 거의 제한적으로 발생하는 병변은 천추 감각신경은 남고 하지보다 상지의 더 큰 쇠약을 유발합니다. 그것은 거의 목의 과 신전 손상과 관계가 있습니다.

Brown-sequard syndrome(브라운 세카르 증후군)

상대적으로 편측 자가 수용성 감각과 운동신경 손상을 나타내고 반대측 통증과 온도에 대한 감수성의 상실을 유발합니다.

Anterior cord syndrome

자가 수용성 감각은 보존되는 반면 운동 기능와 통증과 온도에 대한 감수성의 다양한 손실이 나타납니다.

Conus medullaris syndrome

천추(conus)와 척추관 안의 요추 신경근 손상은(삽화 B 부분) 무반응성 방광, 내장, 하지를 초래할수 있습니다. 삽화 A 부분의 병변은 – 반응 같은 천추 분절 반응이 보존되기도 합니다.

마미 증후군

삽화 C 부분에 병변은 요천추 신경근 손상은 방광, 내장, 하지의 무반응을 초래하기도 합니다

감각 신경 검사 (Sensory Examination)

핀 찌르기와 가벼운 접촉에 대한 감각에 대해 조사 평가한 각각의 피부 분절이 리스트 되어 있다.
핀 찌르기와 가벼운 터치에 대한 평가는 각각 3점씩으로 체크 하였다. 다음의 중요 포인트는 민감도를 위해 양측으로 테스트 해야 한다. 별표는 그 지점이 쇄골 중간 라인에 있는 것을 말합니다.

주요 감각지점	
C2	Occipital protuberance
C3	Supraclavicular fossa
C4	Top of the acromioclavicular joint
C5	Lateral side of the antecubital fossa
C6	Thumb, dorsal surface, proximal phalanx
C7	Middle finger, dorsal surfae, proximal phalanx
C8	Little finger, dorsal surface, proximal phalanx
T1	Medial(ulnar) side of the antecubital fossa
T2	Apex of the axilla
T3	Third intercostal space(IS)*
T4	Fourth IS(nipple line)*
T5	Fifth IS(midway between T4 and T6)*
T6	Sixth IS(midway between T5 and T7)*
T7	Seventh Is(midway between T6 and T8)*
T8	Eigth IS(midway between T7 and T9)*
T9	Ninth IS(midway between T8 and T10)*
T10	Tenth IS(level of umbilicus)*
T11	Eleventh IS(midway between T10 and T12)*
T12	Inguinal ligament at mid-point
L1	Half the distance between T12 and L2
L2	Mid-anterior thigh
L3	Medial femoral condyle
L4	Medial malleolus
L5	Dorsum of the foot at the third metatarsal phalangeal joint
S1	Lateral heel
S2	Popliteal fossa in the mid-line
S3 I	Ischial tuberosity
S4 – 5	Perianal area(taken as one level)

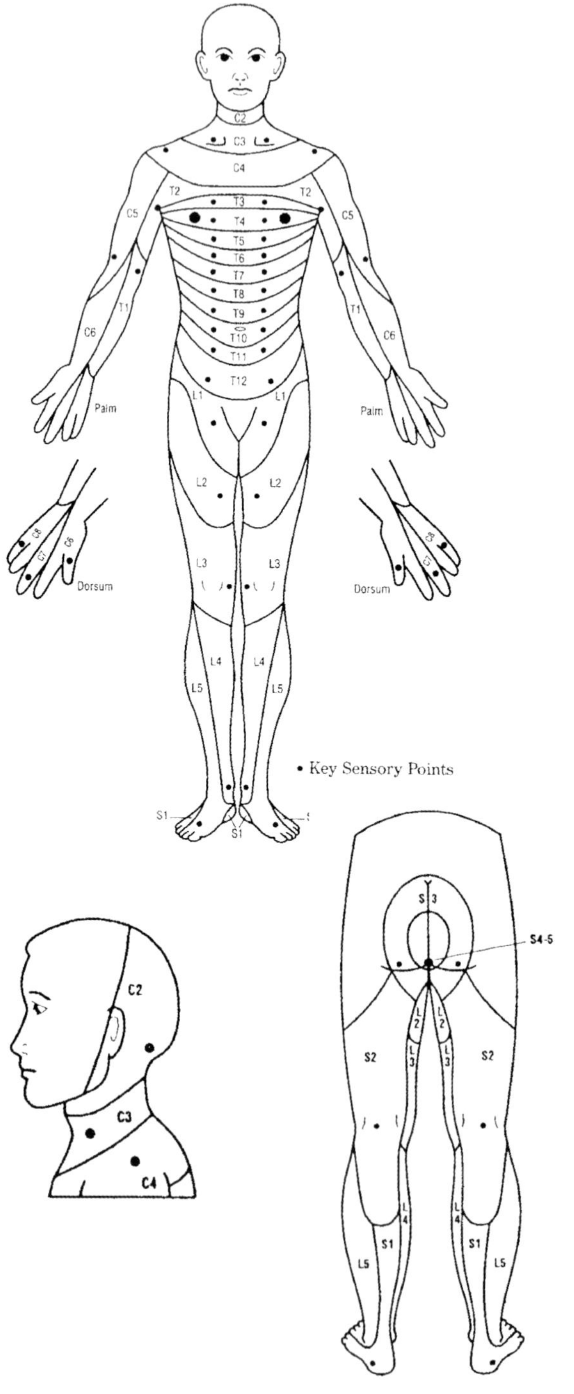
C2
C3
C4
T2
T2
C5
C5
T3
T4
T5
T6
T7
T8
T9
T10
T11
T12
T1
T1
C6
C6
Palm
Palm
L1
L1
L2
L2
C8
C7
C6
C8
C7
Dorsum
Dorsum
L3
L3
L4
L4
L5
L5
• Key Sensory Points
S1
S1
C2
C3
C4
S3
S4-5
L2
L2
S2
S2
L3
L3
L4
L4
S1
S1
L5
L5

이 중요 포인트의 양측 테스트에 더하여 외 항문 괄약근 은 검사자의 손가락을 넣음으로써 테스트 해야 한다. 감지된 감각은 존재 유무로써 등급이 매겨져야 한다. 이 부분을 검사하는 동안 항문 주위에 어떤 감각이 느껴지는 것은 환자가 불완전 감각이라는 것을 의미한다

감각 등급 점수	
0	둔탁함과 날카로운 감각 사이를 구별 지을 수 없거나 불가능 할 때
1	손상 장애가 있는(부분적으로나 바뀐 인식, 감각 과민을 포함.)
2	정상
NT	측정 할 수 없음.

운동 검사 (Motor Examination)

다음의 근육들은 이 페이지에서 규정된 점수들을 사용해서 양측으로 검사되고 등급 되어 진다. 근육들은 분절 별로 신경 분포된 일관성과 임상적 상황에서 테스트 하는 용이함 때문에 선택 되어 진다. 앙와위 보다 다른 위치에서 검사 하는 것은 금기이다.

주요 운동 포인트	
C5	팔꿈치 굽힘
C6	손목 신전
C7	팔꿈치 신전
C8	중간 손가락 굽힘
T1	새끼 손가락 외전
L2	골반 굽힘
L3	무릎 신전
L4	발목 배굴
L5	엄지 발가락 신전
S1	발목 발바닥 굽힘

운동 등급	
0	완전 마비
1	수축이 만져지거나 보이는 정도
2	활발한 움직임, 중력에 대해서는 움직임의 범위가 완전히는 없는 정도
3	활발한 움직임, 중력에 대해서는 완전히 움직일 수 있는 정도
4	활발한 움직임, 움직임의 범위가 완전하고 약간의 저항도 줄수 있는 정도
5	활발한 움직임, 움직임 범위가 완전하고, 중력에도 완전하며 일반적 저항도 줄 수 있는 정도
5*	검사자의 판단에서 만약 인식할 수 있는 억제 인자가 없다면 충분한 저항에 가할 수 있는 근육은 정상이라 여겨짐
NT	측정할 수 없음, 환자가 고정되어 있거나 수축하는데 통증 때문에 검사 할 수 없는 경우

장애 손상 점수 (Impairment Scale)

A = **완전** : 운동과 감각 기능이 S4 – S5 천추 분절에서 보존되지 않음.

B = **불완전** : 운동 기능은 아니고 감각 기능은 신경학적 레벨 아래로 보존되고 S4 – S5 천추 분절을 포함 한다.

C = **불완전** : 운동 기능은 신경학적 레벨 아래로 보존되고 신경학적 레벨 아래로 주요 근육의 반이상이 "3" 등급 보다 덜 한 근육 등급을 가진다.

D = **불완전** : 운동 기능은 신경학적 레벨 아래로 보존되고 신경학적 레벨 아래로 주요 근육의 최소한 반 정도는 "3" 등급 이상의 근육 등급을 가진다.

E = **정상** : 운동과 감각 기능 모두 정상

분류의 단계 (Steps in Classification)

다음은 SCI 에서 분류를 결정 하는 것을 추천한다.

1. 좌우에 감각 레벨을 결정 해라.
2. 좌우에 운동 레벨을 결정 해라.
   참고 : 검사할 근육 분절이 없는 곳에서는 운동 레벨은 감각 레벨과 같다고 추정한다.
3. 하나의 신경학적 레벨을 결정해라. 이곳은 운동과 감각 기능이 양측에서 정상인 가장 낮은 분절이고, 1, 2 단계에서 결정된 감각과 운동 레벨에서 가장 두부쪽이다.
4. 손상이 완전 인지 불완전 인지 결정해라. 만약 자발적 항문 수축이 없고 모든 S4 – S5 감각 점수가 0점이고, 어떤 항문 감각도 없으면 손상은 완전 이고, 그렇지 않으면 손상은 불완전 이다.
5. ASIA 손상 점수 등급을 결정해라.

손상이 **완전** 인가?

만약 예라면 AIS = A 부분적 보존 구역(ZPP)를 기록 (ZPP는 0점이 아니라 약간의 보존이 있는 한쪽의 근육 분절이나 가장 낮은 피부 분절을 기록한다.)

NO

운동 손상이 **불완전** 인가?

만약 예라면 AIS = B (예 = 자발적 항문 수축이 있거나 운동 기능이 운동 레벨 보다 세 레벨 정도 더 아래에 있는 경우

YES

신경학적 레벨이 3점이나 더 좋은 주요 근육이 *최소한 반*이 됩니까?

NO → **AIS = C**

YES → **AIS = D**

만약 신경과 운동 기능이 모든 분절에서 정상이면 **AIS = E**

주의 : AIS E 는 SCI 에서 정상 기능으로 회복 되었을 때 측정 할 때 사용되어 진다. 만약 초기 검사에서 결함이 발견되지 않았다면 신경학적으로 정상이고 ASIA 손상 등급은 적용되지 않는다.

표준 분류표 (Standard Classification Form)

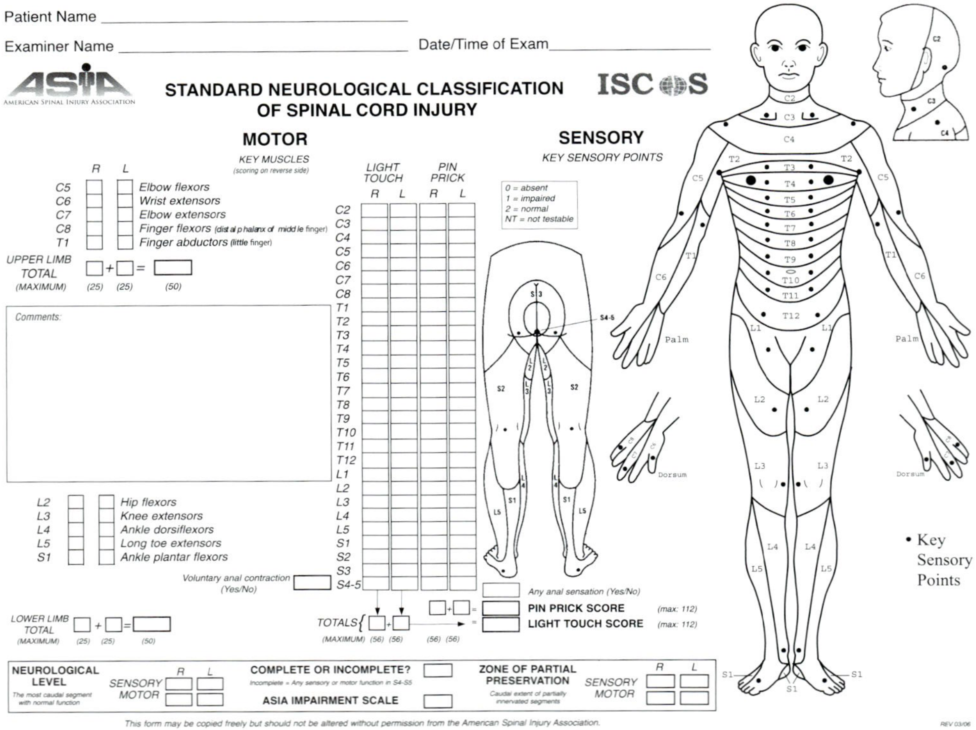
Patient Name

Examiner Name

Date/Time of Exam

ASIA AMERICAN SPINAL INJURY ASSOCIATION

STANDARD NEUROLOGICAL CLASSIFICATION OF SPINAL CORD INJURY

ISCoS

MOTOR

KEY MUSCLES (scoring on reverse side)

	R	L	
C5			Elbow flexors
C6			Wrist extensors
C7			Elbow extensors
C8			Finger flexors (distal phalanx of middle finger)
T1			Finger abductors (little finger)

UPPER LIMB TOTAL (MAXIMUM) □ + □ = □ (25) (25) (50)

Comments:

	R	L	
L2			Hip flexors
L3			Knee extensors
L4			Ankle dorsiflexors
L5			Long toe extensors
S1			Ankle plantar flexors

Voluntary anal contraction (Yes/No)

LOWER LIMB TOTAL (MAXIMUM) □ + □ = □ (25) (25) (50)

SENSORY

KEY SENSORY POINTS

	LIGHT TOUCH R	LIGHT TOUCH L	PIN PRICK R	PIN PRICK L
C2				
C3				
C4				
C5				
C6				
C7				
C8				
T1				
T2				
T3				
T4				
T5				
T6				
T7				
T8				
T9				
T10				
T11				
T12				
L1				
L2				
L3				
L4				
L5				
S1				
S2				
S3				
S4-5				

TOTALS (MAXIMUM) (56) (56) (56) (56)

0 = absent
1 = impaired
2 = normal
NT = not testable

Any anal sensation (Yes/No)

PIN PRICK SCORE (max: 112)

LIGHT TOUCH SCORE (max: 112)

NEUROLOGICAL LEVEL — The most caudal segment with normal function — SENSORY R L, MOTOR R L

COMPLETE OR INCOMPLETE? — Incomplete = Any sensory or motor function in S4-S5

ASIA IMPAIRMENT SCALE

ZONE OF PARTIAL PRESERVATION — Caudal extent of partially innervated segments — SENSORY R L, MOTOR R L

REV 03/06

제 7 장

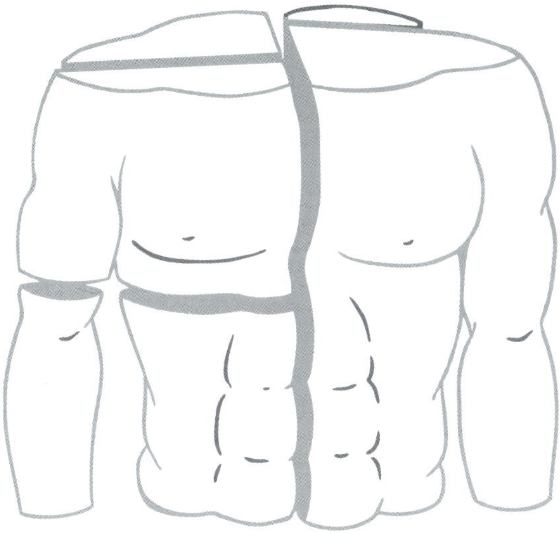

참고문헌 일람표

Reference Tables and Resources

목차 (Contents)

서론 (Introduction)

신경학과 근골격계 정보 (Neurologic Musculoskeletal Resources)

서론 (Introduction)

다음은 참고자료에 실질적이면서 흔히 이용되는 수단이다. 요점은 진단 감별에 빈번하게 이용되고 신경학적과 근골격계적으로 문제를 가진 환자에서 검사를 정확하게 설명하고 전달하는 정보를 나타내는 것이다.

■■■ 신경학과 근골격계 정보 (설명)
(Neurologic and Musculoskeletal Resources)

해부학적 측면과 서술 (Anatomic Planes and Descriptors)

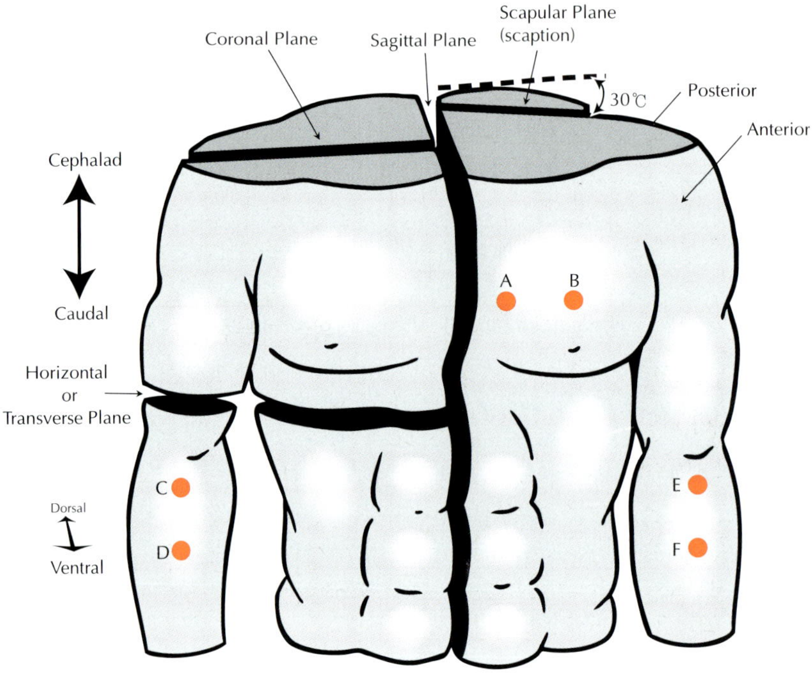

C is ipsilateral to D
D is contralateral to E

A is medial to B
B is lateral to A

E is proximal to F
F is distal to E

근육 강도 등급 (Grading Muscle Strength)

등급	근육 수축
0/5	완전 마비, 수축이 전혀 만져지지도 않고 보이지도 않음.
1/5	근육 수축은 보여지거나 만져진다. 하지만 강도는 중력이 없더라도 관절에서 움직임을 하기엔 불충분하다
2/5	근육은 만약 중력이 없는 상황에 위치해 있다면 관절을 완전히 움직일 수 있다.
3/5	근육은 중력에 대해 관절을 완전 움직일 수 있으나 추가적인 저항에 대해서는 그렇지 않다.
4/5	근육은 시술자에 의한 적당한 저항과 중력에 대해 관절을 완전히 움직일 수 있다.
5/5	근육은 시술자에 의한 완전한 저항과 중력에 대해 관절을 완전히 움직일 수 있다.

주의 : 1. 수축에 의한 제한된 관절의 움직임 범위는 가능한 완전한 움직임에 기본을 둬서 등급되어져야 한다. 2. 강도의 어떤 레벨에서 통증에 의한 제한점이 기록 되어져야 한다. 3. 강도에 감지하기 힘든 차이점들은 결정하는 일반적인 방법은 다음에 기술되어 있다.

4+/5	근육은 저항에는 힘을 가지나 분명한 쇠약은 존재한다.
5−/5	근육은 극소의 쇠약은 있으나 거의 완전한 강도를 가진다.

경직 등급을 위한 수정된 Ashworth 점수
(Modified Ashworth Scale for Grading Spasticity)

등급	서술
0	근육 톤의 증가가 없음.
1	잡거나 작용 부위에 굽힘이나 신전 할 때 움직임의 범위 끝부분에서 최소한의 저항에 의해 근육 톤이 약간 증가
1+	움직임의 범위 반도 안되게 남는 부분에서 최소한 저항에 의하거나 잡는 것에 근육 톤이 약간 증가
2	움직임의 범위의 대부분에서 근육 톤이 확연히 증가. 그러나 작용 부분은 쉽게 움직인다.
3	근육 톤이 상당히 증가 ; 수동적 움직임도 어려움
4	굽힘이나 신전 시에 작용 부위가 단단함.

Bohannon RW, Smith MB. Interrater reliability of a modified Ashworth scale of muscle spastcity. *Phys Ther. 1987 ; 67:206 – 207*

심부건/근육 신전 반사 등급
(Grading Deep Tendon/Muscle Stretch Reflexes)

환자는 시작하기 전에 충분히 긴장을 풀고 위치를 알아야 한다. 부적절한 힘은 부적절한 신전과 준 최대 반사 반응을 유발 할 수 있다. 반사 망치로 최대의 일관된 반응을 유발하는데 필요한 것보다 더 이상의 힘은 사용하지 말아야 한다. 반대측에도 반사를 비교하고 신체에 유발된 다른 반사들도 함께 비교해야 한다. 실험자는 확산되는 것이나 하나의 신경근으로부터 다른 것으로 확대되는 것 또한 관찰해야 한다. 예를 들어, C5 반사(이두근 건) 는 팔꿈치가 굽혀질 때(충분한 반응으로) 손목이 신전 되는 것도 이끌어 낼 수 있는데 이것은 추가적인 C6 원심 부분을 나타낸다. 이것은 과다 반사를 나타내고 병적으로 될 수도 있다.

Jendrassik' s maneuver(145쪽)의 사용은 유발되는 반사들을 향상 시키는데 도움이 될 것이다.

등급	근육 반응
0	반응이 없음.
1+	과소활동적
2+	정상
3+	간대성 경련 없이 과다 활동 ; brisk(빠른)
4+	간대성 경련이 있이 과다 활동(진동이나 지속되는 간대성 경련의 수를 기록)

전통적인 방법의 반사기록 (표시)
(Conventional Method of Documenting Reflexes)

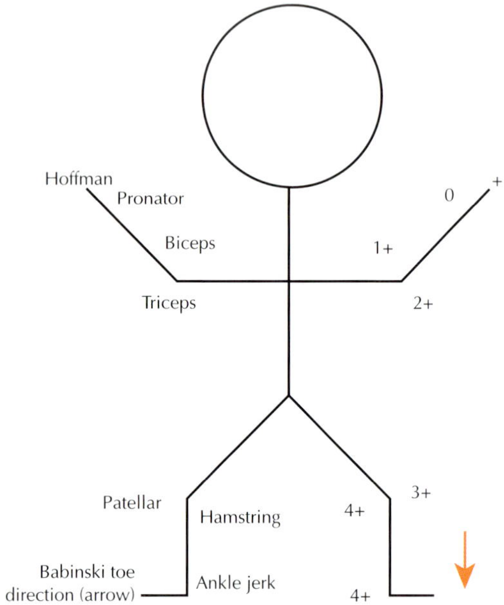

상지운동 뉴런 대 하지운동 뉴런 관찰 (표시)
(Upper Motor Neuron versus Lower Motor Neuron Findings)

	상지 운동 뉴런 (중추 신경계)	하지 운동 뉴런 (말초 신경계)
반사	과다 반사	반사 저하/소실
근육톤	정상 이거나 증가	정상이거나 감소
강도	감소/소실	감소/소실
쇠약의 분포	양측으로 척수 레벨 아래와 가끔 그것을 포함한 부분이거나 일측성으로 homunculus 분포	척수근이나 말초 신경으로 분포보통 일측성이나 근위보다 말단쪽에서는 양측성 일 수도 있다.
강직성	존재할 수 있음.	소실
섬유속성연축	소실	존재할 수 있음.
바빈스키	존재할 수 있음.	소실
Hoffmann*	두드러질 수 있음.	소실
위축	존재할 수 있음(만성적).	존재할 수 있음(만성적).

표 아래 추가 설명 : 상지 운동 뉴런은 뇌와 척수 손상에 더 일관적인 반면 하지 운동 뉴런은 말초 신경이나 마미를 형성하는 L2 – L3 척수 아래 손상에 일관적이다.

* Hoffman 반사는 정상적인 사람에게도 나타날 수 있다. ; 만약 병적이라면 좌우기능 분화가 이를 결정하는데 더 도움이 될 수 있다.

전통적 상지 신경근병
(Classic Upper Extremity Radiculopathies)

기능 장애	통증/이상 감각*	쇠약	반사
C5	근위 팔의 측면 부분과 외측 antecubital fossa	팔굽힘, 어깨외전, 굽힘 외측 외회전, 아래팔 바깥 돌리기	Biceps와 Brachioradialis는 감소
C6	엄지 손가락과 두번째 손가락 전체, 아래팔의 외측면	손목 신전, 팔꿈치 굽힘 어깨, 팔꿈치 신전도 가능성 있음.	안쪽 돌리기, Brachioradialis나 손목 신전은 감소
C7	가운데 손가락 전체, 아래팔 앞쪽 일부	팔꿈치와 손목 신전 손가락 신전이 굽힘보다 가능성 많음.	삼두박근이 손목 신전이나 안쪽 돌리기감소보다 더 가능성 많음.
C8	5번째 손가락 전체, 아래팔 내측 원위부	손가락 굽힘, 엄지 외전, 손가락 신전	손가락 굽힘이 감소 될 수 있음.

표 아래
*이상 감각은 쇠약이나 반사 변화보다 덜 흔하다.

전통적 하지 신경근병
(Classic Lower Extremity Radiculopathies)

병변	통증 / 이상 감각*	쇠약	반사
L2	허벅지 앞쪽	골반 굽힘, 내전, 발목 배굴, 무릎 신전, 골반 외전	
L3	하퇴의 아래앞쪽, 무릎의 내측	↓	
L4	하퇴의 내측, 내측 복사뼈	↓	슬개 반사는 약화되어 있거나 거의 없다(L4).
L5	발등의 내측 세 발가락 하퇴의 아래쪽 외측, 외측 허벅지	엄지발가락 신전 발목 배굴	내측 슬굴곡근 반사는 약화되어 있거나 거의 없다.
S1	발의 외측, 하퇴의 후측, 허벅지의 후측	발바닥 굽힘, 발 역전	아킬레스건 반사와 외측 슬굴곡근 반사는 약화되어 있거나 거의 없다.

표 아래
*이상 감각은 쇠약이나 반사 변화보다 덜 흔하다.

통증의 종류 (Types of Pain)

	흔한 특징들
감각 신경병증	*'화끈거림, 따끔거림, 감각이 무디고 멍함, 찌릿한 느낌, 날카로움'* 일반적으로 위치에 따라서 완화되거나 악화되지 않는다. 신경근이나 말초신경 분포의 위치에 따른다. 통증의 부위는 만약 신경 부위에 실질적으로 손상되지 않았다면 촉진에 의해 영향 받지 않는다(예 ; Tinel 검사, 손목 압박 검사).
운동 신경병증	*'둔탁하게, 계속 조금씩, 깊게, 지속적이며, 가끔씩 날카로움'* 전체적으로 움직이거나 특별히 움직일 때 더 악화 될 수도 있다. 신경근 레벨이나 말초 신경에 의해 지배되는 근육의 분명한 분포에 의해 분포된다.
방사통	신경근 분포에 감각 신경병증이나 운동 신경병증의 형태로 나타난다. 척추의 위치에 의해 악화되거나 완화 되기도 한다. 일반적으로 근위와 중앙 부위에서 시작하여 원위 부위로 방사된다.(원위에 시작하여 근위로 방사되지 않는다.) 만약 흉추 신경근이 포함된다면 복부와 흉부 주위로 밴드 형태로 될수 있다. 촉진에 의해 영향을 받지 않는다.
연관통	*'둔탁하고, 계속 조금씩, 표면적이진 않고, 화끈거리며 날카로움'* 원인과 관계된 요인에 의해 완화될 수 있다(예 ; 휴식에 의한 완화되는 협심증). 신체의 어떤 부위에서도 분포될 수 있으나 통증 유발은 다른 곳에서 위치한다.(예 ; 협심증은 왼쪽 팔로 연관된다.) 일반적으로 통증 부위에 촉진에 의해 악화되지 않는다.
근막통증	*'둔탁하고, 계속 조금씩, 움직일 시 통증 유발되고, 뒤틀리고, 경련이 일어나는 듯한 통증'* 근육, 관절 주위의 움직임이나 촉진에 의해 악화된다. 일반적으로 연조직의 국소 부위 안에 분포되어 있다. 국소 부위에 촉진에 의해 유발된다. 연조직 주위로 통증이 방사되기도 하고 특정 근육 분포를 따르기도 한다.
근육통	*'둔탁하고, 계속 조금씩, 따가운, 염증을 일으키고, 꽉 조이기도 하고, 따갑고 아픈 통증'* 근육, 관절의 움직임에 통증이 더 심해진다. 신체의 국소 부위에 분포되어 있고 하나의 근육 보다 더 많이 포함되고 일반적으로 전반적인 근육이 다 포함되기도 한다. 촉진 부위에 압통이나 쓰라림이 있다. 홍반과 부종이 동반될 수도 있다.

통증의 종류 (Types of Pain)

	흔한 특징들
골성 통증	*'둔탁하고, 지속적이고, 도려내는 듯하고, 수그러 들지 않는 통증'* 일반적으로 기저 원인의 치료 없이는 완화가 되지 않는다. 밤에 누워 있을시에 더 악화 될 수도 있다. 근육과 피하조직, 골격 아래 분포 한다. 만약 뼈가 적당히 표피상에 있으면 깊은 촉진과 타진이나 음차 검사로도 압통이 유발 될수 있다.
환각통	일반적으로 더 이상 존재하지 않는 신체 부위나 사지의 감각 신경병증 유형 통증(위에서 설명한)으로 묘사 할 수 있다. 환각 통증은 환각 감각과는 확실히 다른데 그것은 어떤 불쾌나 불편을 포함하지 않는다.

통증은 특징 짓기가 매우 어려우므로 항상 환자의 과거력과 함께 생각해야 한다.
통증의 많은 유형들은 겹쳐져 있다.

불수의 운동 동작 정의들
(Definitions of Involuntary Motor Movements)

강직성	불수의적 빠른 근육 수축과 증가된 근육통, 증가된 근육 신축 반응과 연관된 과다 근육 긴장성의 속도 의존성 상태
진전	불수의적 진동 운동, 빈번히 사지의 원위 부분이 포함된다. 이 움직임은 떨고 있는 것이나 몸을 가볍게 흔들리고 떠는 것과 비슷하다. 휴식 시에 보일 수도 있고 움직일 때에도 연관 되기도 한다. 어떤 때에는 리듬미컬 할 수도 있다.
무도병	강력하고 급속하고 갑자기 경련 하는 듯한 불수의적인 비리듬미컬한 운동으로 빈번히 근위 사지 근육을 포함한다. 환자는 덜 현저하게 하기 위해 수의적 움직임으로 이 움직임을 상쇄시키려 한다.
발리스무스	사지의 흔하지 않는 격렬하고 내던지는 것과 같은 동작
아테토시스 (무정위 운동)	신체 부분이나 어떤 위치에서 유지하기 불가능한 특징이 있는 상황. 대부분 원위 사지(손가락, 손, 발가락)들이 영향을 받는다. 움직임은 상대적으로 틀리고 사실상 부드럽다.
디스토니아 (근육 긴장 이상증)	손발, 몸통, 목, 얼굴의 하나나 혹은 더 이상에서 지속적으로 자세를 취한다.

Adapted from Adam RD, Victor M. *Principles of Neurology*, 5th ed. New York ; McGraw-Hill, 1993.

일반적인 뇌졸증 증후군 (Common Stroke Syndromes)

증후군	임상 증상들	침범 부위
대 혈관 증후군		
전뇌 동맥	반대측 편측마비 : 하퇴 > 허벅지 > (+/−)상지	전두엽
	반대측 감각소실 : 하지 > 상지	
	행위상실증(실행증)(특히 서있거나 걸을 때)	
	피질간 운동 실어증, 방광 요실금	
	전두엽 성격 변화	
중뇌 동맥	*우성 뇌반구 :*	두정엽
	반대측 편측마비 : 얼굴, 상지 > 하지	전두엽
	반대측 감각소실	
	실어증 : Broca' s, Wernicke' s, or global	
	열성 뇌반구 :	
	반대측 편측마비 : 얼굴, 상지>하지	
	반대측 감각소실	
	공간 무시(일반적으로 왼쪽)	
	질병 자각증 결여(본인의 손상 부위 지각 결여)	
	사지 운동 불능	

(Continued on next page)

일반적인 뇌졸중 증후군 (Common Stroke Syndromes) *(Continued)*

증후군	임상 증상들	침범 부위
대 혈관 증후군*(Continued)*		
후뇌 동맥	*주요 증상 :*	측두엽
	반대측 편측마비	후두엽
	시야 범위 소실	중뇌
	동측 3, 4 뇌신경 마비	
	추가	
	우성 뇌반구 :	
	필기 불능증 없이 실독증	
	오른쪽/왼쪽 착란	
	명칭 실어증(색깔, 손가락)	
	열성 뇌반구(혹은 양측성) :	
	얼굴 인식 불능증	
뇌간 증후군		
Weber 증후군	반대측 편측마비	내측 중뇌
	동측 3번 뇌신경 마비	
Millard- Gubler 증후군	반대측 편측마비	교뇌
	반대측 가벼운 접촉감, 진동위치 감각의 소실	
	동측 6, 7번 뇌신경 마비	

증후군	임상 증상들	침범 부위
Medial medullary 증후군	반대측(드물게 동측) 편측마비 반대측 접촉감, 진동, 위치 감각 소실 동측 12번 뇌신경 마비(동측 혀 굽어짐.)	내측 연수
Wallenberg(lat. Medullary) 증후군(추골 동맥 혹은 후뇌 동맥)	반대측 몸통의 통증/온도 감각 소실 동측 얼굴 통증/온도 감각 소실 동측 편측 운동 실조 동측 Horner 증후군 연하장애 구음장애 쉰목소리 안구 진탕 딸꾹질	외측 연수
Locked-in 증후군	사지 마비 언어 장애 의식은 보존됨. 눈 깜빡이고 수직으로 눈 움직임 외에는 모든 수의적인 운동이 마비	배측 교뇌
Lacunar 증후군		
Pure motor	반대측 편측 마비 : 얼굴 =상지=하지 구음장애	내측 뇌막 후측 분지

(Continued on next page)

참고문헌 일람표

일반적인 뇌졸중 증후군 (Common Stroke Syndromes) *(Continued)*

증후군	임상 증상들	침범 부위
Lacunar 증후군*(Continued)*		
Pure sensory	반대측 여러 각도에서 모든 감각 양상이 소실	시상의 체성 감각 핵
운동/감각 혼합	반대측 편측마비 : 얼굴 = 상지 = 하지 반대측 모든 감각 양상의 소실	내측 뇌막 후측 분지, 시상 체성 감각 핵
Homolateral ataxia와 Crural paresis	동측 편측 운동 실조 반대측 편측 마비 : 하지, 얼굴 > 상지	상측 교뇌
구음장애 "Clumsy Hand" 증후군	구음 장애 반대측 상지의 서투름과 쇠약 반대측 얼굴과 혀의 쇠약 연하곤란	교뇌 기저부
그 외 것들		
Multi-infarct 증후군	보행 장애 뇨실금 인지 기능 이상(빈번히 파킨슨 병으로 보인다.)	여러 작은 혈관들, 빈번히 뇌실 백질 주위

Kimberly DiCuccio Heckert, MD

Fibromyalgia의 분류를 위한 Americal College of Rhematology 1990년 기준

(American College of Rheumatology 1990 Criteria for the Classification of Fibromyalgia)

광범위한 통증의 과거력은 최소한 3개월 동안 나타나야 한다.

정의 : 통증은 다음의 것들이 모두 나타날 때 광범위하다 여겨진다.

- 신체의 양측에 통증
- 허리 위 아래의 통증
- 추가로, 중축 골격 통증(경추, 앞 흉부, 흉추, 요추 통증)은 꼭 존재하여야 한다. 요통은 하부 분절 통증으로 여겨진다.

수지 촉진으로 18개 중 11개 압통점에서 통증

정의 : 통증은 수지촉진에 최소한 존재하고 압통점근 18에서 11까지 따른다.

- Occiput(2) : 후두하 근육 insertion
- Low cervical(2) : C5~C7 횡돌기 사이 앞쪽
- Trapezius(2) : 위 상단의 중간 지점
- Supraspinatus(2) : origin 부위 내측면의 scapula spine 위
- Second rib(2) : 두번째 costochondral 접합점의 위 외측
- Lateral epicondyle(2) : epicondyle에 원위로 2cm
- Gluteal(2) : 근육의 앞쪽에 buttock의 위 바깥 quadrants
- Knee(2) : 관절에 내측 근위부
- 수지 촉진은 거의 4kg 중력의 힘으로 측정해야 한다. 압통점은 "누르는 것"에 의한것이 아니라 촉진 부위에 통증이 발생 해야 한다.

Wolfe F, et al. *The American College of Rheumatology 1990 Criteria for the Classification of Fibromyalgia.* Report of the Multicenter Criteria Committee, 1990 ; 33(2) : 160 – 172.

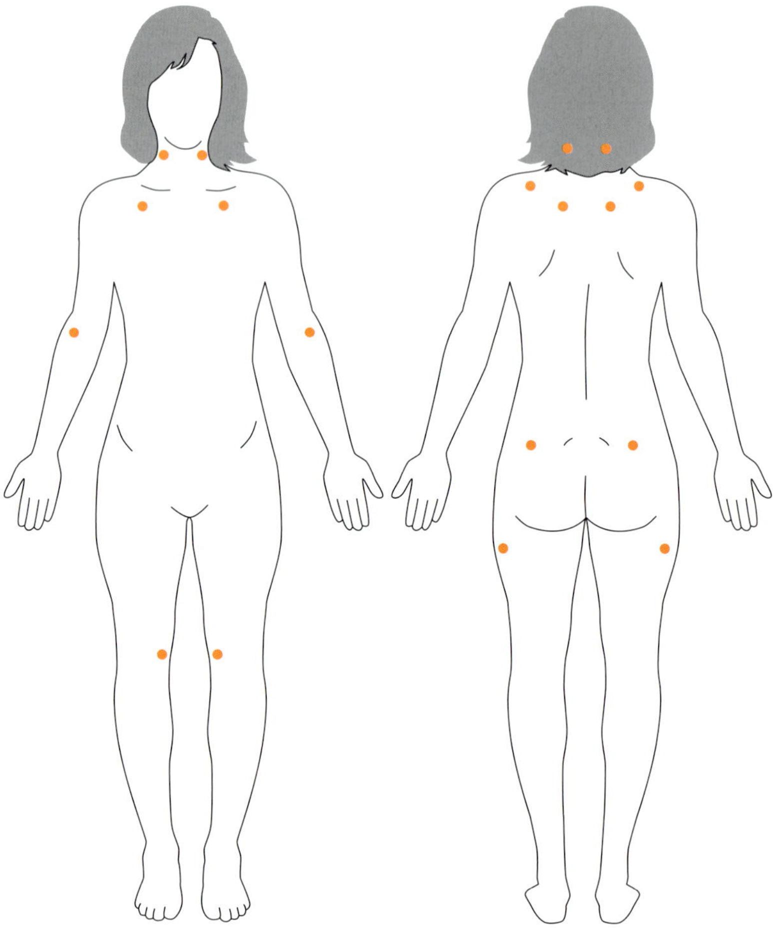

Illustration of Tender Points

비신체적 요통의 Waddell's sign
(Waddell's Signs of Nonorganic Low Back Pain)

과도함, 초과	***표피적*** **;** 광범위한 민감성 압통 요추 피부 부위에 넓게 접촉 ***비해부학적*** **;** 심부 압통은 넓은 부위에 걸쳐 감지 되고 하나의 구조물에 국한되지 않으며, 또한 흉추, 천골, 골반으로 확장된다.
Simulation	***중축 하중*** **;** 서 있는 환자에게 두개골에 가벼운 압력에도 요통이 증가(목 통증은 흔하고 무시 되어진다.)
Distraction(부주의)	***회전*** **;** 서 있는 환자에게 같은 면으로 어깨와 골반이 수동적인 회전에 요통이 증가
Regional disturbance (국지적 장애)	환자가 집중을 하지 않을 시 일관성 없이 관찰되는 것으로 흔히 검사시 앉아 있을 때와 누워서 직거상 검사법이나 Hoover's sign과 비교시에 관찰된다. ***운동*** **;** 사지의 수동적 근육 검사에 일반화 된 무너짐이나 톱니바퀴 같은 저항 ***감각*** **;** 사지에 pinwheel 검사 시에 글러브나 스타킹 같은 피부가 아닌 것 같은 감각 소실
과잉반응	앉아 있는 동안 두 사지로 무게를 지탱하고 보조적인 움직임을 나타내는 거와 같은 검사 시에 말로 표현하거나 얼굴로 표현에 의해 나타나는 불균형한 통증 반응

Waddell's 징후는 환자 상태가 정신과 적인 추가나 꾸밈에 대해 판단하는데 도움을 주기 위해 사용되어 질 수 있다. 환자는 검사자를 오해시키거나 진짜 질병을 가지지 않은 것을 무의식적으로 암시하지 않게 된다.

Adapted from Waddell et al. Nonorganic physical signs in low-back pain. *Spin.* 1980 ; 5 : 117 – 125.

대칭적인 근육 쇠약의 진단법
(Diagnosis of Symmetric Muscle Weakness)

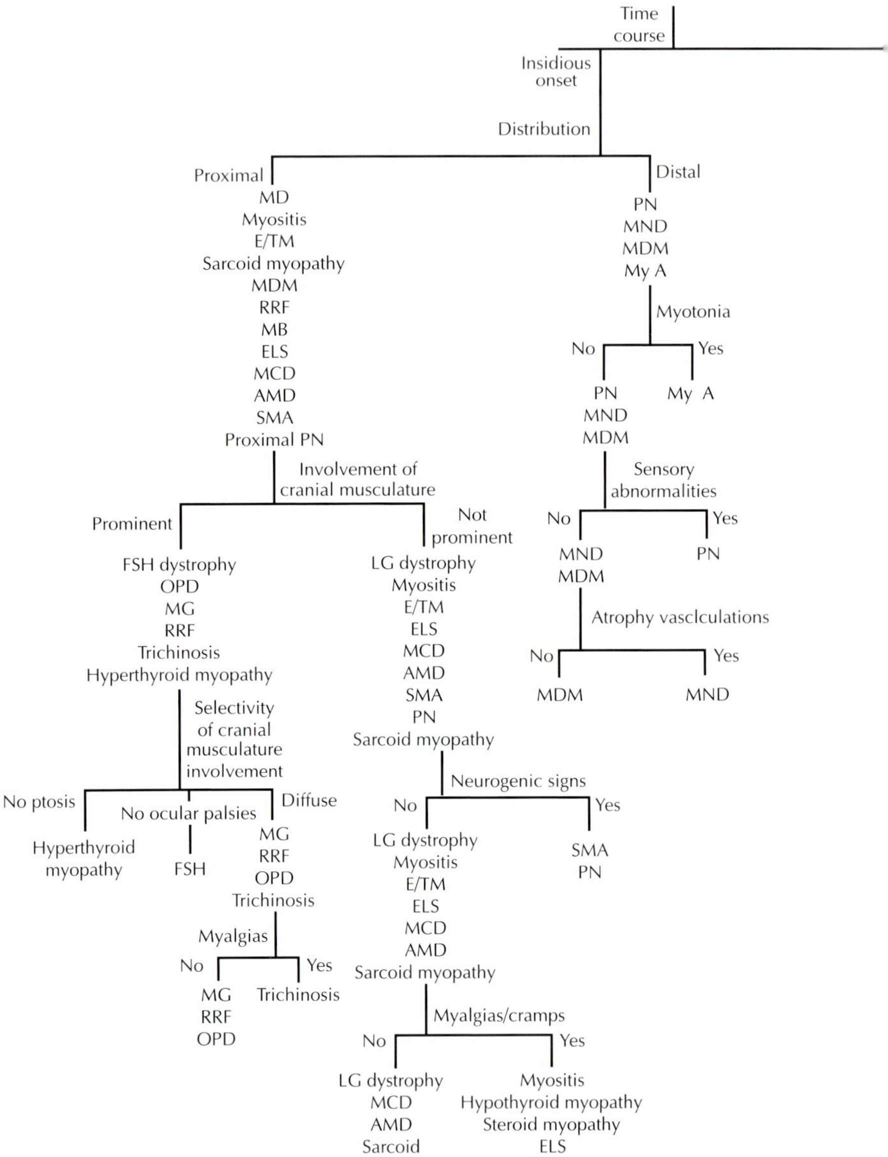

Galdi, AP. *Diagnosis and Management of Muscle Disease*. New York : SP Medical & Scientific books, 1984. Used with permission.

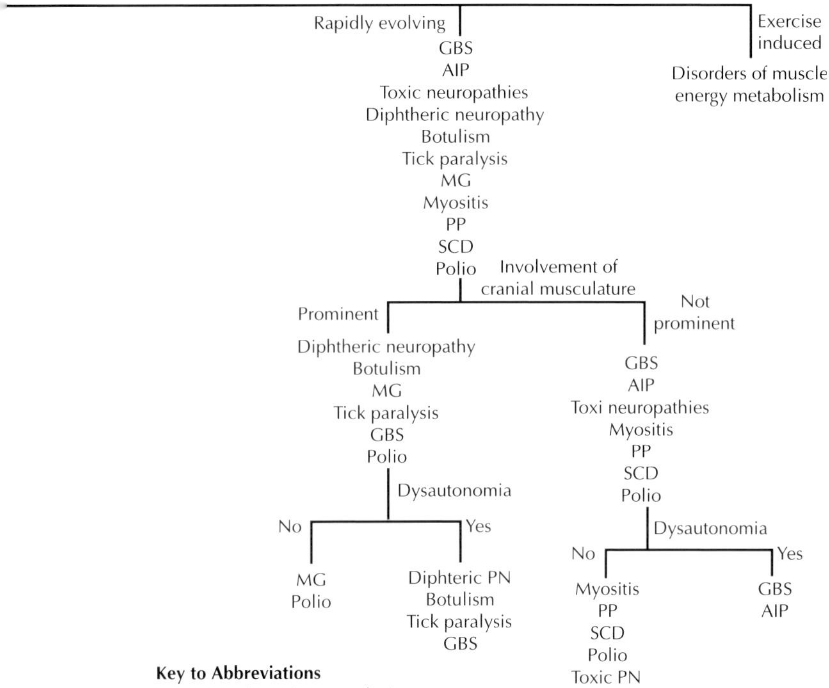

Key to Abbreviations

AIP = acute intermittent porphyria
AMD = acid maltase deficiency
ELS = Eaton-Lambert syndrome
E/TM = endocrine/toxic myopathies
FSH = fascio scapulohumeral
GBS = Guillain-BarrÈ syndrome
LG = limb-girdle
MCD = muscle carnitine deficiency
MD = muscular dystrophy
MDM = morphologically distince myopathies
MG = myasthenia gravis
MND = motor neuron disease
MyA = myotonic atrophy
OPD = oculopharyngeal dystrophy
PN = peripheral neuropathy
PP = periodic paralysis
RRF = ragged-red fiber disease
SCD = systemic carnitine deficiency
SMA = spinal muscular atrophy

일시각 통증 등급 (Visual Analog Scale of Pain)

통증을 위한 시각 통증 등급은 임상적인 도구로서와 통증의 평가 연구에 폭넓게 사용 되고 있다. 환자는 그 통증의 정도를 선상에 표시하게 함으로써 알려준다. 눈금은 그 마크가 왼쪽 끝에서부터 몇 밀리미터 떨어져 있는 지를 측정 함으로써 수량화 할 수 있다. 눈금의 길이는 100 mm 이다.

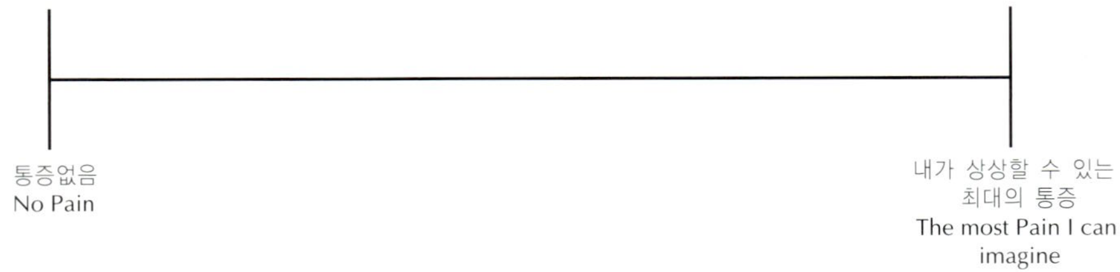

Wong-Baker's FACES 통증 평가 척도
(Wong-Baker's FACES Pain Rating Scale)

각각의 얼굴에는 통증이 없어서 행복해 보이는 사람이나 통증이 어느 정도 많이 있어 슬픈 각각의 사람을 설명한다. "Face 0"은 전혀 아프지 않으므로 매우 행복하다. "Face 1"은 조금 아프다. "Face 2"는 좀 더 아프다. "Face 3" 더 많이 아프다. "Face 4"는 아주 많이 아프다. "Face 5"는 비록 그것으로 인해 울 정도는 아니더라도 상상 할수 있는 만큼 아프다. 환자가 느끼는 정도를 가장 잘 나타내는 얼굴을 선택하도록 한다.

평가 척도는 3세 이상의 환자에 추천된다.

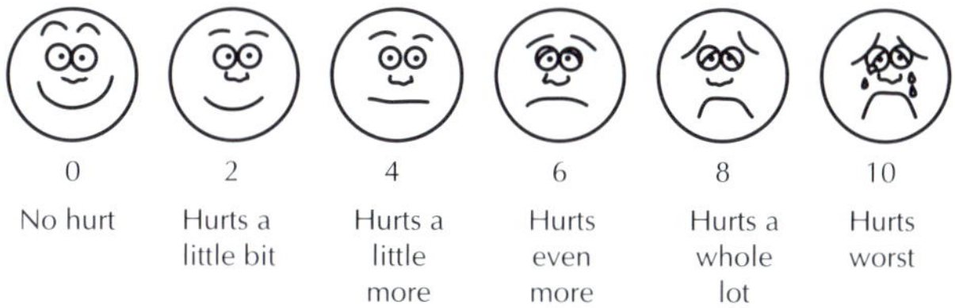
0
No hurt
2
Hurts a little bit
4
Hurts a little more
6
Hurts even more
8
Hurts a whole lot
10
Hurts worst

Used with permission. FromHockenberry MJ,Wilson D,WinkelsteinML.*Wong's Essentials of Pediatric Nursing*, 7th ed. St. Louis: Mosby, 2005 : 1259.

제 8 장

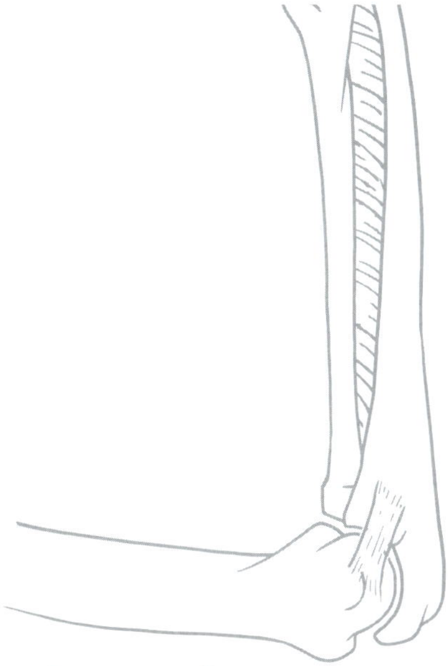

근골격계 도해
Musculoskeletal Atlas

■■■ 목차 (Contents)

서론 (Introduction)

상지 (Upper Extremities)

하지 (Lower Extremities)

■■■ 서론 (Introduction)

근육과 인대, origins, insertions를 살펴보는 것은 임상에서 많은 도움을 준다. 임상적으로 연관된 근육의 이미지들을 추적해 나가다보면 진단을 내리는데 근거가 될 수 있다.

■■■ 상지 (Upper Extremities)

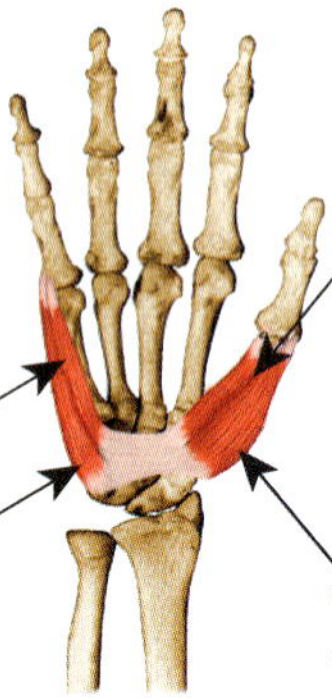

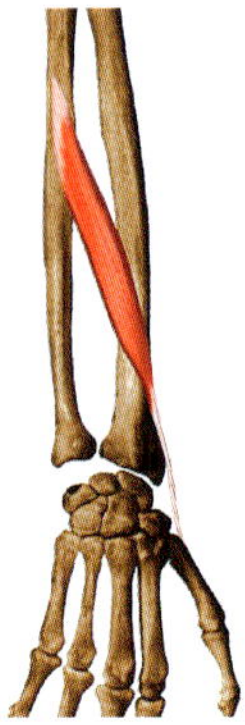

장무지외전근
Abductor pollicis longus

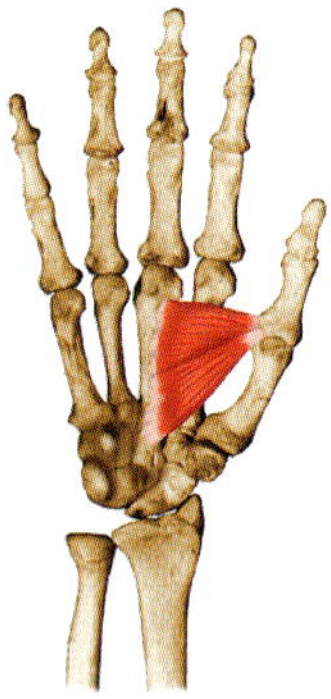

무지내전근
Adductor Pollicis

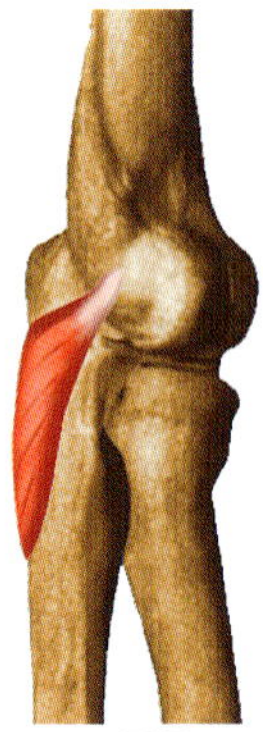

주근
Anconeus

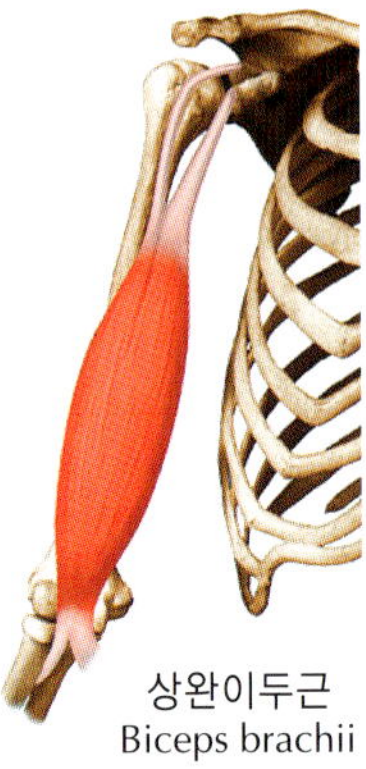

상완이두근
Biceps brachii

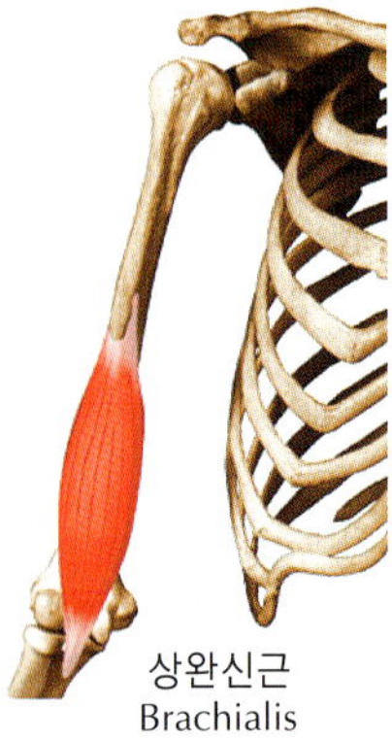

상완신근
Brachialis

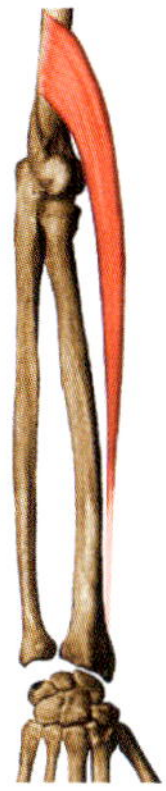

상완요골근
Brachioradialis

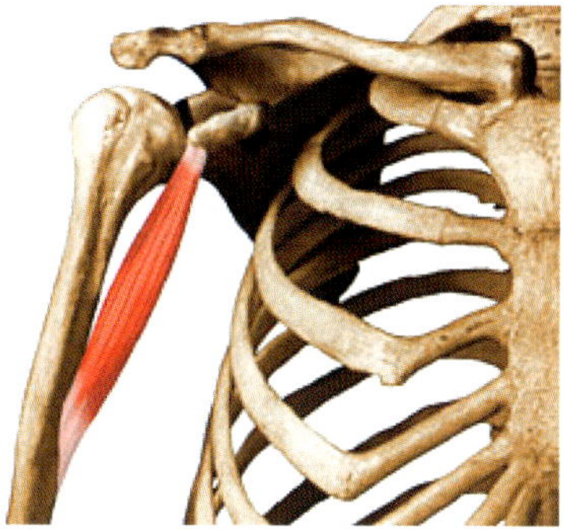

부리위팔근
Coracobrachialis

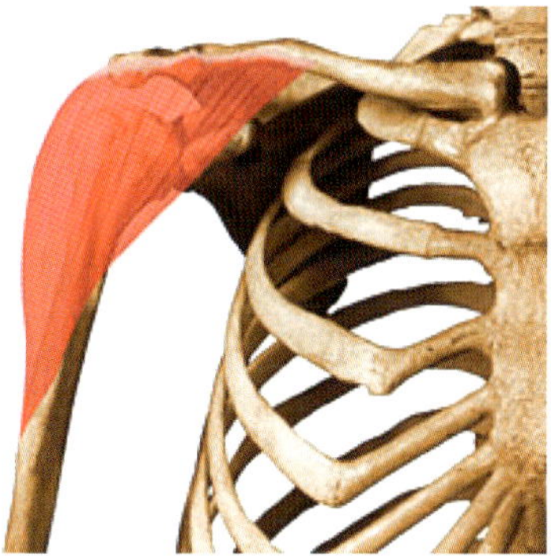

삼각근
Deltoid

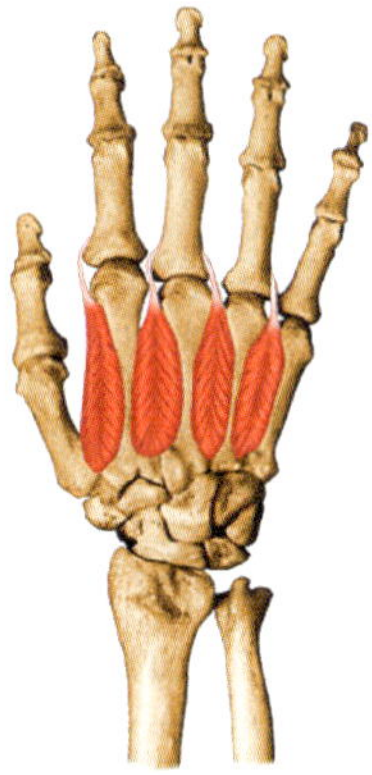

배측지간골근
Dorsal interossei

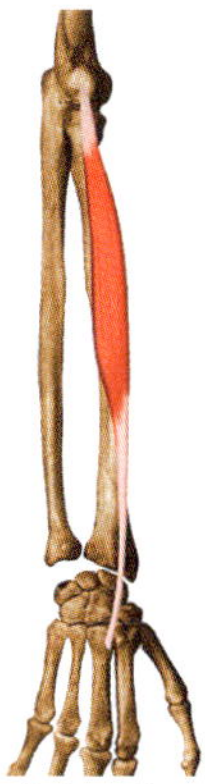

단요측수근신근
Extensor carpi radialis brevis

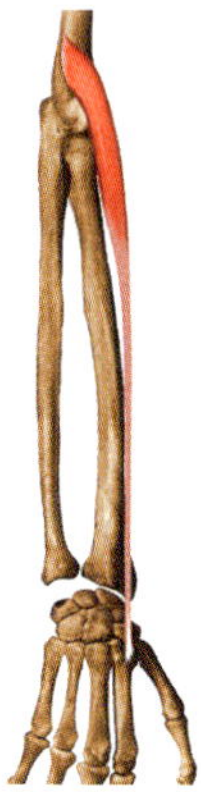

장요측수근신근
Extensor carpi radialis longus

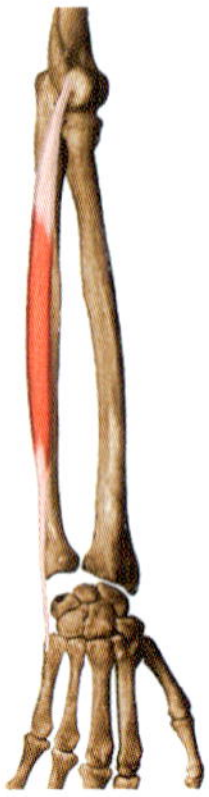

척측수근신근
Extensor carpi ulnaris

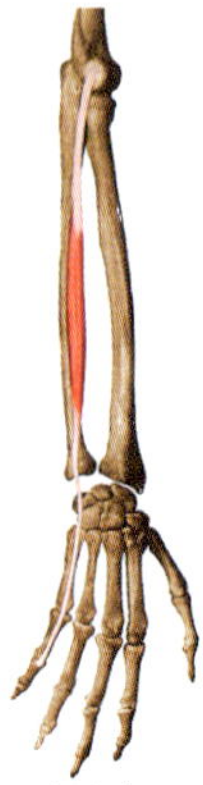

소지신전근
Extensor digiti minmi

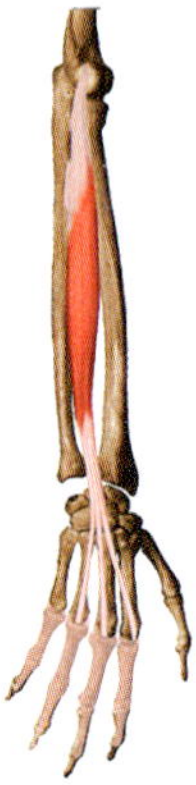

수지신근
Extensor digitorum

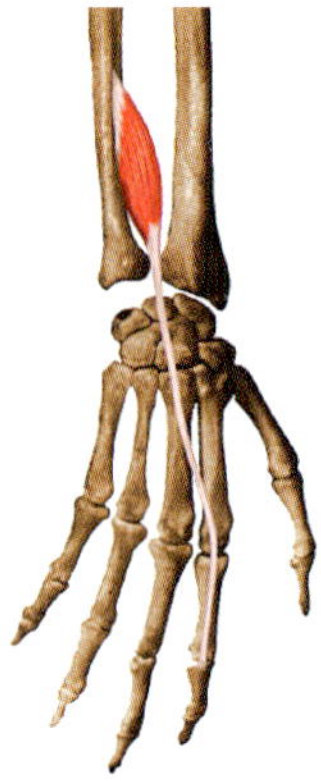

시지신근
Extensor indicis

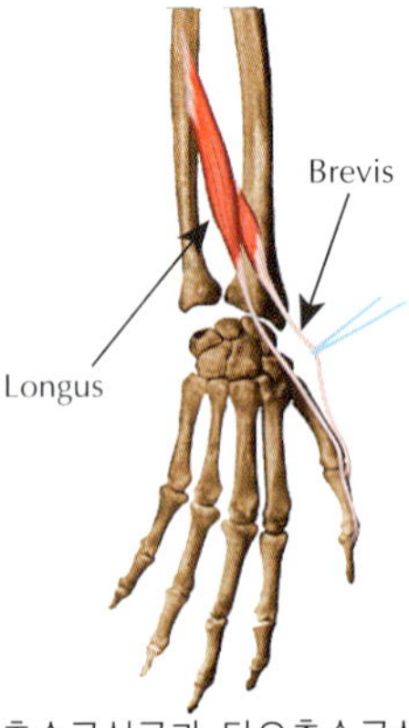

장요측수근신근과 단요측수근신근
Extensor pollicis brevis and longus

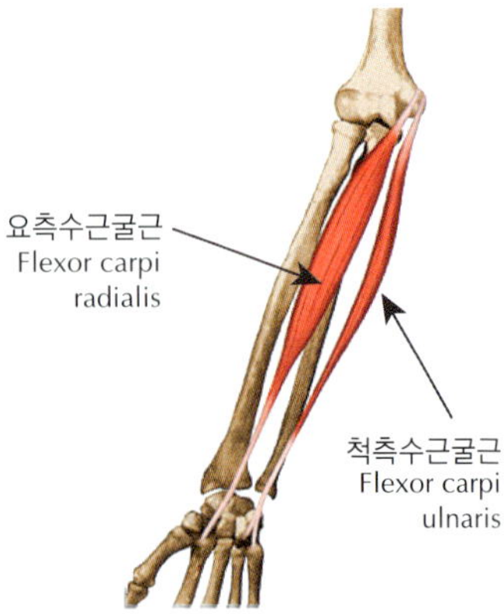

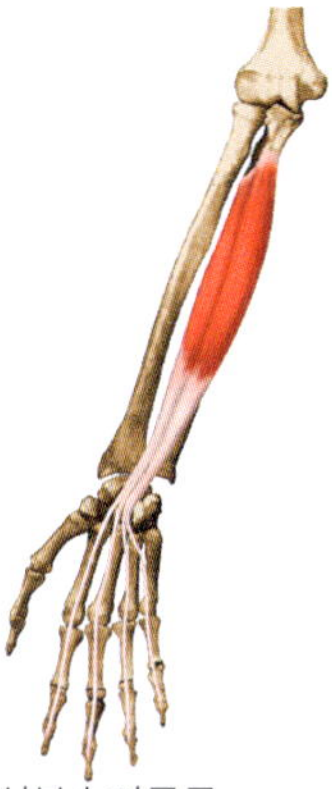

심부수지굴근
Flexor digitorum profundus

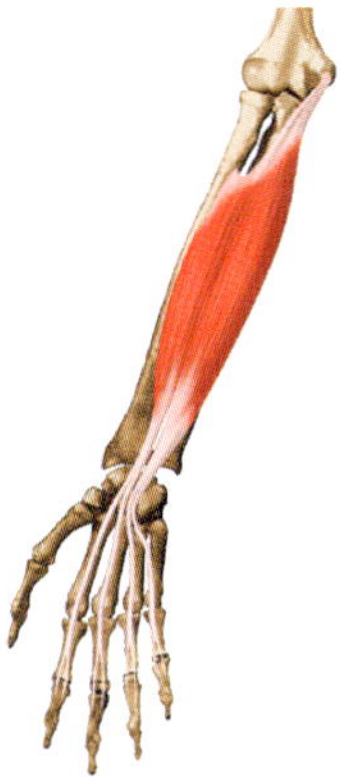

표재수지굴근
Flexor digitorum superficialis

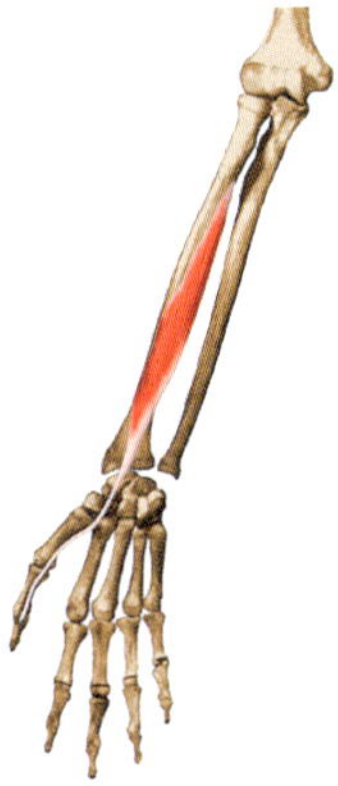

장무지굴근
Flexor pollicis longs

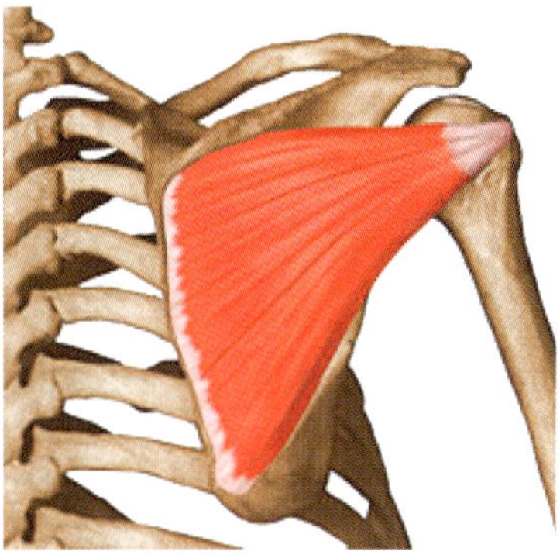

가시아래근
Infraspinatus

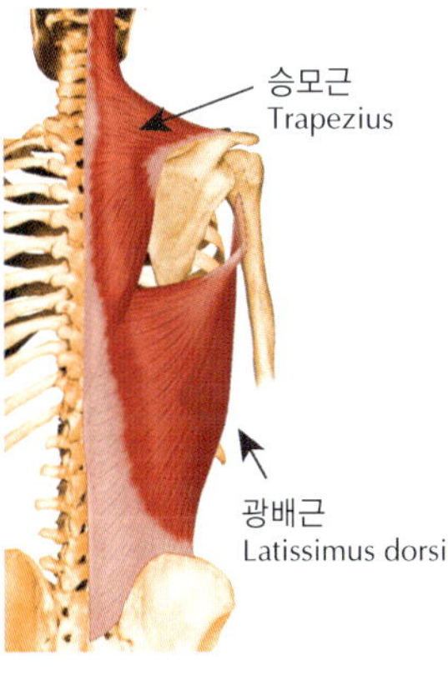

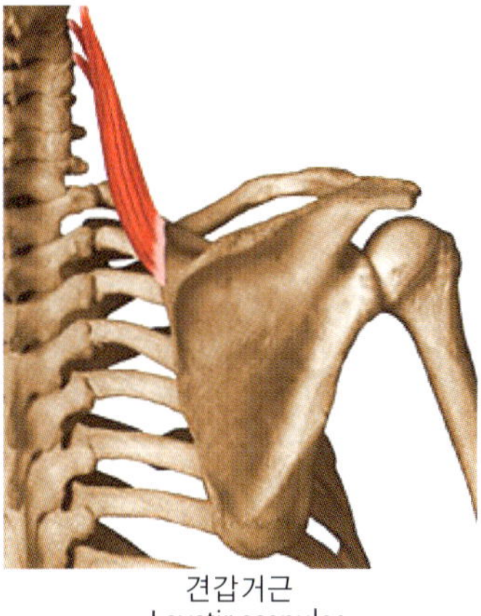

견갑거근
Levatir scapulae

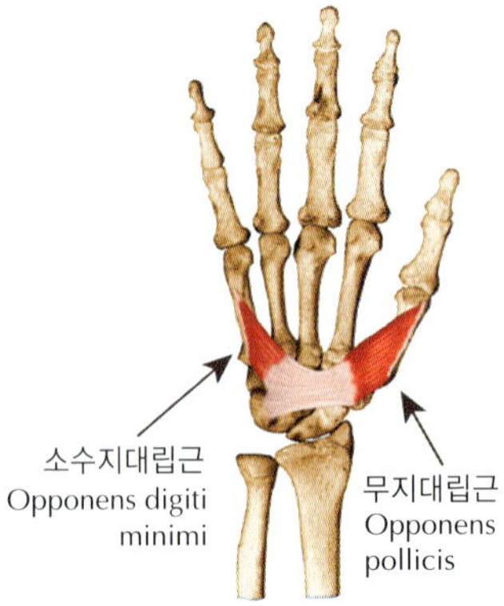

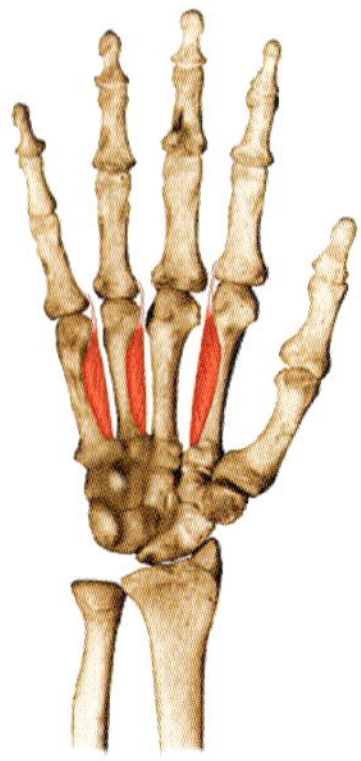

장측지간골근
Palmar interossei

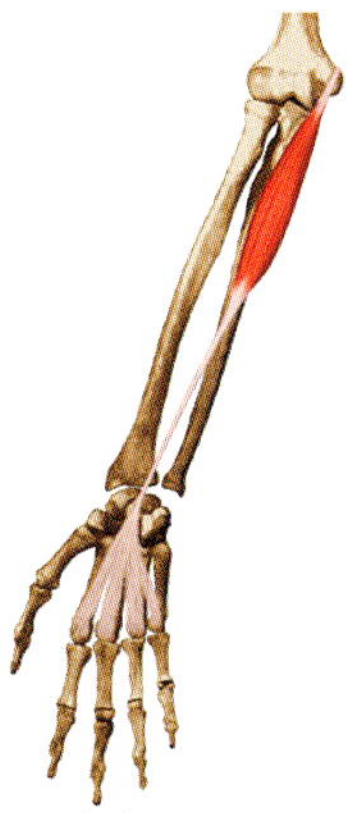

수장장근
Palmaris longus

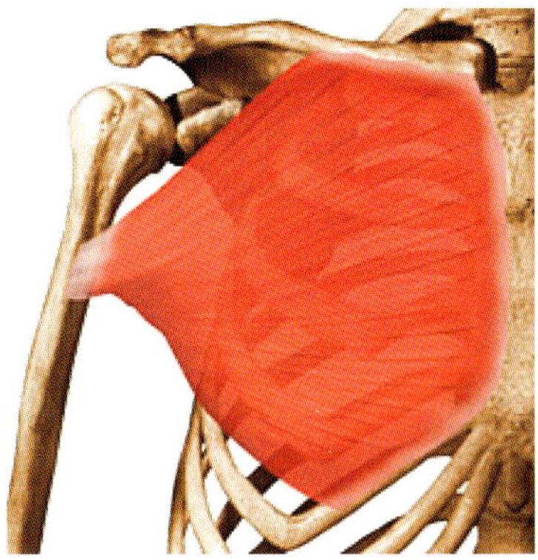

대흉근
Pectoralis major

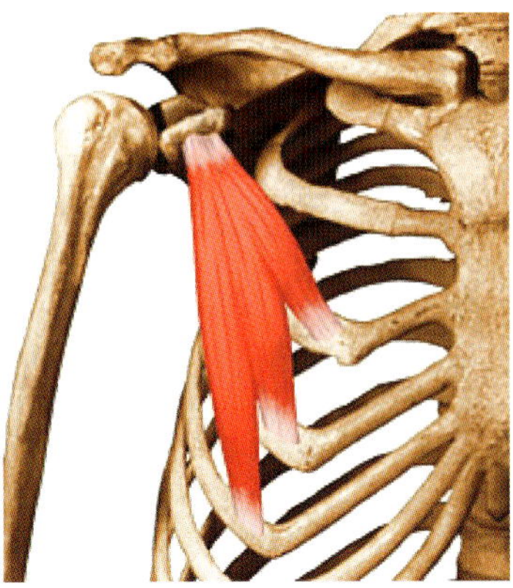

소흉근
Pectoralis minor

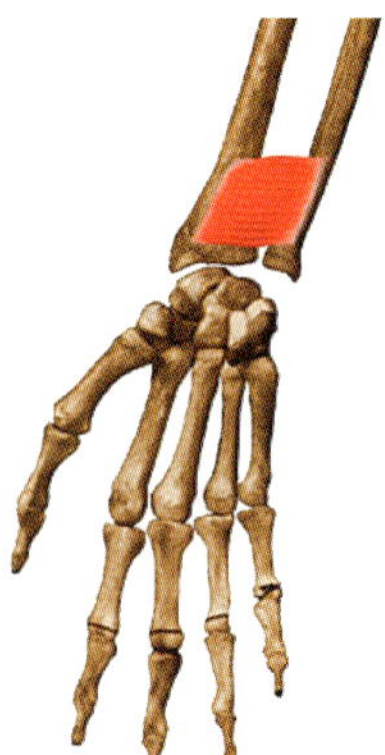

방형회내근
Pronator quadratus

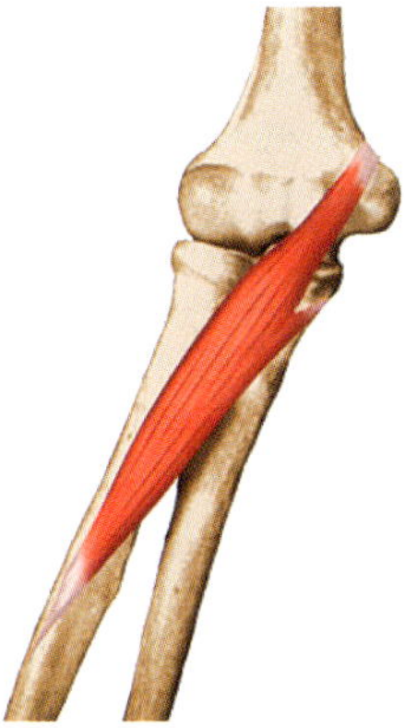

원회내근
Pronator teres

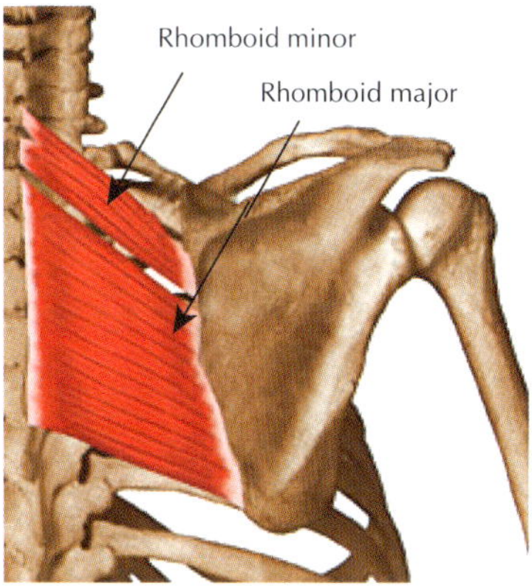

능형근
Rhomboids

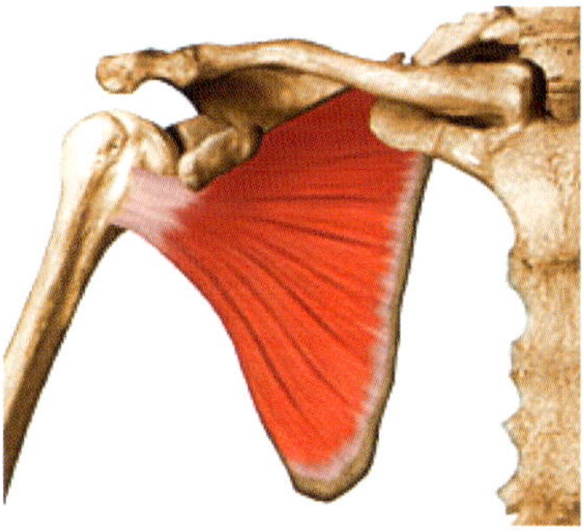

견갑하근
Subscapularis

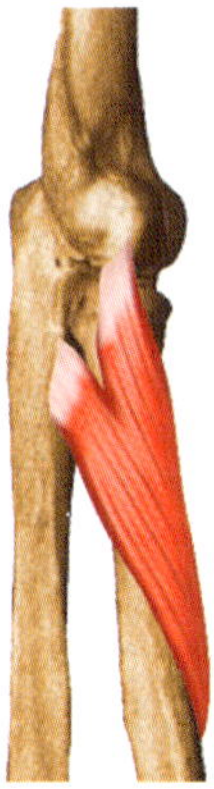

회외근
Supinator

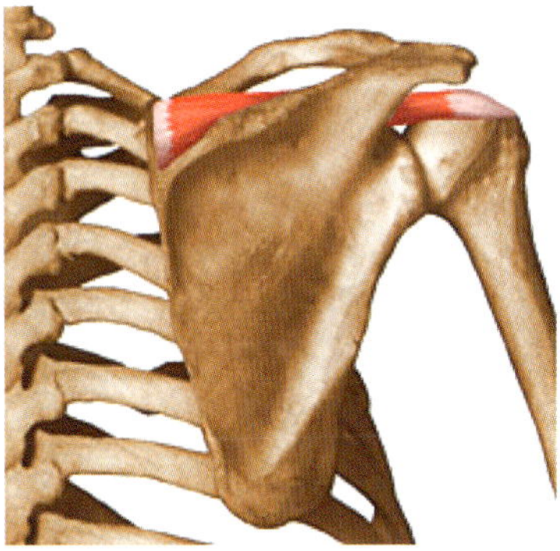

극상근
Supraspinatus

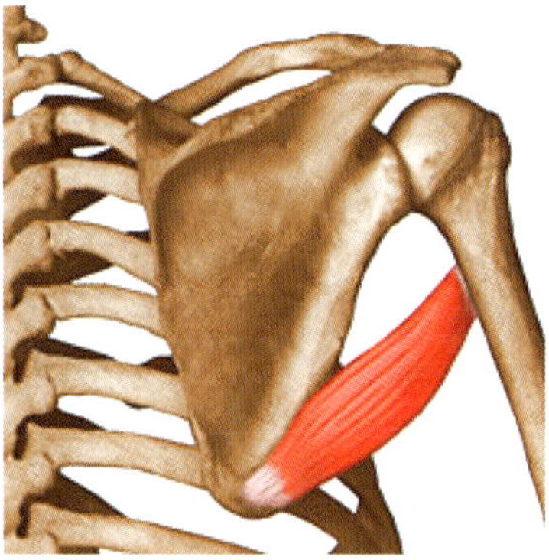

대원근
Teres major

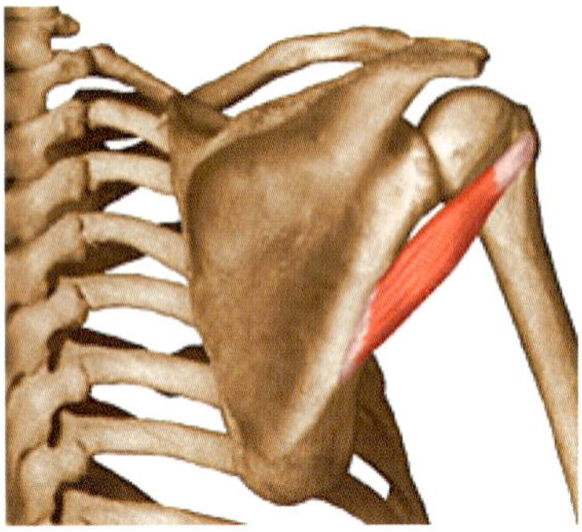

소원근
Teres minor

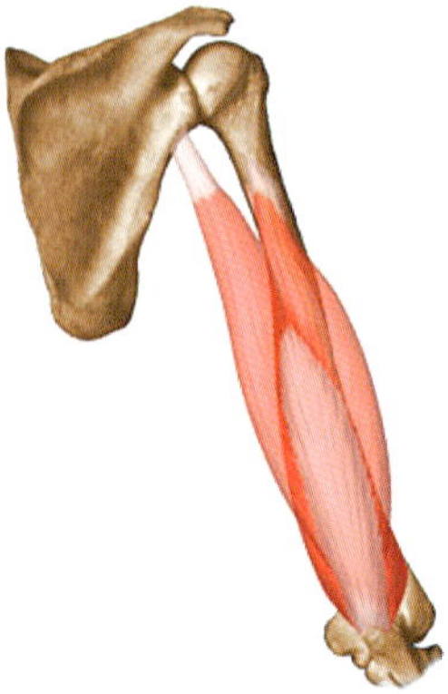

삼두근
Triceps

■■■ 하지 (Lower Extremities)

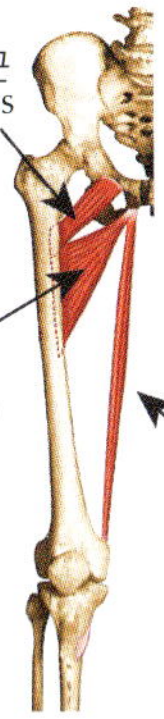

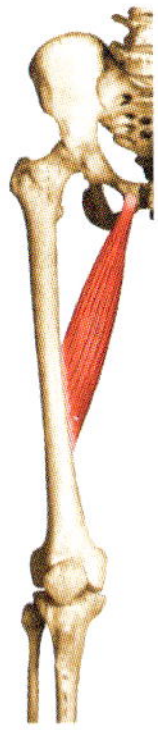

장내전근
Adductor longus

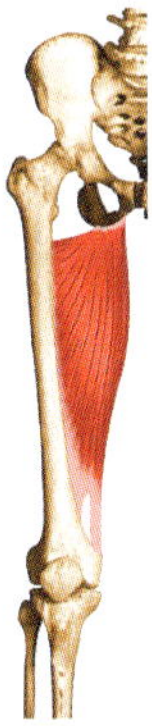

대내전근
Adductor magnus

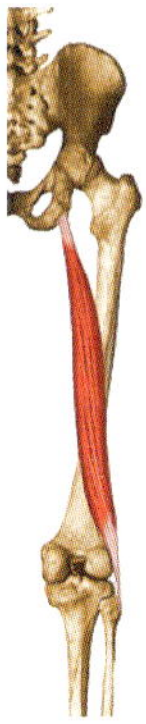

대퇴이두근장두
Biceps femoris long head

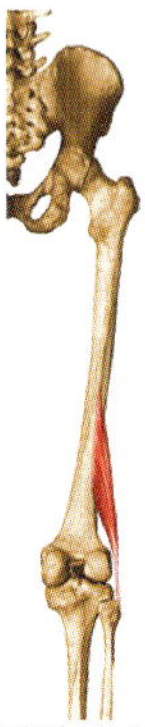

대퇴이두근단두
Biceps femoris short head

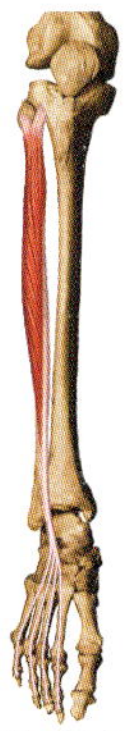

장지신근
Extensor digitorum longus

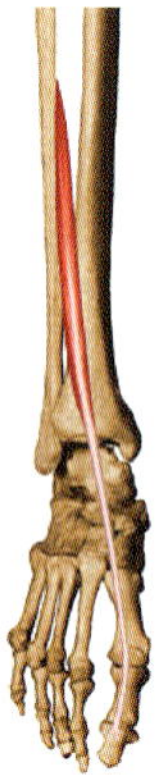

장모지신근
Extensor hallucis longus

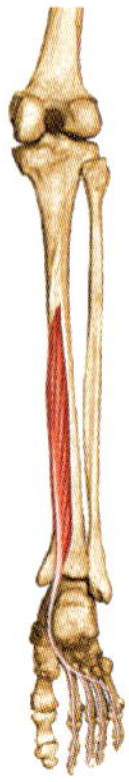

장지굴근
Flexor digitorum longus

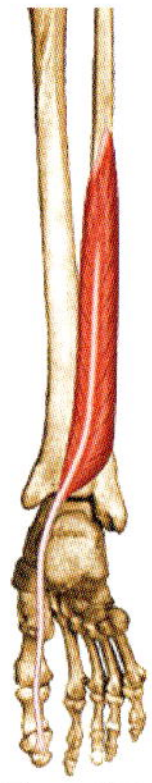

장모지굴근
Flexor hallucis longus

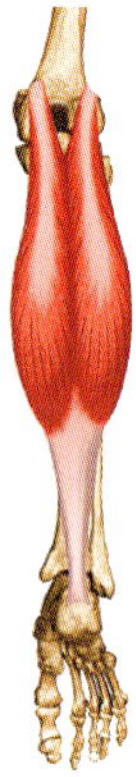

비복근
Gastrocnemius

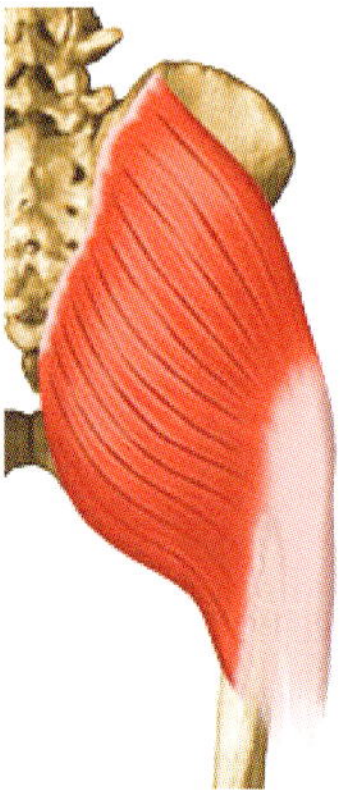

대둔근
Gluteus maximus

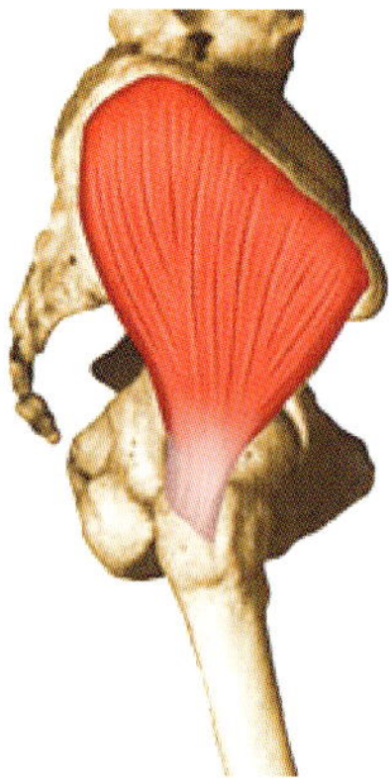

중둔근
Gluteus medius

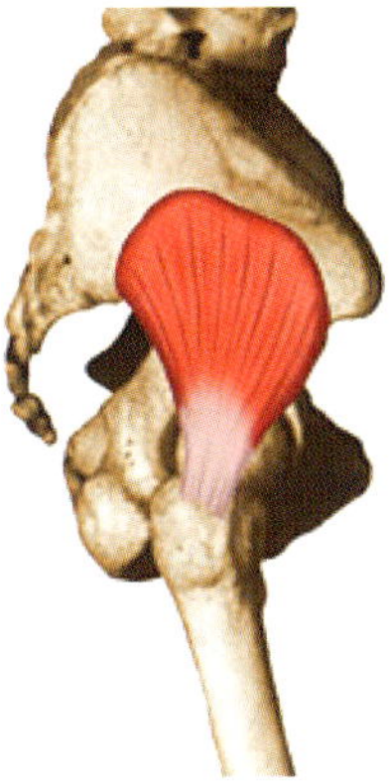

소둔근
Gluteus minimus

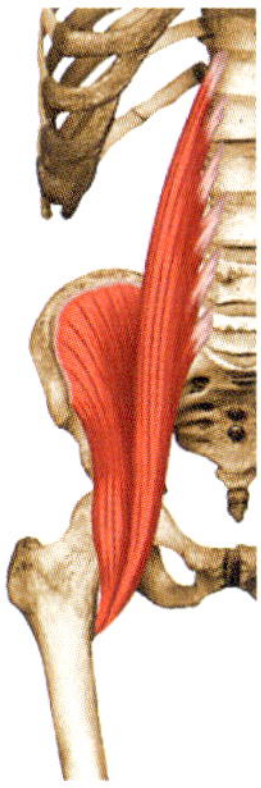

장요근
Iliopsoas

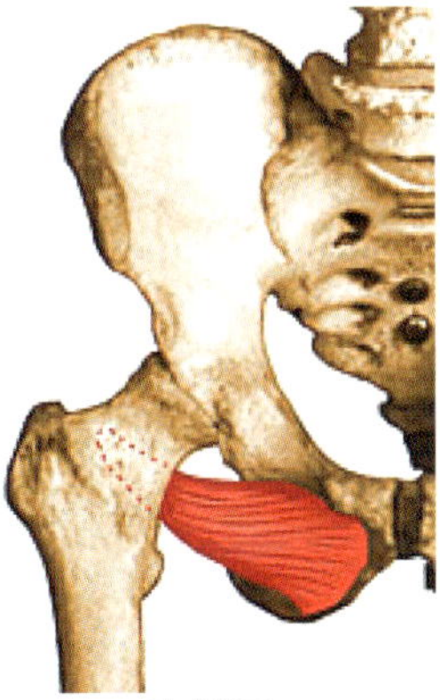

외폐쇄근
Obturator externus

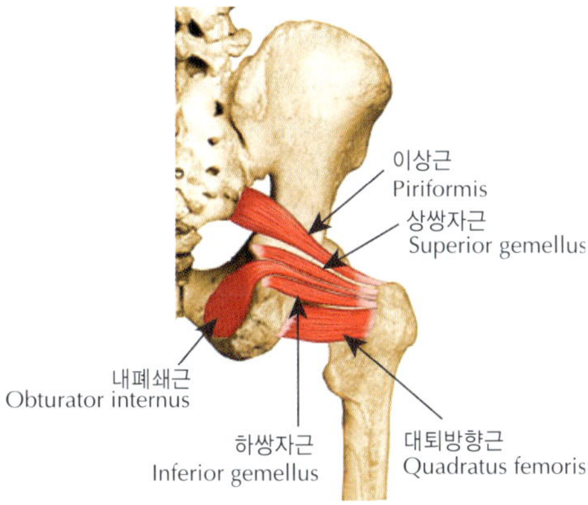

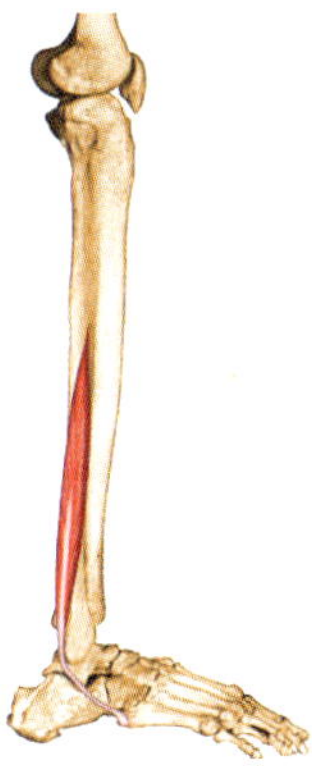

단비골근
Peroneus brevis

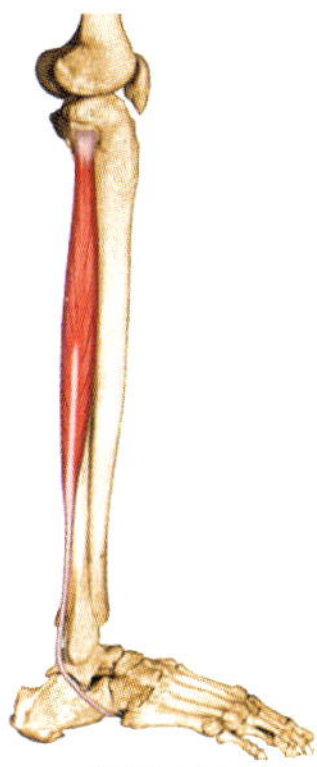

장비골근
Peroneus longus

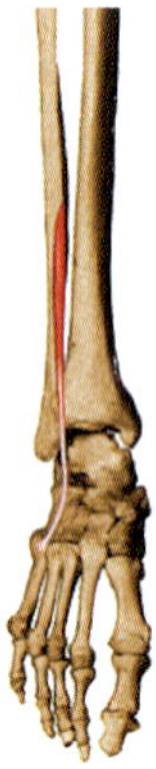

제삼비골근
Peroneus tertius

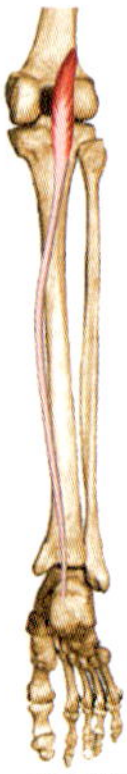

족저근
Plantaris

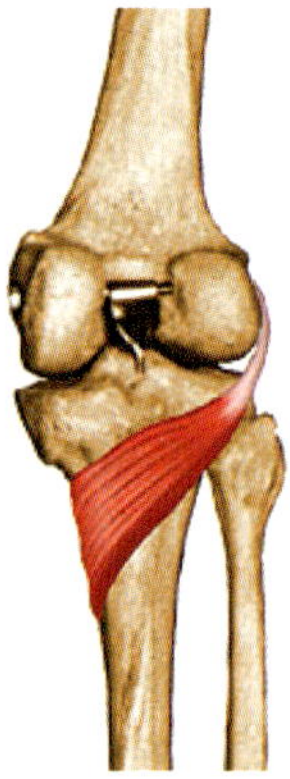

슬와근
Popliteus

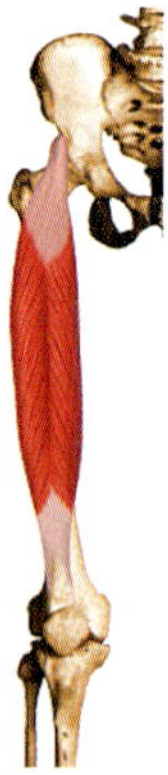

대퇴직근
Rectus femoris

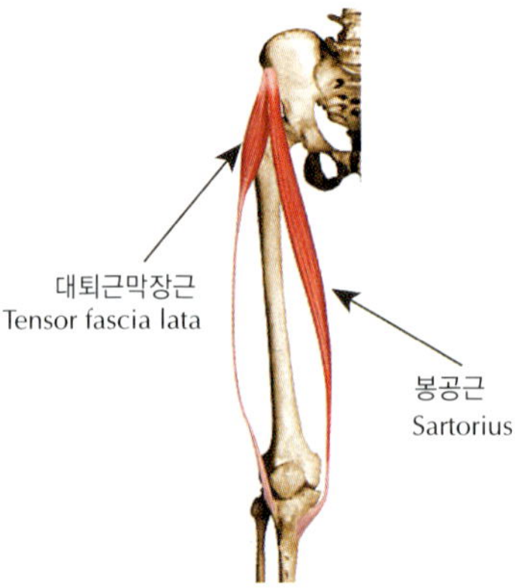

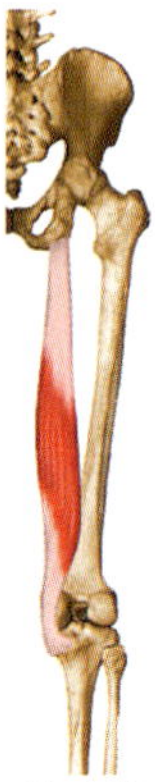

반막양근
Semimembranosus

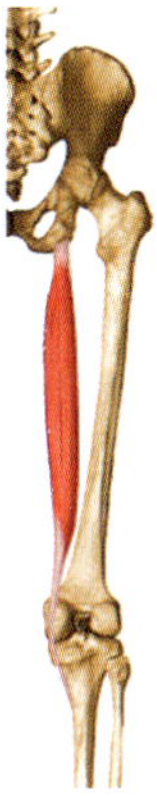

반건양근
Semitendinosus

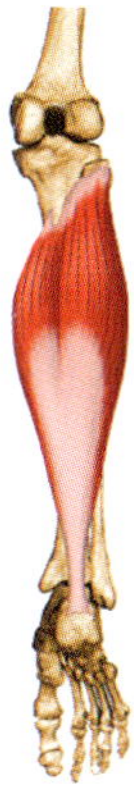

비장근
Soleus

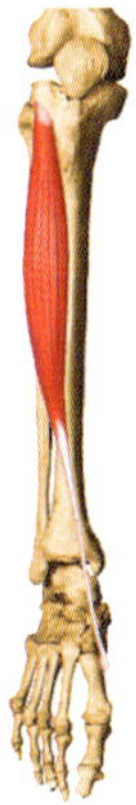

전경골근
Tibialis anterior

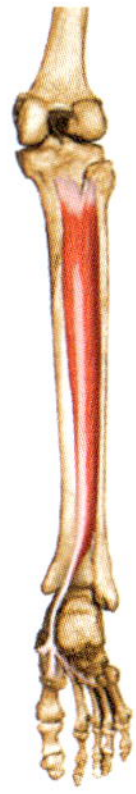

후경골근
Tibialis posterior

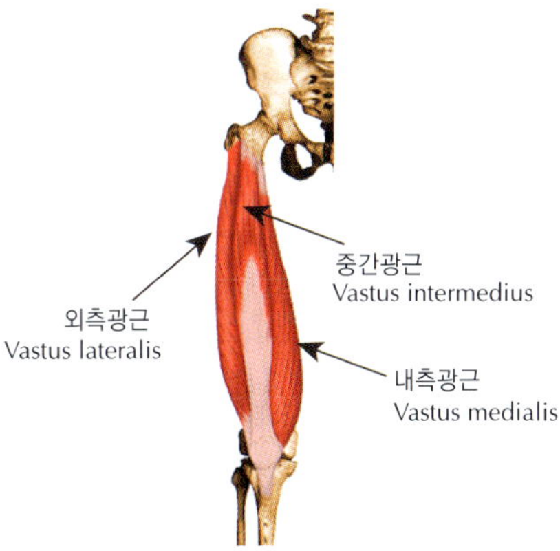

제 9 장

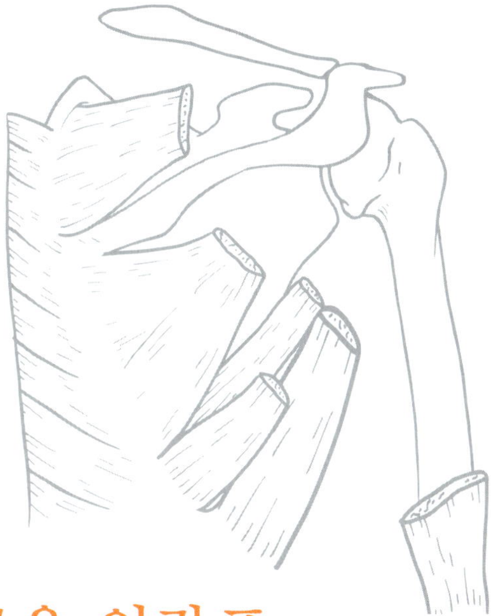

근육 일람표

Muscle Table

목차 (Contents)

서론 (Introduction)

이 장에서 우리는 임상적으로 연관된 근육들, 그 역할, 신경분포, 척수신경의 분포들을 신체부위에 따라 알파벳 순서대로 서술하려 한다. 몇몇 근육을 지배하는 척수신경을 명시함에 있어서 차이(variation)가 있을 수 있다. 표의 구성에는 여러 개의 참고문헌을 참조하였고 1-5 **굵게** 표시된 척수 신경근(Root)은 다른 신경근과 비교하여 주로 분포하는 신경근으로 서술하였다.

---

1. O' Rahilly R, Müller F. *Gardner-Gray-O' Rahilly Anatomy* : A Regional Study of Human Structure, 5th ed. Philadelphia : W.B. Saunders, 1986.
2. Hollingshead WH, Jenkins DB. Functional *Anatomy of the Limbs and Back*, 5th ed. Philadelphia : W.B. Saunders, 1981.
3. Kimura J. *Electrodiagnosis in Disease of Nerve and Muscle : Principles and Practice*, 3rd ed. New York : Oxford University Press, 2001.
4. Bonsall AP. *Flash Anatomy*, 2nd ed. Orange, CA: Flash Anatomy, 1998.
5. Davis BA in Feinberg JH, Spielholtz NI, eds. *Peripheral Nerve Injuries in the Athlete*. Champaign IL : Human Kinetics, 2003 : 206-237.

상지 (Upper Extremities)

근육의 동작, 국소화, 신경지배-어깨와 팔
(Muscle Action, Localization, and Innervation—Shoulder and Arm)

Muscle	Action	Anatomic Localization EMG/ injection needle placement	Nerve	Root Supply
상완이두근	주관절, 어깨 굴곡, 전완의 외전	앞쪽 중간부위 팔의 큰 근육, 바늘을 근위부로 기울일 것	근피신경	C5, C6
부리위팔근	어깨의 굴곡, 내전, 팔이 고정 되었을 때 몸통을 팔로 가져가는 동작	액와선(Axillary fold)에서 4손가락 넓이 만큼 원위부로 내려올 것	근피신경	C5, C6
삼각근	*전방* : 팔을 옆에 붙이고 어깨 내회전 시켰을 때 외전, 굴곡, 내전 *중간* : 어깨의 외전 *후방* : 팔을 옆에 붙이고 어깨 외회전 시켰을 때 외전, 신전, 내전	*전방* : 견봉의 내측경계에서 3손가락 넓이 만큼 상완 이두근 인대를 따라 아래로 내려올 것 *중간* : 견봉의 원위부 경계에서 3~4손가락 넓이 만큼 아래로 내려올 것 *후방* : 견봉의 후방경계에서 3손가락 넓이 만큼 주두방향을 따라 내려올 것	액와신경	C5, C6
가시아래근	어깨의 외회전과 신전, 관절와에 상완골두를 안정화시킴.	어깨뼈 가시의 중간부로부터 어깨뼈 아래각으로 선을 그린다. 이 선상에서 어깨뼈가시 1.5~2인치 아래로 바늘을 삽입함.	견갑상신경	C5, C6

광배근	어깨의 신전, 외전, 내회전 ; 관상면(coronal plane)에서 아래로 어깨뼈를 내리고 관절와를 회전시킴.	어깨뼈 아래각에서 1손가락넓이 외측임. 후액와선으로 바늘을 삽입함.	흉배신경	C6, C7, C8
견갑거근	어깨뼈를 내측으로 올리고 관상면에서 아래로 관절와를 회전시킴.	어깨뼈의 내측각으로부터 뒤통수융기까지 그린 선상에서 어깨뼈 하각 1인치 아래로 바늘을 삽입함.	견갑배신경	C3, C4 Nerve and C5(dorsal scapular)
대흉근	어깨의 내전과 내측 회전	*쇄골두(clavicular head)* : 쇄골 중간부에서 1손가락 넓이 아래에서 바늘을 삽입하여 전액와선을 향해 진입한다. *흉골두(sterna head)* : 전액와선의 하부 경계로 바늘을 삽입한다.	*쇄골두* : 외측흉근 *흉골두* : 내측흉근	*쇄골두* : C5, C6, C7 *흉골두* : C8, T1
소흉근	늑골과 Thorax에 견갑골을 안정화시킴, 어깨를 누르는 역할		내측흉근	C8, T1
능형근	견갑골을 올리고 당겨주며 관상면에서 관절와를 회전시키고 아래로 내림.	견갑골의 가시를 향해서 능형근을 따라 바늘을 삽입하여 견갑골의 내측 경계로 진행한다.	견갑배신경	C5
사각근	반대쪽으로 목을 돌림, 목을 굴곡, 첫번째 늑골을 올리며 호흡보조근임.		경부앞쪽가지	*전방* : C5, C6, C7, C8 *중간* : C3, C4 *후방* : C6, C7, C8

(Continued on next page)

근육의 동작, 국소화, 신경지배 – 어깨와 팔 *(Continued)*

Muscle	Action	Anatomic Localization EMG/ injection needle placement	Nerve	Root Supply
전거근	견갑골을 늘이며 시상면(sagittal plane)에서 관절와를 위로 올리며 회전시킴.	측면와위에서, 중간액와선에서, 액와의 4손가락 넓이 아래로 늑골로 바늘을 삽입함. 시술자의 손가락을 늑간에 두고 늑골을 따라 바늘을 진입함.	장흉신경	C5, C6, C7
흉쇄돌근	*편측동작 :* 목을 반대측으로 회전시키거나 동측으로 구부림(bending). *양측동작 :* 목을 굴곡	쇄골의 흉골두와 유양돌기사이의 중간 부위에서 유양돌기를 향해 바늘을 삽입함.	척수 부신경 (CNX1)	C2, C3의 전방 가지 (주요 감각)
빗장밑근	어깨를 누름, 쇄골을 전방으로 당기고 흉쇄 관절을 아래쪽으로 안정화시킴.		빗장밑근으로 가는 신경	C5, C6
견갑하근	어깨의 내전과 내측 회전, 관절와에서 상완골을 안정화시킴.	측면와위에서 근육을 검사함. 어깨를 외회전, 외전한 상태에서 시행. 견갑골의 내측, 깊은 경계 중간부에서 바늘을 삽입하여 겹갑골의 전방의 hug를 향함.	상견갑, 하견갑	C5, C6
극상근	어깨의 회외전과 외전, 관절와에서 상완골을 안정화, 외전시 상완골두를 누름.	앉은 자세에서, 견갑골 가시의 바로 위쪽경계에서 가시의 내측경계와 외측경계 사이의 중간을 촉지하고 바늘을 극상와(supraspinatus fossa)를 향해 삽입한 후 뼈를 느끼고 나서 1mm 정도 뒤로 뺀다.	상견갑신경	C5, C6

대원근	어깨의 내전과 내회전	어깨를 90℃로 외전하고 팔을 구부린 상태에서 팔을 탁자에 기대고 견갑골의 외측 경계에서 아래쪽 각으로부터 1/3 떨어진 지점	하견갑골하신경	C5, C6
소원근	어깨를 외회전, 관절와에서 상완골두를 안정화시킴.	엎드려 누운 자세에서 어깨를 90℃ 외전하고 주관절을 구부린 상태에서 견갑골의 외측 경계를 따라 견봉으로부터 1/3 떨어진 지점	액와신경	C5, C6
승모근	*위쪽* : 견갑골을 올리고 당김. *아래쪽* : 견갑골을 누르고 당김. *모든 방향* : 관상면에서 관절와를 위로 회전시킴.	*위쪽* : C7과 견봉의 전방 경계의 중간 부위 *중간* : 견갑골의 내측 경계와 T4 극돌기의 중간 부위 *아래쪽* : T6 혹은 T7의 옆쪽으로 1인치 옆쪽	척수 부신경 (CN XI)	C3, C4 (주요 감각)
삼두근	주관절을 신전: 장두가 어깨를 신전, 내전 시키는데 도움을 줌.	*외측두* : 외측팔의 바로 뒤쪽 주관절로부터 주관절을 고정시킨 상태에서 상완골까지 근위부로 1/3 되는 지점에 수직으로 삽입함(이 때, 손을 회외전 시켜서 탁자에 편안하게 둔다.)	요골신경	C6, C7, C8

근육의 동작, 국소화, 신경지배-전완
(Muscle Action, Localization, and Innervation—Forearm)

Muscle	Action	Anatomic Localization EMG/ injection needle placement	Nerve	Root Supply
장무지내전근	엄지의 외전, 엄지의 신전을 보조함.	요골에서 요골 붓돌기 위로 4손가락 넓이 위쪽	요골의 후 골간 신경	C7, C8
주근	주관절의 신전을 돕고 전완을 회내전, 회외전 시킴.	주두와 외측두 사이의 중간지점	요골 신경	C7, C8
상완신근	주관절의 굴곡	상완 이두근 바로 외측에서 3손가락 넓이 만큼 근위부에 삽입	근피신경	C5, C6, C7
상완요골근	주관절의 굴곡, 전완을 회내전시 회외전, 회외전시 회내전 시킴.	전완을 회내전 시킨 상태에서 상완 이두근과 외측두 사이의 1/3지점, 그리고 주관절 주름에서 3손가락 넓이만큼 원위부로 내려온 부위 혹은 이두근의 외측으로 1손가락 넓이 만큼, 팔꿈치 주름에서 원위부로 2손가락 넓이만큼 떨어진 부위	요골 신경	C5, C6
단요측수근신근	손목을 신전시키고 요측으로 벗어나게 함.		요골신경	C6, C7, C8
장요측수근신근	손목을 신전시키고 요측으로 벗어나게 함.	외측두와 이두근 인대사이 선상의 중간지점에서 원위부로 4손가락 넓이로 손목의 요측두의	요골신경	C6, C7

		붓돌기를 향해서 삽입(전완을 반쯤 회내전시킨 상태에서)		
척측수근신근	손목을 신전시키고 척측으로 벗어나게 함.	손을 회내전, 전완의 중간부에서 척측의 피하 경계의 외측으로 삽입	요골의 후 골간 신경	C7, C8
소지신전근	중수골과 다섯번째손가락의 원위부와 근위부 중수지 관절을 신전시키고 손목의 신전을 보조한다.		요골의 후 골간 신경	C7, C8
수지 신전 공통근	중수골과 두번째, 세번째, 네번째, 다섯번째 손가락의 원위부와 근위부 중수지 관절을 신전시키고 손목의 신전을 보조한다.	손을 회내전 시키고 손목에서 반대편 전완을 잡고 전완의 근위부의 중간 2/3 지점에서 두번째 손가락으로 외측두로 그린 선상에 삽입	요골의 후 골간 신경	C7, C8
시지 신근	중수골과 두번째손가락의 원위부와 근위부 중수지 관절을 신전시키고 손목의 신전을 보조한다.	척측 붓돌기에서 근위부로 2손가락 넓이 위로, 전완을 신전시키고 척측으로 1손가락 넓이 떨어져서 삽입함(방형회내근에 삽입하는 것이 목적임)	요골의 후 골간 신경	C7, C8
단요측수근신근	엄지의 중수골 관절을 신전시킴.	척측 붓돌기에서 요골 후방부 경계로 4손가락 넓이 만큼 떨어진곳에 삽입	요골의 후 골간 신경	C7, C8
장요측수근신근	엄지의 중수골 관절과 지간 관절을 신전시킴.	원위부로 전완을 신전시킴(척측의 요골 경계를 따라).	요골의 후 골간 신경	C7, C8

(Continued on next page)

근육 일람표

근육의 동작, 국소화, 신경지배-전완 *(Continued)*

Muscle	Action	Anatomic Localization EMG/ injection needle placement	Nerve	Root Supply
요측수근굴근	손목을 굴곡 시키고 요측으로 벗어나게 함.	주관절에서 내측두와 이두근 사이 중간 지점, 그 중간 지점과 요측 붓돌기사이의 선상에서 원위부로 4손가락 넓이만큼 아래에 삽입	정중신경	C6, C7
척측수근굴근	손목을 척측으로 굴곡, 운동시에 두상골의 안정화	주두로부터 척골까지 거리의 1/3 지점, 척골의 경계까지 두 손가락 넓이정도에 삽입	척골신경	C7*, C8
심수지굴근	중수지관절, 근위지절관절, 원위지절관절을 굴곡, 손목과 주관절을 굴곡시킴.	손목과 주관절을 굴곡시킨 상태에서 *척측 부분 :* 주두로부터 4손가락 넓이 만큼 떨어진 지점, 척측수근굴근으로 깊게 삽입 *정중 부분 :* 주두로부터 4손가락 넓이만큼 떨어지며 팔의 중간 부위의 깊은 곳	*2번째, 3번째 손가락 :* 전골간신경 4번째, 5번째 손가락 : 척골신경	C7, C8, T1 C7*, C8, T1
표재수지굴근	중수지 관절, 근위지관절의 굴곡, 손목과 주관절의 굴곡을 도움	손목을 잡고 2번째 손가락으로 이두근의 인대를 잡는다. 중간과 아래팔의 전완의 1/3지점에 3손가락에 근육의 미끄러짐을 얻기위해 피부에 수직으로 3~4인치 깊이로 삽입	정중신경	C7, C8, T1
단무지굴근	엄지의 중수지관절과 수근중수골관절을 굴곡시킴.	주상골을 향하여 척골로부터 첫번째 중수지관절을 향하여 1/3지점, 큰마름뼈와 3번째 손가락의 기저부 사이 1/3지점	정중신경	C8, T1

장무지굴근	엄지의 지간관절 굴곡,첫번째 중수지관절, 수근중수골관절을 굴곡시킴.	전완의 중간부분, 요골의 경계 아래, 척측면에 삽입	전골간신경	C8, T1
장장근	손목굴곡, 수장건막을 팽팽하게 하는 역할		정중신경	C7, C8
방형회내근	전완을 회내전시킴.	주관절에서 손을 회외시킨 상태. 경상돌기 사이를 이은 선의 중간중간점으로부터 근위부로 2손가락 넓이 만큼 떨어진 곳에 삽입. 신경과 혈관을 피해서 골간막에 삽입한다.	전골간신경	C7, C8
원회내근	전완을 회내시킴.	내측 상과와 이두근 인대 사이의 중간지점, 주관절에서 원위부로 2손가락 넓이 만큼 떨어진 부위, 경상돌기를 향해 삽입	정중신경	C6, C7
회외근	전완을 회외시킴.	요측 조골면에서 이두근의 외측을 향해 삽입	후골간 신경	C5, C6

*C7 contribution to the ulnar nerve is believed to be provided by a separate branch from the lateral cord.

근육의 동작, 국소화, 신경지배-수부
(Muscle Action, Localization, and Innervation—Hand)

Muscle	Action	Anatomic Localization EMG/ injection needle placement	Nerve	Root Supply
소지외전근	5번째 손가락을 긴 손가락으로부터 외전, 중수지관절을 약하게 굴곡	손목 주름과 손가락과 손바닥 경계 사이의 중간 지점에 삽입	심부 척골신경	C8, T1
단무지외전근	손바닥 면으로부터 엄지를 외전	척측수근굴근이 손목에 부착된 부위, 마름뼈와 요골쪽 중수지관절 사이의 중간 지점에 삽입	정중신경	C8, T1
무지내전근	엄지를 내전시킴.	손을 회내시킨 상태에서 첫번째 web의 내측면에 삽입	심부 척골신경	C8, T1
배측골간근	2번째, 4번째 손가락을 외전, 중수지관절을 굴곡시킴, 원위부지간관절, 근위부지간 관절을 약하게 신전시킴.	*첫번째 배측골간* : 첫번째와 두번째의 중수골사이로부터 1손가락 넓이 만큼 아래에 삽입 2번째 중수지관절의 골두를 향해 30° 각도로 진행	심부 척골신경	C8, T1
단소지굴곡근	5번째 손가락의 중수지관절을 굴곡		심부 척골신경	C8, T1
단무지굴곡근	엄지손가락의 중수지관절을 굴곡		*천부골두* : 정중신경 *심부골두* : 심부척골신경	C8, T1 C8, T1
충형근	심부근을 원위부로 당기면서 원위부수		*검지 및 중지* : 정중신경	C8, T1

	지관절, 근위부수지관절을 편다(중수지관절은 약하게 굽힌다.)		*환지 및 약지* : 척골신경	C8, T1
소지대립근	중수지관절을 약간 굴곡시킴, 5번째 손가락을 반대편으로 가져온다.	배상골과 5번째 중수지관절의 중간방향	심부 척골신경	C8, T1
무지대립근	수지간관절부위에서 외전 및 회전을 하면서 엄지를 반대측으로 끌어온다.	1번째 중수지관절과 수지간관절의 요골측사이의 중간방향. 뼈바로 다음 부분에서 오른쪽 방향	정중신경	C8, T1
장측지간골근	두번째 손가락, 네번째 손가락, 다섯번째 손가락을 세번째 손가락으로 모으는 역할		척측 심부분지	C8, T1
수장단근	손바닥을 향해 피부를 수축시키는 역할, 잡는 강도를 강하게 함.		척측 표재분지	C8, T1

하지 (Lower Extremities)

근육의 동작, 국소화, 신경지배-복부, 고관절, 골반
(Muscle Action, Localization, and Innervation—Abdomen, Hip, and Pelvis)

Muscle	Action	Anatomic Localization EMG/ injection needle placement	Nerve	Root Supply
단내전근	고관절 내전		폐쇄신경	L2, L3, L4
장내전근	고관절 내전	내측 넙다리뼈 관절융기(femoral condyle)를 따라 치골결절 아래로 4손가락 넓이만큼 원위부로 내려옴.	폐쇄신경	L2, L3, L4
대내전근	고관절 내전, 고관절 굴곡시 앞쪽 지지함, 고관절 신전시 뒤쪽 지지함.	대퇴골 내측의 내전근결절과 넙다리뼈의 내측 관절융기 사이의 1/3지점, 넙다리뼈 바로 뒤쪽에 삽입	*앞쪽 :* 폐쇄신경 *뒤쪽 :* 경골신경	L2, L3, L4 L5, S1
외복사근	흉요추를 옆으로 굽히고 회전시키고 굴곡시킴. 복부 장기를 지지함. 호흡시 도움을 줌.		흉복부, 늑골하 신경	T7 – T12
대둔근	고관절을 신전시키고 회전시킴.	S1 을 할애 대전자의 위쪽 경계를 따라 자입	하둔신경	L5, S1, S2
중둔근	고관절을 외전, 내회전 시킴. 고관절이 신전시 외측으로 회전시킴.	장골능의 중간지점에서 1–2손가락 아래에 자입 : 이 때 환자는 측와위 자세를 취한다.	상둔신경	L4, L5, S1

소둔근	고관절을 외전, 내측으로 회전, 고관절이 신전시 외측으로 회전시킴.		상둔신경	L4, L5, S1
장골근	고관절을 굴곡, 외회전을 도움		대퇴신경	L2, L3, L4
하쌍자근	고관절을 외측 회전, 신전, 골두에서 안정화시킴.		대퇴방형근으로 가는 신경	L5, S1
내복사근	흉요추 척추를 회전, 굴곡 시킴. 복부내 장기관을 지지함.		장골서혜 하복신경	T7, T8 T9 – 12, L1
외폐쇄근	고관절을 회전시킴, 비구에서 골두 안정화		폐쇄신경	L2, L3, L4
내폐쇄근	고관절을 외회전, 회전, 비구에서 골두 안정화, 약한 고관절 외전		내폐쇄신경	L5, S1, S2
치골근	고관절의 내전, 고관절의 굴곡	치골결절 옆쪽 1손가락 넓이만큼 옆에 삽입	대퇴신경, 폐쇄신경, 폐쇄부신경	L2, L3, L4
이상근	고관절을 외전, 회전(고관절 굴곡시에)	상후장골극(PSIS)으로부터 대전자까지 사이의 중간지점	이상근으로 가는 신경	L5, S1, S2
요근	고관절을 굴곡, 외회전하는데 기여, 고관절을 외전, 척추를 동측으로 굽히는데 도움	장요근 : 샅고랑인대를 따라 대퇴동맥의 맥박을 느끼는 위치에서 외측으로 1.5인치 떨어진 곳에 자입	요선신경총	L2, L3, L4

(Continued on next page)

근육의 동작, 국소화, 신경지배 – 복부, 고관절, 골반 *(Continued)*

Muscle	Action	Anatomic Localization EMG/ injection needle placement	Nerve	Root Supply
추체근	백선(linear alba)을 긴장시킴.		늑골하신경	T12
대퇴방형근	고관절을 외측으로 회전, 비구에서 골두 안정화		대퇴방형근으로 가는 신경	L5, S1
요방형근	요추의 신전, 외측 굽힘		늑골하신경의 앞쪽가지	T12 – L2, 3, 4
복직근	흉요추의 굴곡, 보부 내장기관의 지지	백선의 1인치 옆에 자입	흉복부, 늑골하신경	T7 – T12
하후거근	하부 갈비뼈 위치에서 횡격막을 반대편으로 움직이게 하여 몸체의 신전을 돕고, 회전에 기여함.		늑골신경의 앞쪽가지	T9 – T11, T12
상쌍자근	고관절을 외측 회전, 신전, 골두 안정화에 기여		내폐쇄신경	L5, S1
대퇴근막장근	고관절을 내측으로 회전, 내전	상전장골극(ASIS)에서 안쪽으로 1인치 떨어진 곳에 자입(이때, 환자는 앙와위로 누운자세임.	상둔신경	L4, L5, S1
복횡근	복부장기를 지지함.		흉복부, 늑골하 신경	T7 – T12, L1

근육의 동작, 국소화, 신경지배-넙다리, 종아리
(Muscle Action, Localization, and Innervation—Thigh and Leg)

Muscle	Action	Anatomic Localization EMG/ injection needle placement	Nerve	Root Supply
대퇴이두근	고관절을 굴곡, 외회전하는데 기여, 무릎관절의 굴곡	*단두 :* 비골 위쪽으로 4손가락 넓이 만큼 올라와서 대퇴이두근의 인대 바로 옆에 삽입. 환자는 앙와위자세 취하게 함. *장두 :* 좌골조면에서 비골 선상의 중간지점	*장두 :* 경골신경 *단두 :* 총비골신경	L5, S1, S2 L5, S1, S2
장지신근	2번째에서 5번째 중족지 관절을 신전, 발목을 배측굴곡 시킴.	비골과 경골의 융기 사이의 중간지점	심부비골신경	L4, L5, S1
장모지신근	첫번째 발가락의 신전, 발목의 배측굴곡	경골융기를 따라 양과 위쪽으로 4손가락 넓이만큼 위에 삽입	심부비골신경	L4, L5, S1
장지굴근	2번째에서 5번째 발가락의 굴곡, 발목을 족저굴곡	내측복사뼈위로 4손가락 넓이 만큼 위쪽에 삽입, 경골의 약간 뒤쪽	경골신경	L5, S1, S2, S3
장지신근	첫번째 발가락의 신전, 발목의 배측굴곡		경골신경	L5, S1, S2, S3
비복근	발목의 족저굴곡, 무릎의 굴곡	*내측두 :* 경골의 뒤쪽으로 3손가락 넓이만큼 뒤에서 삽입	경골신경 내측두 외측두	L5, S1, S2 L5, S1, S2

(Continued on next page)

근육의 동작, 국소화, 신경지배 – 넙다리, 종아리 *(Continued)*

Muscle	Action	Anatomic Localization EMG/ injection needle placement	Nerve	Root Supply
박근	고관절의 내전, 무릎의 굴곡		폐쇄신경	L2 ,L3, L4
단비골근	족저굴곡, 발목의 외번		표재비골신경	L4, L5, S1, S2
장비골근	족저굴곡, 발목의 외번	비골의 1손가락 넓이만큼 근위부에 삽입	표재비골신경	L4, L5, S1, S2
제삼비골근	배측굴곡, 발목의 외번, 내전		심부비골신경	L4, L5, S1
족저근	무릎굴곡을 도움, 발목의 족저굴곡		경골신경	L4, L5, S1, S2
슬와근	무릎을 약하게 내측으로 굴곡, 회전시킴.		경골신경	L4, L5, S1
사두근 (외측광근, 중간광근, 내측광근, 대퇴직근)	무릎을 신전, 대퇴직근은 고관절을 굴곡시킴.	*외측광근 :* 외측슬개골 위로 4손가락 넓이 위에 삽입, 상전장골극 선상에 삽입 *내측광근 :* 내측슬개골 위로 4손가락 넓이 위에 삽입 *대퇴직근 :* 슬개골의 중간부위와 상전장골극 사이 중간에 삽입	대퇴신경	L2, L3, L4
봉공근	고관절을 굴곡, 외전, 외회전, 무릎 굴곡을 도움	상전장골근에서 원위부로 2.5인치 아래에 삽입 1인치 상전장골근의 척추 중간 1인치에 삽입	대퇴신경	L2, L3, L4
반막양근	무릎을 굴곡, 고관절을 신전, 내회전시킴.		경골신경	L5, S1, S2

반건양근	무릎을 굴곡, 고관절을 신전, 내회전시킴.	복와위 자세에서 넙적다리의 중간부위에서 외측으로 1손가락 넓이만큼 떨어진 곳에 삽입	경골신경	L5, S1, S2
비장근	발목 족저굴곡 시킴.	종아리의 중간 부위에서 1손가락 넓이 아래로 경골의 후방 경계를 향해 삽입	경골신경	S1, S2
전경골극	발목 배측굴곡과 발목을 외번시킴.	경골조면에서 손가락 4개 너비만큼 외측으로 tibial cerst에서 1손가락 넓이 만큼 외측에 삽입	심부비골신경	L4, L5, S1
후경골극	배측굴곡과 발목을 외번시킴.	경골과 비골의 중간 부위에 삽입. 골간극막에 삽입함.	경골신경	L4, L5, S1, S2

근육의 동작, 국소화, 신경지배-발
(Muscle Action, Localization, and Innervation—Foot)

Muscle	Action	Anatomic Localization EMG/ injection needle placement	Nerve	Root Supply
소지외전근	다섯번째 소가락을 외전시키고 다섯번째 중족골을 굴곡시킴.	발의 외측경계상에서 다섯번째 중족골의 중간부위에 삽입	외측족저신경	L5, S1, S2, S3
무지외전근	첫번째 발가락을 외전시킴.	주상골 조면으로 1손가락 넓이 만큼 아래에 삽입함.	내측족저신경	L5, S1, S2, S3
무지내전근	첫번째 손가락을 내전시킴.		외측족저신경	S1, S2, S3
배측골간근	두번째에서 네번째 발가락을 외전시키고 굴곡시킴.	첫번째와 두번째 중족골사이에서 첫번째 발가락의 기저부 바로위에 삽입	외측족저신경	L5, S1, S2, S3
단지신근	두번째에서 다섯번째까지 발가락을 신전시킴.	넷째 자간선상에서 외측거골의 전방경계에서 손가락 두개 넓이 만큼 외측에 삽입	심부비골신경	L4, L5, S1, S2
단무지신근	첫번째 발가락을 신전시킴.		심부비골신경	L4, L5, S1, S2
단소지굴근	5번째 발가락의 중족지골근을 굴곡시킴.		외측족저신경	S1, S2, S3
단지굴근	5번째 발가락을 굴곡시킴.	종골과 세번째 중족골 사이에 삽입	내측족저신경	L5, S1, S2, S3
단무지굴근	첫번째 발가락의 중족지골근을 굴곡시킴.	첫번째 중족골두 바로 근위부와 장무지굴근의 내측에 삽입	내측족저신경	L5, S1, S2, S3

충양근	중족지골근을 굴곡시키고 근위부관절을 신전시키고 다섯번째 발가락의 원위부 관절을 신전시킴.		*두번째 손가락* : 내측족저신경 *세, 네, 다섯번째 손가락* : 외측족저신경	L4, L5, S1, S2 L5, S1, S2, S3
저측골간근	네번째 손가락을 외전시키고 중족지관절을 굴곡시킴.		외측족저신경	L5, S1, S2, S3
족척방형근	다섯번째 발가락의 굴곡을 도와줌.	종골로부터 두번째 중족두 사이의 1/3 지점에 삽입	외측족저신경	L5, S1, S2, S3

한글 찾아보기 (Index)

ㄹ

ㅁ

ㅂ

ㅅ

ㅇ

영문 찾아보기 (Index)

D

E

F

G

H

I

J

K

L

M

N

O

P

Q

R

S

T

U

V

W

NOTES

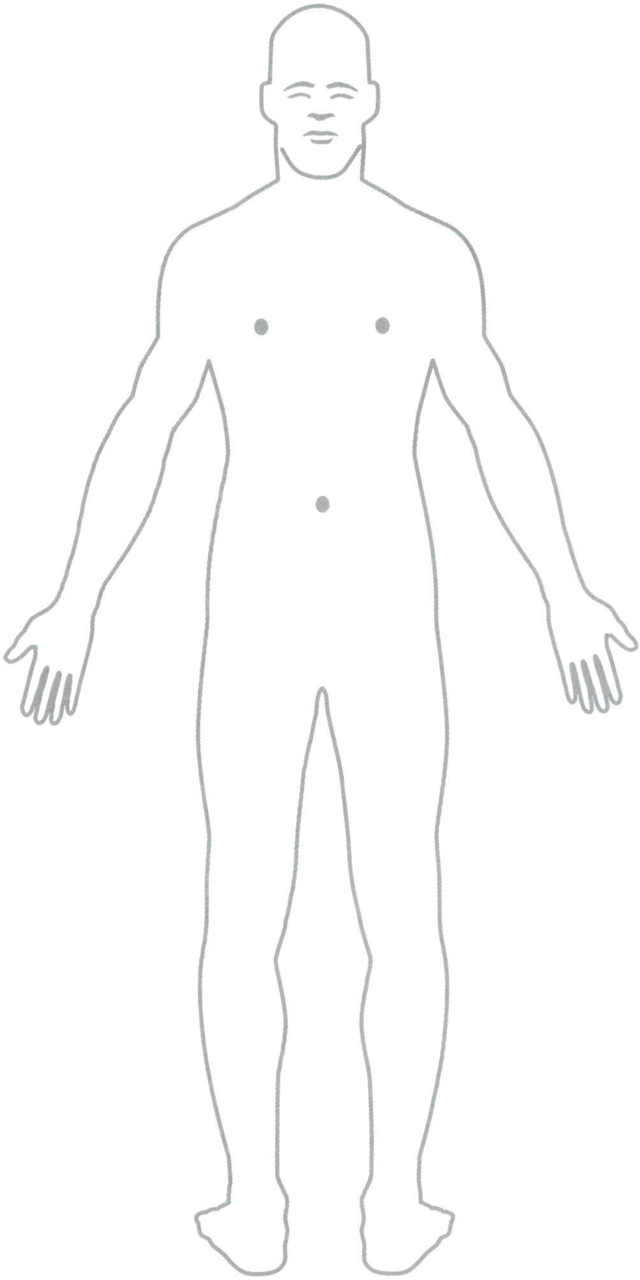

NOTES

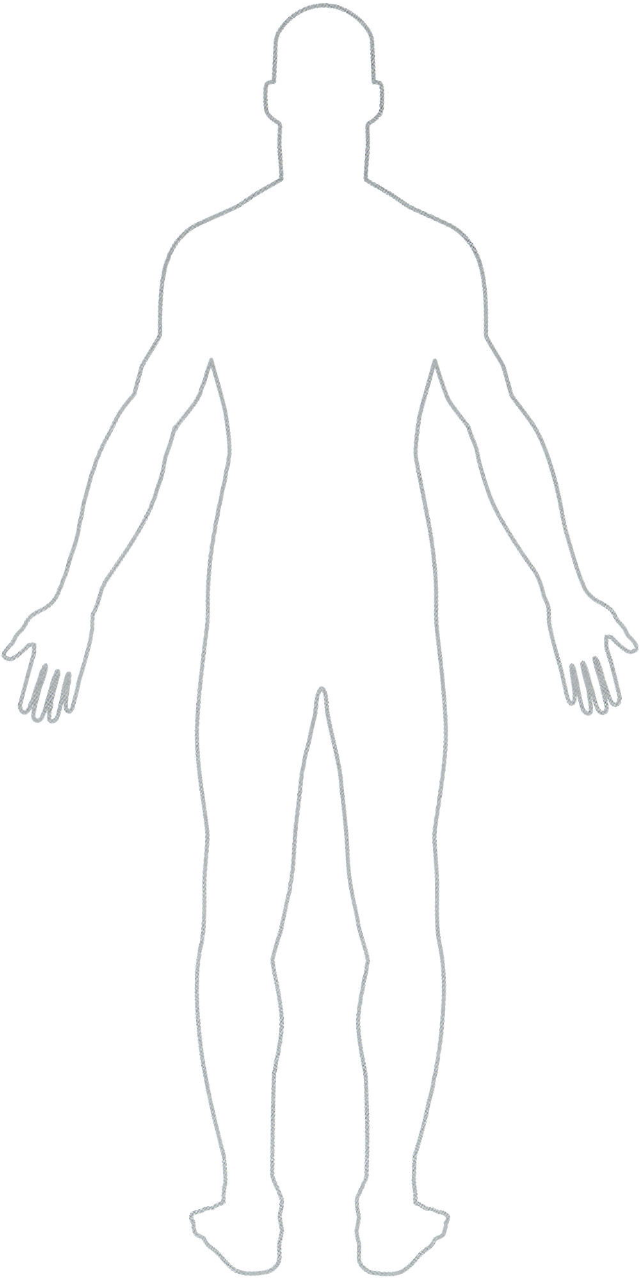

NOTES

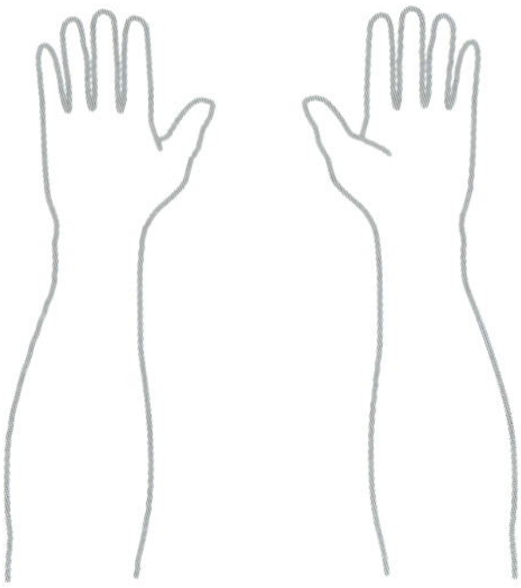

NOTES

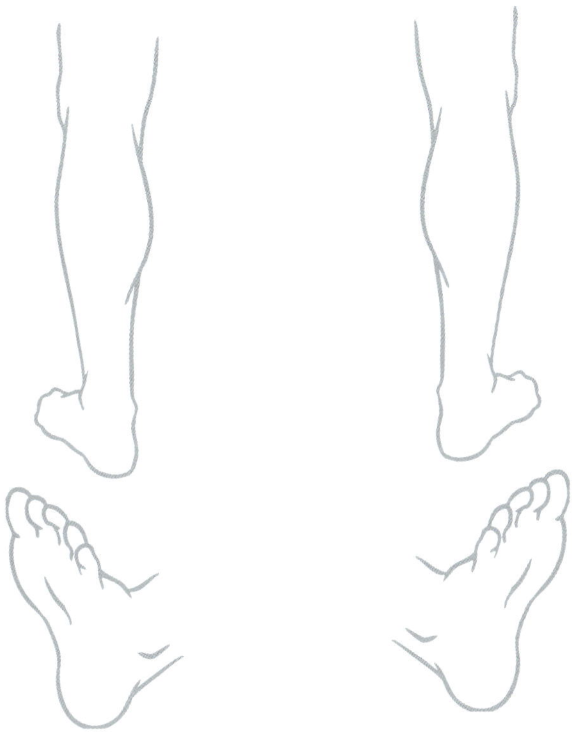

NOTES

NOTES